谨以此《手记》献给
内蒙古医科大学六十华诞

五六级校友 周　锐
六〇级校友 王延彬
七二级校友 杨成旺
七八级校友 欧阳晓晖
七九级校友 杨军强
七九级校友 蒲俊智
八〇级校友 毕力夫
八二级校友 赵海平
九六级校友 王　华
九八级校友 兰　荣
〇一级校友 曹　蕾
〇八级校友 高利军

二〇一六年九月

老医生养生手记

周锐　编著

内 蒙 古 出 版 集 团
内蒙古科学技术出版社

图书在版编目（CIP）数据

老医生养生手记 / 周锐编著. — 赤峰：内蒙古科学技术出版社，2016. 9（2020.2重印）
ISBN 978-7-5380-2692-4

Ⅰ. ①老… Ⅱ. ①周… Ⅲ. ①养生（中医）—基本知识 Ⅳ. ①R212

中国版本图书馆CIP数据核字（2016）第205366号

老医生养生手记

作　　者：周　锐
责任编辑：季文波　那　明　马洪利　张文娟
封面设计：永　胜
出版发行：内蒙古出版集团　内蒙古科学技术出版社
地　　址：赤峰市红山区哈达街南一段4号
网　　址：www.nm-kj.cn
排版制作：赤峰市阿金奈图文制作有限责任公司
印　　刷：天津兴湘印务有限公司
字　　数：476千
开　　本：787mm × 1092mm　1/16
印　　张：25.25
版　　次：2016年9月第1版
印　　次：2020年2月第2次印刷
书　　号：ISBN 978-7-5380-2692-4
定　　价：98.00元

序

春兰无语自添香

木欣欣以向荣，泉涓涓而始流。大凡见功底者，总是平缓朴素，仿佛“春有百花秋有月，夏有凉风冬有雪”那般恬静自然，虽未声张，却处处阳光明媚、山花烂漫。

这本厚厚的《老医生养生手记》放在我的案头已有时日，从夏至秋，走过两季，品读每一章节，作者平心静气娓娓道来，内容层次清晰有理有据，几乎囊括了日常养生领域的方方面面。从我的角度看，手记的可贵之处更体现于作者是一位孜孜不倦、悉心专研，虽已耄耋高龄却精神矍铄的医学实践者。

庄子少私、寡欲、清静的“六字长寿经”与孙思邈慎情志、慎饮食、慎劳逸的“养生三慎”实为同工，养生是大哲学，若私欲缠身、喜怒无常、鼠肚鸡肠，自然会形劳神亏、日不安神，久而久之，岂能神健体康！

作者周锐先生20世纪60年代初毕业于内蒙古医学院，是学院首届医疗系的学生，之后在神经内科领域长期工作并担任学科带头人，一直从事临床和科研工作，是内蒙古医学院兼职教授。半个多世纪，先生专研不断、笔耕不辍，先后出版多个版本的医用教学书籍，精神可鉴。

为草当做兰，为木应做松，兰幽香风定，松寒不改容。简单言之，养生就是修心。非淡泊无以明志，非宁静无以致远，读《老医生养生手记》，阐释寿命的由来与健康的标准，我们不妨站在哲学的角度去领悟“春兰无语自添香”的内涵，这大概是周锐先生最诚挚的期愿。

以为序，同勉！

政协内蒙古自治区委员会副主席
内蒙古自治区科学技术协会主席
内 蒙 古 医 科 大 学 副 校 长

2015年10月1日

序

十年前，周锐先生主编了《病历书写与相关知识实用手册》，为内蒙古医学院50周年校庆献礼。母校60华诞之际，先生笔耕不辍，又编著了《老医生养生手记》。老校友虽已耄耋之年，但长怀赤子之心，让人心生敬意。

《老医生养生手记》是一本很有意义的养生手册，其内容丰富，通俗易懂，可读性强。一位从医60多年的临床医生，把养生保健的理论融入到日常起居生活中，随时总结、改进并记录，从而形成了现今的《老医生养生手记》。这是一本知行合一的养生示范。正如《黄帝内经》中所述："上医治未病"，此书为预防疾病，养生保健提供了理论知识和实践指导。

以为序，同勉！

内蒙古自治区卫计委主任 [签名]

2016年8月1日

情系母校 关注健康

老有所学 夕阳更红

内蒙古医科大学校长 杜茂林

2016年8月19日

序

周锐编著的《老医生养生手记》是带着墨香送到我的案头。其中的一部分文稿，去年我就读过，感觉内容很新颖，就刊登在呼和浩特市老科技工作者协会的会刊第五期(2012年)上。

现已耄耋之年的周锐先生，精神矍铄，衣着得体，讲话文雅，侃侃而谈。他医学科班出身，一生从事临床和科研，曾任主任医师、兼职教授。近年来，周锐先生笔耕不辍，主编的《病历书写与相关知识实用手册》一书，10年间出版3个版本，2010年第三版60万字的简精本出版。现在《老医生养生手记》又将付梓，给人一种“老骥伏枥，志在千里”的感动。2013年当选内蒙古老科协先进工作者。

在《老医生养生手记》这本新作里，他从一名资深临床医生的独特视角，以医学专业理论知识为基础，对影响人类寿命的因素进行分析，以自己对养生保健的理解和日常生活中的起居饮食活动为案例，同时又配以专家点评、研究报告，回答了读者想要了解的问题，进而对养生的理念、养生的根本、养生的重点，以及如何建立健康的生活方式等问题加以诠释。本书整体比较全面，内容详实，既具有较强的针对性，又通俗易懂，易学实用，和读者日常生活很贴近。

古往今来，养生以求延寿，是多少人梦寐以求的目标。历代典籍中对颐养生命、延年益寿都有论述。特别是近年来，随着社会发展，时代进步，人们的生活水平在不断提高，防病保健意识的逐步加强，随之养生保健的需求也在增加。社会上有关养生内容的书籍不胜枚数，恰似百花盛开的大花园。相信《老医生养生手记》的出版将给这个百花园增添一抹绚烂的色彩，相信会受到读者的欢迎。

呼和浩特市老科技工作者协会会长
政协呼和浩特市十届委员会副主席 李绍华

2013年12月28日

前　言

健康是人生最宝贵的财富。健康长寿是人类不懈追求的目标。健康长寿不是简单地延长生命的时间，而更注重生命质量的提升。健康长寿当以养生为要。自古以来，养生是以预防、治疗、保健、益寿延年为宗旨的活动。

《吕氏春秋》中记载，“得道者以长寿”。“凡养生者，莫若知本，知本则疾病无由至矣”。正如《黄帝内经》中记载，“上古之人，其知道者，法于阴阳，合于术数，饮食有节，起居有常，不妄作劳，故能形与神俱，而尽终其天年，度百岁乃去”。这说明若是调理有方，可以延年益寿。

余悬壶济世六十载，现已耄耋之年，退休后致力于养生保健的学习与实践中，现将一点心得分享给读者。本书根据不同年龄阶段的身体状况，以及获得的养生知识、践行的体会，制订阶段性健康计划，从而逐步形成合理膳食、适量运动、平和心理等一系列行为规范。将众所周知的养生保健知识融入到自己的日常生活中，制成一个列表，并附专家点评、研究报告等作为依据，这样可以约束自己，同时也是给自己的健康作提醒，最终达到延年益寿的目标。延缓衰老进程、保持健康、预防慢性病的最好方法是：加强体育锻炼、饮食有节、避开污染、放松身心、融入社会。按照我的作息时间表，经过6年来不断的整理充实。同时遵照《中国老年人健康指南（2013）》之编排，本书共设七篇，分别为寿命由来与健康标准，延缓衰老与衰老加速，疾病认知与自我防控，健康计划与自我保健，健康生活方式与合理膳食，适量运动与强身健体，宽解心脑与无病无忧。

在《老医生养生手记》成书过程中参考、引用、借鉴多位养生专家的研究成果和经典之作，在此一并致谢。余学识有限，难免存在疏漏和有待商榷之处，敬请广大读者不吝赐教，惠予指正，使其日臻完善，以便于提供更具科学性、时效性、实用性的服务。

本书从编写到出版，承蒙呼和浩特市第一医院李恒善院长以及医护人员给予热情鼓励与鼎力支持，在此表示衷心感谢。

周　毅

2016年7月1日

老医生养生手记

呼和浩特市第一医院

目　录

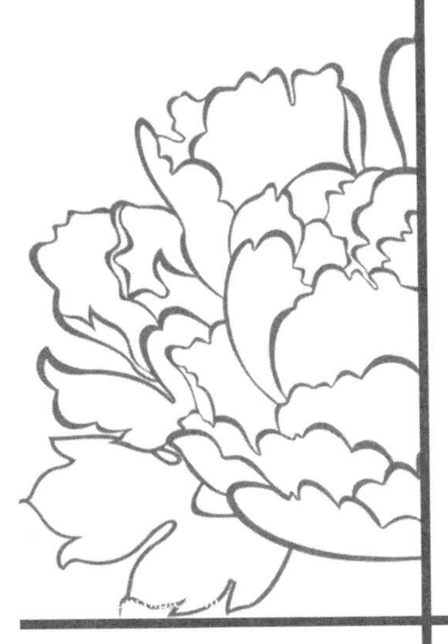

第一篇 寿命由来与健康标准

健康长寿语林

孔子首先提出，“仁者寿”，说明有良好道德情操者长寿，皆因不贪求外物，心境平和而保持中正，撷取天下美好的东西来保养身心，故能内气充沛且有条理，故而能延年益寿。

有人说：青春不会永驻，生命也会消逝。但对生命的探索，总是永恒地进行着。只有这样，人生才会有兴趣、有目标，才会憧憬未来。

人类个体的最高预期寿命取决于该个体的遗传背景，能否真正存活到相应的年龄则取决于个体所处的环境、生活方式和人生经历。

知晓养生向往长寿，是一种积极向上的生活态度与人生智慧。保健知识，不应仅仅是中老年人的追求目标，更应是每一个现代人释放压力、从容度日的心灵处方。

巴甫洛夫认为：积极、愉快、坚强的意志和乐观的情绪可以战胜疾病，更可以使人强壮或“长寿”。

俞敏洪：当全世界抛弃你或者你抛弃全世界时，唯一能够和你不离不弃的，就是你手头的那些书籍。

杨绛：没有谁能永远如愿以偿。

上苍不会让所有幸福集中到某个人身上，得到了爱情未必拥有金钱，拥有金钱未必得到快乐，得到快乐未必拥有健康，拥有健康未必一切都会如愿以偿。保持知足常乐的心态才是淬炼心智、净化心灵的最佳途径。一切快乐的享受都属于精神，这种快乐把忍受变为享受，是精神对于物质的胜利。这便是人生哲学。

爱美是一种社会时尚，注意修饰和穿着，会在内心激发出一种青春活力，促进体内激素、酶的生长，这些物质能兴奋神经，增强机体免疫功能，起到延缓衰老的作用。

开怀大笑是消除压力的最好办法，也是一种愉快的发泄方法。笑一笑十年少，愁一愁白了头，只有心胸开阔，笑口常开，才能气血通畅，消除疾病。

美国加州大学伯克利分校的研究者发现：人们在接触艺术作品、自然界中的美景和有灵性的物质时所产生的敬畏感有抗炎作用，从而保护机体免受慢性疾病的困扰。

笑是心理健康的润滑剂，它有利于驱走烦恼，消除心理疲劳。因此，在人们心情焦虑时，不妨来点幽默，捧点笑料，一笑解千愁。

赏花是利用心灵的窗户进行心理“按摩”的好方法，如人们在心烦意乱时，走到阳台上看看花，浇浇水，调整一下情绪；同时还可散步花园之中，以花为伴，观其千姿争艳，赏其万缕馨香，舒心爽气，心旷神怡，乐在其中。

人老了，要有感恩的情怀。年轻时只记得索取，把一切得到的都当成理所当然。老了方知生命的宝贵、亲情、淳朴，才知道去感恩生命、感恩父母、感恩亲情、感恩爱情、感恩友情。

——清荷

第一章 寿 命

第一节 寿命的概念与由来

一、寿命

寿命是指从出生经过发育、成长、成熟、衰老直至衰竭死亡前机体存活的时间，这个过程所经历的时间以年龄计算就是寿命。

简而言之，寿命是指生物的生存年限，即从出生到死亡的存活时间。

二、自然寿命

自然寿命，也称为“天年”，是指在不受外界因素影响下，可能生存的最高年限。

一个人一生能够永葆健康和平安，既不受到任何疾病的损伤，也不受到外界任何危及生命与健康因素的侵袭，最终能够活的年限，叫做自然寿命。

1. 古代观点

我国周代的《尚书》记载：“一曰寿，百二十岁也。”《黄帝内经》记载：“尽享其天年，度百岁乃去。”可见当时人们认为100~120岁是人的自然寿命。

2. 现代观点

人们通过比较细致而规范的观察和推算，算出人类的天然寿命。有三种不同的方法，计算结果基本相似。

（1）按生长期推算寿命。哺乳动物的寿命约为生长期的5~7倍，这就是通称的巴丰寿命系数。人的生长期为20~25年，预计寿命可达100~175年。

（2）按性成熟的时间推断。一般哺乳动物的寿命是性成熟期的8~10倍，人类的性成熟期为14~15年，寿命因此可达110~150年。

（3）按细胞在体外分裂次数和分裂周期推算。20世纪60年代，美国著名老年学家海弗里克根据细胞生物学研究结果，依照细胞分裂次数和分裂周期来推算人的寿命。人的细胞传代次数为40~60代（平均50代），每代2.4年，推算人类的寿命为96~144岁（平均120岁）。

古今中外研究推算及现实，何其相似耳!

目前，地球上的最长寿者为140岁，据现存的碑记和史料记载，王世芳生于顺治十六年（1659年），卒于嘉庆三年（1798年），终年140岁。107岁时，他还参与《遂昌县志》的编纂。110岁时，被乾隆皇帝赐建"升平人瑞"坊。史载王世芳在世时便七代同堂，人称"王寿星"。

根据《吉尼斯世界纪录》，日本人木村次郎右卫门，前不久以116岁零54天去世，创造了人类男性的最长寿记录。此外，目前保持人类最长寿记录的是法国老太太让娜·卡尔门，她于1997年去世，享年122岁零164天。

唐代杰出的医学家孙思邈活了101岁。

古希腊著名医学家、西医学奠基人希波克拉底和哲学家德谟克利特都活了107岁，法国数学家阿达玛98岁，西班牙大提琴演奏家卡萨尔斯97岁，英国女作家伏尼契96岁，美国音乐指挥家斯托科夫斯基95岁。

据《2012年社会服务发展统计公报》显示，全国百岁老人达5.6万人，比上年增长1.8%。

据四川省老龄办最新统计，截止2012年底，四川省百岁老人4715人，位居全国前列。其中年龄最高的是115周岁的双流县付素清婆婆。统计显示，全省百岁老人中，男性1165人，占全省百岁老人总人数的24.71%；女性3550人，占75.29%；城市户籍863人，占18.30%；农村户籍3852人，占81.70%。

第二节　智齿公式推算人类寿命

学术界有一个公式，用以预测人类寿命。若干年来，人们一直认为它的结果基本符合人类真正寿命的极限。概括来说，用人类智齿出现的时间乘上系数6，是人应该有的寿命。

虽然有些人终生不出智齿，但对于多数人来说，智齿出现是生命发育的重要阶段性标志。女性智齿一般在22~23岁出现，并逐步在26岁前后出齐，男性一般稍微晚一点，在24~25岁开始出现，少数人在28~29岁才出齐，用这些时间乘上系数6，就应该是130岁到150岁左右。

现代研究认为，人一生的“生、长、壮、老”已是一个呈现“抛物线样”的动态变化趋势。智齿出现前，该个体还在发育的上升阶段，身高等在理论上还可能继续成长；到了智齿出现，就进入转折期，不再是上升趋势，折向平行延续，过了35~40岁以后，反而趋于下行（开始进入衰老进程）。而智齿的出现，则是个体发育到顶点的标志性现象。它的出现，表明个体发育已经到了顶点，发育已经成熟的标志。

第三节　六项指标决定寿命

美国杜克大学一项研究发现，血压、体温、呼吸速率、心率、疼痛感和走路速度是衡量身体基本机能的重要信号，也是决定长寿的重要因素。

1. 血压

血压变化直接反映心血管系统的运行情况。高血压本身是一种疾病，也是诸多慢性病的危险因素。

2. 体温

体温反映新陈代谢的强弱。正常人腋下温度为36~37℃。很多疾病都可能让体温的正常调节机能发生障碍。体温高于41℃或低于25℃时，将严重影响各系统功能，甚至危害生命。当精神不济、没有食欲、反应能力变差时，最好先测测体温。

3. 呼吸速率

相对来说，呼吸越快、越短促，说明心肺功能越差；呼吸越慢、越深长，则心肺功能越好。浅快的呼吸导致换气量变减少，让大脑缺氧。同时呼吸速率还与焦虑、抑郁、心脑血管疾病，甚至癌症密切相关。

4. 心率

正常人的心率在每分钟60~100次。

资料显示，心率与寿命有一定关系。心率越快，寿命越短，乌龟心率6次/分钟，寿命200~400年；家鼠心率500次/分钟，寿命只有2年。长寿动物偏爱慢心率，人也是如此。法国科学家研究报道，在排除其他影响寿命因素的情况下，平均心率79次/分钟，寿命80岁；平均心率60次/分钟，寿命95岁。可见，心率减慢的人比心率快的人长寿。将心率降下来是预防心血管疾病的重要手段。

5. 疼痛感

疼痛是身体不适发出的最直接信号，是一种自我保护机能。疼痛是重要的生命体征之一。疼痛不仅是一些疾病表现出的症状，本身也是一种病，疼痛可引起免疫功能下降，不利于防治感染和控制肿瘤扩散，也可造成血糖升高。

剧烈的深部疼痛有时可引起副交感神经兴奋，使血压下降，脉率减慢，甚至发生虚脱、休克。

剧痛可兴奋交感神经，可使患者血压升高、心动过速和心律失常，对伴有高血压、冠脉供血不足的病人极为不利。严重慢性疼痛会导致各系统功能失调，甚至危及生命。

6. 走路速度

走路速度是提示健康状况的重要标志。普通人的走路速度是0.9米/秒，低于0.6米/秒的人死亡风险增加，超过1米/秒的人寿命较长。走路快慢还可以提示一些复杂的健康状况，比如认知功能和精神状况。如果老人的常规步速小于0.8米/秒，也就是5秒内走不到4米，说明肌肉力量萎缩较严重，有可能发生肌肉减少症。

7. 研究报告

美国匹兹堡大学的研究人员用了约10年时间，观察了近500名老年人后发现，走路慢的老年人的死亡率为77%，中速的死亡率为50%，而走路速度快的死亡率只有27%。

第四节　决定寿命的“三角形”

“寿命三角形”是日本学者中川一郎最先提出来的。他把人的寿命比喻为三角形，遗传因素、身心健康因素和食物营养因素是组成三角形的三条边长。边越长，三角形的面积就越大，人的寿命也就越长。三角形的底边代表遗传，两腰分别代表身心健康和食物营养。

现代医学研究发现，长寿老人的“染色体”中有一段几乎完全相同，称之为“长寿基因”。但它并不是决定寿命长短的唯一因素。生活中父母寿命长、子女过早夭折或父母早逝、子女却活到八九十岁的例子很多见。所以只要重视后天保健，同样可以获得高寿。

身心健康的人可以自动改善血液循环，增强免疫力。而免疫力的增强又可以促进身心健康，形成良性循环。所以，可通过健康计划与自我保健，疾病认知与自我防控，宽解心脑与无病无扰，延长“身心健康边长”来延长寿命。

“食物营养”这条边也可以延长。健康生活方式与合理膳食，适量运动与强身健体，养成习惯和规律，并长期坚持。

专家指出：越注意起居操行的人，减寿越少，活得越长；相反，可以期待的寿命越短，所以说“健康长寿掌握在你自己手中”。

第五节 寿命的既往现状与未来

影响各国人均寿命的因素是多方面的，它同一个国家的经济发展水平、政府用于公共健康方面的财政投入以及国内社会和政治稳定水平等因素都密切相关，此外还受到不同地区人口及不同生活习惯和生活方式的影响。

从历史上看，人均预期寿命不断增加也是人类社会发展的必然趋势。在新石器时代，当时人类的平均寿命只有20岁，在古希腊和古罗马时期则为28岁。英国在20世纪早期的人均寿命为30~45岁，而现在则达到80岁。

美国也表现出了同样的趋势：20世纪初，美国人的平均寿命为47岁，现在，新生儿的预期寿命有望达到79岁。如果平均寿命每年增加三个月的话，到本世纪中叶，美国人的平均寿命将达到88岁；到本世纪末，平均寿命将达到100岁。

我国东汉时期的人均寿命仅为22岁，到1957年，我国人均预期寿命达到58岁左右，1976年达到65岁，2013年已达到76岁。

从全球的情况来看，人类平均寿命的增加似乎与任何单个的特定事件无关。它不会随着抗生素和疫苗的普遍使用而加速增加，也不会因为战争或疾病的爆发就减少。全球平均寿命随时间增加的趋势图看起来就像是自动扶梯的上升图。在很多年内，无论是发达国家还是发展中国家，都是这一趋势，全球也是这一趋势。

科技水平特别是医学水平的发展也是推动人均预期寿命提高的一个重要因素。而这也提高了人类的生活质量和健康水平。

这个预测结果是惊人的，也是喜人的。因此，尽管关于人寿几何的问题仍然争论不休，但是，人的寿命将会越来越长。这就是唯一的趋势。

第六节　预期寿命与健康寿命

关于寿命有五个常用的词：人均寿命、平均寿命、人均预期寿命、平均期望寿命和人均健康寿命。

“人均寿命”、“平均寿命”与“人均预期寿命”、“平均期望寿命”是一回事。客观来讲，“人均预期寿命”更确切。

“人均健康寿命”，这里的“健康”是指无需日常护理而能独立生活的时间，这决定了生命的质量。

人均健康寿命计算公式如下：人均健康寿命=人均预期寿命-人均不能独立生活的时间（患病期、残障期）年数。例如，一个寿命为85岁的人，他一生中生病的时间加起来共25年，那么他的健康寿命就是85-25=60年（岁）。健康寿命越长，这对个人、家庭和社会都将是更多的贡献。

1. 预期寿命

我国人均期望寿命达到74.8岁，其中男性72.4岁，女性77.4岁，但人均健康寿命在世界上排名81位，处于较落后的位置，仅为62.3岁。也就是说，每个人要忍受10多年病痛的折磨。

南京市2013年人均预期寿命为81.70岁，男性为79.60岁，女性为83.94岁。

天津市2013年女性预期寿命83.41岁，较男性高4.32岁。

上海市女性人均预期寿命84.67岁。

我国女性人均预期寿命为77.37岁，比男性高4.99岁。

2. 健康寿命

即无需日常护理而能独立生活的时间。例如：2013年日本人均寿命女性为86.21岁，男性为80.21岁。健康寿命女性73.62岁，男性70.42岁。

日本计划在2020年前将国民的“健康寿命”延长一年以上，从而促进经济增长。

第七节　寿命质量

健康养生的目标是老年人口群体大多数健康长寿，更重要的是寿命质量的提高。欧洲老年学会主席戴尔指出“寿命质量”的标准包括：

减少由衰老带来的疾病；

使急、慢性病得到治疗和康复；

尽量减少长期患病和需要人长期护理的时间；

延长老人参与社会活动的时间；

增加老人独立的时间；

减少老人受歧视的时间等。

第八节　女性为何比男性长寿综述

人口统计资料几乎一致地显示，女性比男性寿命长5~6岁。

我国女性百岁老人占全国百岁老人总数的80.10%。

根据可获得的美国卫生统计中心的最新统计数据，2012年出生的女孩预计可活到81.2岁，而同年出生的男孩的预期寿命则为76.4岁。

目前，美国科学家一项研究表明，全球年龄110岁以上的超级百岁老人至少具有一个共同点——95%都是女性。

1. 生物因素

美国科学家进行的调查研究显示，个子矮的男性比个子高的男性寿命更长，其中身高在1.58米以下的男性寿命最长。该研究发现，个子较矮的男性更容易形成较低的血液胰岛素水平，并且不大可能得癌症。

在动物世界中，也存在类似的现象。小老鼠、小马、小猴一般活得更久，较小的亚洲象也总是比更大的非洲象长寿。

美国科学家早在20世纪70年代研究发现，人类的生存保持着一个合适的高度，这样身体的内在潜能将会得到很大程度的发挥。

具体高度定为：男子在160~170厘米，女子为155~165厘米，超过这个高度则可能会缩短并影响寿命。这是美国研究人员对1500多名死者研究后所得出的结论。研究人员透露人的身材每增加3厘米的高度，寿命很有可能减少1年。所以有人认为这也是女子的平均寿命高于男性的原因之一。我国著名的长寿之乡——江苏如皋马桥乡百岁老人平均身高仅152厘米就是一个最好的例证。

山东大学调查：百岁老人中男性平均身高为166.8厘米，平均体重为56.1千克；

女性平均身高为154.7厘米，平均体重为46.2千克。身体矮小，新陈代谢就会慢一些，需要的能量补给就少，这就为长寿提供了一定的自身优势。

2. 进化因素

根据英国《经济学家》杂志报道，被科学界视为雄性短寿的原因很多，其中之一是配偶竞争论，即雄性为了获得繁衍机会，就必须争夺雌性，其代价就是寿命的损耗。相反，雌性不必承受这种压力。

为了证明这个理论是否正确，英国和印度两位科学家发表论文证实“配偶竞争”对雄性寿命的影响。

今天，男性短寿的现象恰恰表明了在人类进化史上，曾经占有统治地位的一夫多妻制（至今有些地区仍旧推行）给男性在进化过程中造成的影响。

3. 生理因素

（1）美国斯坦福大学的研究表明，女性荷尔蒙动情激素为停经前的妇女提供了保护，降低其罹患心脏病和骨质疏松症的风险。

（2）女性通过月经每月排出几十毫升血液，然后又很快“生产”出数量相等的新鲜血液补充，“流水不腐”，“时换时鲜”，从而充满朝气和活力。

每次月经都会失去一部分铁质。铁质太多有损心脏，使动脉中的沉积物增多，加快肿瘤的生长。近年来，科学家们在人脑内发现了大量磁铁晶体。这种晶体过多，就会干扰脑内正常的电磁活动，损减人的寿命。

（3）已知雌性激素能够直接影响雌性干细胞群，例如：增多血干细胞数量、发情期提升脑干细胞再生能力等。

（4）近期研究发现补充雌性激素可以延长雌性老鼠寿命，同时，男性阉割者的寿命比非阉割者要长大约14年。

（5）科学家发现雄性比雌性拥有较短的染色体端粒，这是细胞寿命较短的信号。女性体内的雌激素可作为一种有效的抗氧化剂保护细胞，延缓端粒缩短的进程。

（6）研究证明：女性更擅长记忆。无论什么年龄段，男性都比女性更健忘。

（7）女性似乎天生能够应对睡眠缺失。

（8）怀孕有益健康。妊娠是对妇女身体各种机能的一次全面锻炼和提高。

（9）雌性激素保护心脑血管。妇女65岁之前得心脑血管病的较少。雌激素促进高密度脂蛋白胆固醇的形成，它在减少血栓形成对女性的危害方面发挥了作用。防止她们过早患上许多这个年龄段的男性已经患上的心脑血管病。

女性第一次心脏病发作时间比男性晚整整10年。年轻女性较好的胆固醇水平是导致这一结果的因素之一，但雌激素似乎也起到了保护作用。

(10) 50岁以后的女性，脑萎缩的速度要比男性慢两倍。晚年脑子灵活，则长寿。

(11) 遗传学研究发现，女性有生理学的免疫优势。男性的性染色体由一条X染色体和一条Y染色体组成，女性由两条X染色体组成，人体免疫功能基因就存在于X染色体内。因此，女性具有双倍于男性的免疫功能，所以抗病能力强。

(12) 女性的免疫系统较好，并因雌性激素而增强。因此，女性自出生起感染性疾患就较男性少。免疫系统的基本功能是识别自身和非己。在我们的生活环境遭受严重污染的今天，良好的免疫系统就成了健康长寿的重要支柱。

(13) 女性腹部堆积的脂肪往往较少，女性臀部和大腿容易长赘肉，这意味着患心脏病、糖尿病、中风和其他慢性疾病的风险小于脂肪堆积在身体中段的人，而后一种情况往往发生在男性身上。男性更容易形成的苹果身材，会在心脏周围和上腹部积聚更多脂肪，增加患心脏病的风险。梨形身材让脂肪远离心脏，这是好事。

4. 心理因素

(1) 多话、会倾诉："一个女人一面锣"，"三个女人一台戏"，女性遇着不顺心的事要发一通牢骚，碰上高兴事开怀大笑。善于抒发感情的人不易生病。

(2) 爱哭、唠叨、撒娇：是女性的三大健康"武器"，对维护身心健康起着重要作用。女性有伤心事将泪水一流，忧愁也就被冲得干干净净。痛苦激素可通过汗水和泪水排出。

(3) 少怒：怒气伤肝，女性则很少发怒。即便发怒，也达不到男子的"级别"。

(4) 母爱无疆，博大精深，帮助别人快乐自己。

(5) 全世界男女自杀的平均比例是3∶1，妇女能更好地面对一些烦恼问题，比男人更会生活。

5. 生活方式与行为因素

(1) 吸烟导致气管炎、肺癌，喝酒喝坏胃、喝坏肝，女性即使有人沾点烟酒，也是偶尔为之。

(2) 爱打扮，喜时髦。

(3) 爱清洁，讲卫生。

(4) 关注体态。资料显示：不良体态可减寿两年。

(5) 热心于社交团聚。女性和家人朋友保持更密切的社会关系，因为社会关系与长寿存在关联。

(6) 女性多有个人兴趣爱好。

6. 膳食因素

喜清淡、少脂、少肉，细嚼慢咽、七分饱。

多吃凉食，可使身体热量平衡，延长细胞寿命。最后吃饭的主妇们，很多时间吃凉菜凉饭。

7. 运动因素

（1）中国传统的家庭关系中，女性承担更多的家务，也更为注重养生对自己的意义。

（2）爱活动：跳舞、唱歌、旅游。

（3）常梳头：头部有许多穴位，常梳头等于按摩穴位，有健脑提神之功效，脑健何愁不长寿。

（4）女性较少做激烈运动，无论走路骑车，做事用膳，女性都是从从容容、有条不紊。这正应了“慢动作”比“快节奏”更能让人长寿。

综上所述，女性在其长期的生物进化过程中形成并赋予的性别特征，加之女性一生中所形成的生活习惯和所具有的性格特征等综合因素，造就了女性的共性和特定因素具有长寿的很大优势。

第二章　年龄的概念及分类

第一节　生物年龄

生物年龄（或称时间年龄）是人体存活时间的标志，并以年计算。我们日常所说的年龄指的就是生物年龄，实际是对生命存活时间计数的一种表述。

第二节　生理年龄

生理年龄是指人体解剖结构组织器官的功能状态与相对应时间的一致性，或者说人的年龄与时年组织器官的功能状态必须相适合。比如一个人今年30岁，他的心脏、肝脏、胃肠等器官的功能要与30岁相适合，好于这个状态，表明实际年龄小于30岁；差于这个功能状态，说明实际年龄大于30岁。人之所以有的活到90岁，而有的只活到50岁，除了发生意外，主要是由人体的组织器官功能状态决定。

一般情况下，一个人的生理年龄与生物年龄应该相同，但由于生命活动过程中的诸多因素影响，生理年龄大于生物年龄，说明人体组织器官衰退的速度加快了，是未老先衰的一种现象。反之，组织器官的功能状态好，“六十岁的年龄三十岁的心脏”，生理年龄小于生物年龄，说明生命的正能量在延长。

第三节　心理年龄

心理年龄是实际年龄的外化，人们常说的“老顽童”、“人老心不老”，看似与其年龄不相符，实则正是心理状态与生理状态相近的体现。反之，未到暮年却老气横秋，或对接触到的事物毫无兴致，做不出与其年龄相对应的反应。

以上3种年龄概念，反映了年龄与身体健康状况的对应关系。生理年龄与心理年龄若等于生物年龄，说明健康状况良好，小于生物年龄更好；若大于生物年龄，早衰就会向你招手。

第三章　年龄段的划分

(1)世界卫生组织(WHO)对全球人体素质和平均寿命进行测定后,将人的年龄段从青年开始划分为下列年龄段:

18~44岁为青年人;

45~59岁为中年人;

60~74岁为年轻的老年人;

75~89岁为老年人;

90岁以上为长寿老人。

(2)WHO规定:

发达国家65岁以上为老年人;

发展中国家60岁以上为老年人。

(3)中国中华医学会老年医学会划分的标准是:

45~59岁为老年前期;

60~79岁为老年人;

80~89岁为高龄老人;

90~99岁为长寿老人;

100岁以上为百岁老人。

(4)按照“现代老年学”分类,人类一生,将年龄划分为如下8个阶段:

幼年期:0~5岁;

童年期:6~11岁;

青春期:12~17岁;

青年期:18~24岁;

壮年期:25~44岁;

初老年:45~59岁;

老年期：60～89岁；

长寿期：90岁以上。

如果我们从幼年时期开始，就培养一种良好的卫生习惯，那么必然有助于新一代身体健康、发育和成长，有助于他们造就一个健康的体魄。当人们在青壮年时期，注意养成科学、健康的生活方式，克服不良生活习惯，自然可以青春长驻，延缓衰老，快乐百岁。

（5）中国从古至今期望寿命的雅称：

60岁为“花甲”；

70岁为“古稀”；

80～90岁为“耄耋”；

100岁为“期颐”；

77岁为“喜寿”；

88岁为“米寿”；

99岁为“白寿”；

108岁为“茶寿”。

第四章　健康的概念及健康的标准

第一节　健康概念

1948年，WHO在其宪章中明确将健康定义为：健康不仅是没有疾病和身体虚弱，而且还要有完整的生理、心理和社会的安适状态。这一定义揭示了人类健康的本质，指出健康所涉及的若干方面，具有以下特点：

（1）体现了将个体视为行使其生理、心理和社会功能的完整人的思想。重视人的精神心理活动过程对人的生理功能和社会环境适应状态的关系，拓宽了医护实践的领域。

（2）将健康置于人类自然与社会的大环境中，充分认识个体的健康状态受环境中一切与其相互作用的事物影响。

（3）把健康看成是一个动态的、不断变化的过程，因此健康可以有不同水平。

（4）将健康与人类生产性和创造性的生活联系起来，健康不仅是医务工作者的目标，而且是国家和社会的责任，是人类共同追求的目标。

目前该定义已为人们广泛接受。后来，根据这个健康定义，又提出健康10条标准。

第二节　健康标准

（1）精力充沛，对日常工作和生活，不感到过分紧张和疲劳。

（2）乐观、积极，勇于承担责任。

（3）善于休息，睡眠好。

（4）应变能力强，能适应外界环境的各种变化。

（5）能够抵抗一般的感冒和传染病。

（6）体重适中，身体匀称，站立时头、肩、臂比例协调。

（7）眼睛明亮，反应敏锐，眼睑不浮肿。

（8）牙齿清洁且坚固，无缺损、无痛感、无龋病，齿龈色泽正常，无出血现象。

（9）头发有光泽，无头屑。

（10）肌肉丰满，皮肤富有弹性，走路、活动感到轻松。

祖国医学认为，健康的人应该符合以下10个标准：双目有神，脸色红润，声音洪亮，呼吸匀畅，牙齿坚固，头发润泽，腰腿灵便，形体适宜，记忆力好，情绪稳定。

第三节　健康老人应具备的条件

WHO认为真正的健康老人应具备以下四个方面：

首先，具有日常生活的自理能力，比如洗澡、穿衣、进食等均不需要别人的监护，同时还应该具备接打电话、外出购物、经济自理、适量操持家务等能力。

其次，精神健康，处事乐观，态度积极，没有精神障碍，性格健全，情绪稳定。

再次，机体健康，没有多种器质性疾病和症状，如高血压病、冠心病、糖尿病、气管炎和肿瘤等，躯干、四肢无明显畸形，有一定的视听能力。

最后，社会健康主要是指个体人际关系的数量和质量，比如家庭居住情况、婚姻状况、与亲朋好友及邻里能和睦相处。

第四节　中国健康老年人标准（2013）

（1）重要脏器的增龄性改变未导致功能异常，无重大疾病，相关高危因素控制在与其年龄相适应的达标范围内，具有一定的抗病能力。

（2）认知功能基本正常，能适应环境，处事乐观积极，自我满意或自我评价好。

（3）能恰当处理家庭和社会人际关系，积极参与家庭和社会活动。

（4）活动正常，生活自理或基本自理。

（5）营养状况良好，体重适中，保持良好生活方式。

注解：

1. 本标准适用于≥60岁人群，老年人指60~79岁人群，高龄老年人指≥80岁人群。

2. 相关高危因素指心脑血管疾病的相关危险因素，主要有高血压、糖尿病、血脂紊乱。

（1）老年人血压范围：血压正常为<140/90mmHg，其中高龄老年人应不低于120/60mmHg；高血压（除年龄外无其他危险因素和病史）患者降压目标值<150/90mmHg，其中高龄老年人应不低于130/60mmHg。

（2）老年人糖化血红蛋白（HbA1C）范围：血糖正常者5.0%~6.5%，糖尿病（无糖尿病慢性并发症）患者6.0%~7.0%。

（3）老年人血脂范围：胆固醇（TC）3.1~6.2mmol/L，低密度脂蛋白胆固醇（LDL-C）1.8~3.9 mmol/L，高密度脂蛋白胆固醇（HDL-C）>1.0 mmol/L，甘油三酯（TG）0.8~2.3 mmol/L。

3. 用简易智能量表（MMSE）对智力进行简单评估，每题1分，满分30分。初中以上文化水平的老年人≥27分为正常，高龄老年人≥25分为正常。具体问题如下：

（1）今年的年份？

（2）现在是什么季节？

（3）今天几号？

（4）今天星期几？

（5）现在几月份？

（6）你现在在哪一个国家？

（7）哪一个省（市）？

（8）具体地址？

（9）你现在住哪层楼？

（10）这里是什么地方？

（11）复述：手表。

(12)复述：钢笔。

(13)复述：眼镜。

(14)100减7是多少？

(15)93减7是多少？

(16)86减7是多少？

(17)79减7是多少？

(18)72减7是多少？

(19)~(21)回忆刚才复述过的3个物体。

(22)给老人看帽子，让其说出物体名称。

(23)给老人看毛巾，让其说出物体名称。

(24)复述：如果、并且、但是。

(25)在卡片上写上“闭上眼睛”，让老人读出来。

(26)让老人用右手拿纸。

(27)让老人将纸对折。

(28)让老人将纸放在左腿上。

(29)写一个完整的句子。

(30)按样画图。(见右图)

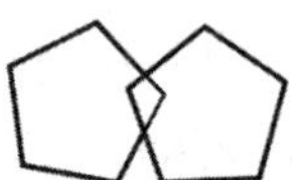

4. 用老年抑郁量表(GDS)对心理状态进行评估。以下15道题，总分15分，<5分为正常。(1, 5, 7, 11, 13题答“否”得1分，其余答“是”得1分)

(1)你对你的生活基本满意吗？

(2)你失去了很多活动或兴趣了吗？

(3)你觉得生活空虚吗？

(4)你常觉得无聊吗？

(5)大部分时间你的精力充沛吗？

(6)你害怕一些不好的事情发生在你身上吗？

(7)大部分时间你觉得快乐吗？

(8)你常觉得无助吗？

(9)你是否更愿意待在家里，而不是出去做一些新鲜的事情？

(10)你觉得有比较突出的记忆力问题吗？

(11)你认为目前活得很精彩吗？

(12)你认为你目前的生活方式毫无价值吗？

(13)你精力充沛吗？

(14)你是否认为你的处境毫无希望?

(15)你认为大部分人比你强吗?

5. 用日常生活活动量表(ADL)对生活自理能力进行评估。总分100分,达到100分为正常,高龄老年人达到95分为正常。

项目	0分	5分	10分	15分
大便	失禁	偶尔失禁	能控制	
小便	失禁	偶尔失禁	能控制	
修饰	需帮助	独立洗脸刷牙梳头剃须		
用厕	依赖别人	需部分帮助	自理	
吃饭	完全依赖	需部分帮助	全面自理	
转移	完全依赖,不能坐	能坐,转移需2人帮助	需1人帮助或指导	自理
活动(步行)	不能动	在轮椅上独立活动,需体力帮助或语言指导	需1人帮助或指导	独自步行(可用辅助)
穿衣	依赖	需部分帮助	自理	
上楼梯	不能	需体力帮助或语言指导	自理	
洗澡	依赖	自理		

6. 体质量适中:体质指数(BMI)20~25。[BMI=体重(kg)÷身高的平方(m^2)]。

7. 良好生活方式:不吸烟,慎饮酒,合理膳食搭配,坚持科学锻炼。

第五节 健康老人十二条标准(通俗)

人在不同年龄段,对健康的标准有着不同的认识和要求。如今,随着医学的发展和生活条件的改善,符合下列要求就是健康老人。

(1)眼有神:目光炯炯有神,说明视觉器官与大脑皮质的生理功能良好。

(2)声音洪:声音洪亮,表明发音器官、语言中枢功能良好。

(3)呼吸匀:呼吸均匀通畅,呼吸系统和循环系统的生理功能良好。

(4)牙齿坚:牙齿坚固齐全,就表明肾精充足,人就健康、长寿。

(5)小便畅:小便正常表明人的肾功能良好,膀胱、前列腺功能正常。

(6)大便顺:脾肾阳虚会导致中气下陷,从而引起五更泻、便秘或大便失禁。因此排便顺畅,表明身体健康。

（7）腰腿灵：灵活的腰腿说明腰腿的骨骼、肌肉、运动神经和运动中枢的生理功能协调良好。

（8）形不丰：保持体形匀称，不胖不瘦。过瘦或过胖都是病态的反应。

（9）睡眠足：俗话说："一夜不睡，三日不醒。"意思是保证充足的睡眠，有利于精气神的恢复。医学研究表明：每日睡眠不足4小时者，其死亡率比睡眠7~8小时者高一倍。

（10）喜活动。

（11）情绪稳：对于日常产生的各种情绪，能正确对待，善于调节，才是健康的表现。

（12）人缘好：家庭、亲朋、邻里和睦相处。

链接

长寿老人九项头面部特征：

头发密泽者，气血充盈；

面色润泽者；

长寿眉者，气血充足；

眼睛有神者，精神状态良好；

牙齿坚固者，肾气充足、骨气充沛；

人中（沟）长者，体内的体液通畅运行；

脸庞精瘦有形，而不呈臃肿状者；

脑后枕部丰满者，心情舒畅，睡眠安稳。

第五章　亚健康的概念及其表现

处于健康与疾病之间的状态称为亚健康状态。经现代医学检查，没有发现异常的生理功能指标，以及组织解剖结构异常变化，因而无法作出某种疾病的诊断，但他的身心又处于一种不完好的状态。这种状态包括：

躯体表现：多汗、眩晕、眼睛疲劳、头痛、颈肩僵硬，突然起立时眼前发黑、性功能低下、体力下降。

精神表现：精力不足、疲乏无力、情趣下降、情绪波动、心烦意乱、坐立不安、失眠。

其他：尿频、便秘、腹泻、易感冒、食欲欠佳等。

由于每个人面临的压力不同，亚健康的表现也有不同的特点：如疲劳性亚健康，睡眠性、疼痛性、心理性、胃肠性亚健康等。

据WHO进行的一次全球性调查结果表明：全世界真正健康的人只占5%，经医学诊断有疾病的人占20%，75%的人处于亚健康状态。

专家点评

健康和疾病两极之间存在着各种“级谱”，即过渡的中间状态，称为亚健康状态。其具有“双向”转化特点。如向疾病状态转化，这种“转化”是渐进性的演化过程。如适时地采取保健措施，消除影响健康的不利因素，就可使亚健康状态向着健康状态转化。这正是当今保健医学追求的目标和研究的热点课题。

研究报告

《柳叶刀》公布，2013年全球只有4.3%的人完全健康，有1/3的人（约32亿人）同时患有5种不同疾病，超过一半的人同时患有10种不同疾病。

专家忠告

处于亚健康状态的中年人，切勿掉以轻心，应未病先防、防微杜渐、防患于未然。否则，在未来的日子里，这些人中将有六成患心脑血管疾病和与之相关的疾病，一成将和肿瘤相伴，二成将患上糖尿病、肺部疾患、代谢疾病等，仅有一成的人有望安享天年。

所以疾病是人们活不到预测寿命的主要原因。例如，有学者认为：

心血管疾病减寿10.4年；

癌症减寿4.5年；

结核病减寿3~7年；

代谢性疾病减寿3.2年；

患有慢性疾病且经常发作，减寿4年 ；

持续抑郁，则抑郁状态的持续时间除以3，约等于减寿时间（如持续抑郁一年以上，则减寿约为4个月）。

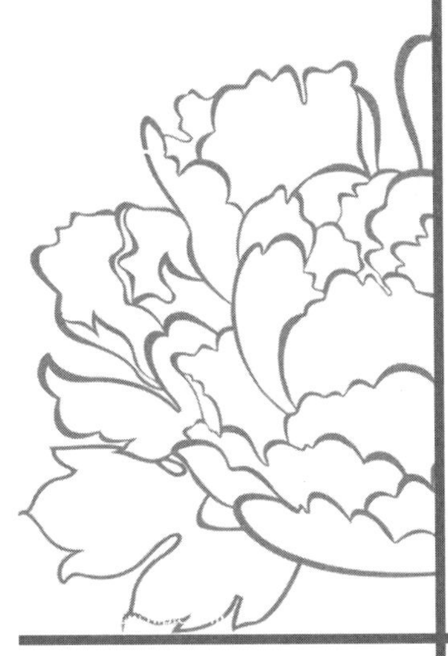

第二篇 延缓衰老与衰老加速

健康长寿语林

选择喝白开水而不是什么饮料；

选择天然食材而不是精加工的食品；

选择自己烹饪而不是去饭馆用餐；

选择步行而不是坐车；

保持简单、基本的需求对健康有益；

在这种生活节奏中你会越来越勤快而满足。

希波克拉底语录：人间最好的医生乃是阳光、空气和运动。

抗衰老是延缓老年病发生、实现健康的重要对策。

人生目标，快乐百岁，老有所乐，老有所为。

70人生过半，80夕阳正红，90老骥伏枥，100著书立说。

人生快乐，人生幸福，哈哈哈哈！

养生之法不在多而在精，贵在知行合一，长期坚持。

对死的态度：一不怕死，二不找死。

——于丹

有人把生命局促于互窥互监、互猜互损，有人把生命释放于大地长天、远山沧海。

——余秋雨

人生“三修炼”：看得透想得开，拿得起放得下，立得正行得直。

人生“三福”：平安是福，健康是福，吃亏是福。

人生“三为”：和为贵、善为本、诚为先。

人生“三件事不能硬等”：孝老、行善、健身。

人生“学说三句话”：算了！不要紧！会过去的！

人生“三不朽”：立德、立功、立言。

——韦汉华

非长生难也，闻道难也；非闻道难也，行之难也；非行之难也，终之难也。

——东晋·葛洪《抱朴子·极言》

译：人们并非长寿难得，而是难于领悟长寿之道；也并非养生之道难领悟，而是难于去执行它；也并非养生难于执行，而是最难坚持到底。

走出家门投身到大自然中，既可开阔视野、饱览胜景，又可舒展筋骨，流通血脉，使绷紧的心弦得到松弛，促进大脑皮层功能，提高机体免疫力。

学习书法和绘画，讲究执笔和运气，使身心活动处于最佳和谐状态，这样可以和气血、活经络、平阴阳，修身养性，陶冶情操，延年益寿。

《不气歌》：

他人气我我不气，我本无心他来气。

倘若生气中他计，气下病来无人替。

请来医生将病治，反说气病治非易。

气之危害太可惧，诚恐因气命要去。

我今尝过气中味，不气不气真不气。

——清代学者阎敬铭

第一章　衰　老

第一节　衰老的概念

衰老(又称老化)是指机体各器官功能普遍降低，逐渐衰老变化之过程。

生理性衰老：是指从生殖发育到成熟期以后，随着年龄增长机体在功能形态上，出现一种衰退性变化。

病理性衰老：由各种因素导致疾病，而加速衰老的变化过程。

第二节　解读衰老

从生物学上讲，衰老是生物随着时间的推移，表现为结构的退行性变和机能的衰退，适应性和抵抗力减退，是一个自发的必然过程。

从生理学上讲，把衰老看作是从受精卵开始一直进行到老年的个体生长发育史过程。

从病理学上讲，衰老是应激和劳损、损伤和感染、免疫反应衰变、营养失调、代谢障碍以及滥用药物、饮食不洁和环境污染等积累的综合结果。

从社会学上讲，衰老是个人对周围新鲜的人和事物慢慢失去兴趣，与社会逐渐疏远，超脱现实，喜欢怀旧等。

从临床医学上讲，衰老是老年病发生的共同危险因素，衰老可以延缓，衰老也可以加速。

从心理学上讲，人的心理也会衰老，自卑、较真、多疑、爱生气等就是心理衰老的表现。

从未来学上讲，衰老是一种疾病。衰老有望治愈。

第二章　衰老从39岁开始

美国科学家研究表明，人从39岁开始变老，此后人的大脑不再分泌一种重要物质髓磷脂。髓磷脂是直接作用于神经纤维的最重要物质，停止分泌这种物质导致人的认知能力和运动机能下降。科学家对23～80岁的人群进行研究，要求他们完成一些与运动有关的并不复杂的动作，然后对比不同年龄组的人完成这些动作的速度以及髓磷脂的数量。结果表明，人体的活力和髓磷脂数量的峰值是在39岁，此后人开始迅速变老。

第三章　人体衰老的原因

人体衰老的原因非常复杂，至今还不是十分清楚。目前已知的可能原因有：

（1）慢性炎症。随着年龄增长，人体器官出现炎症的越来越多，如关节炎、心肌梗死和脑卒中等也与炎症有关。

研究报告

抗炎症饮食和生活方式会是一个好的开端。避免摄入过多糖和加工食品，避免压力与睡眠不足，食用天然健康食品，锻炼并保持积极情绪能有效控制慢性炎症。让它停留在低水平，这会延缓衰老，从而可能推迟痴呆等多种老年疾病的出现。

（2）基因突变。许多自然和人为因素都可能引起基因突变，而且随着年龄增长，基因恶性退化变质的可能性也增加。

（3）细胞能量枯竭。细胞的“供电站”——线粒体需要一定的化学物质来保证细胞的活力和清除细胞的毒素，如果这个“充电”过程减弱，心梗、肌肉组织衰退、慢性疲劳、神经性疾病等就会发生。

（4）激素平衡。我们身体里的亿万个细胞正是有了激素，才能准确地同步工作。随着衰老，这种平衡变得不稳定，从而引起各种疾病，包括骨质疏松、冠状动脉硬化等。

（5）钙化作用。随着身体的衰老，钙离子进出的通道遭到破坏，导致脑细胞、心瓣、血管壁里积聚过多的钙。

（6）脂肪酸不平衡。为了产生能量，身体需要脂肪酸，而年龄增大后必需脂肪酸的酶不足，导致心律不齐、关节退化、容易疲劳、皮肤发干等。

（7）非消化酶不平衡。细胞内经常进行多种同步的酶反应，随着年龄增大此过程渐渐失去平衡，首先发生在脑部和肝脏，这是造成神经系统疾病或中毒性组织损伤的原因。

（8）消化酶不足。胰腺渐渐枯竭，无法产生足够的酶，导致消化系统慢性机能不全。

（9）血液循环衰竭。容易引起脑卒中、视力减退、产生皱纹。

（10）氧化应激反应。过多自由基的产生影响许多生理过程的正常流向，从而加重身体负担，引起各种疾病。

第四章　加速人体衰老的因素

第一节　世界卫生组织公示

世界卫生组织明确公示：人类健康长寿40%依靠遗传和客观条件（15%为遗传，10%为社会和环境因素，8%为医疗条件，7%为气候条件），60%依靠自己建立的生活方式和心理行为习惯。

第二节　加速衰老的因素

患有慢性病，如高血压、高血脂、糖尿病、动脉硬化、肥胖症、神经衰弱等，不健康的生活方式，工作负荷过重和各种精神因素等均直接影响人的健康长寿。

第三节　研究报告

一些科学家共识

遵循健康生活方式和生活习惯者，可以比一般人多活10~15年，即活到85岁以上。若再想延寿15年，甚至20年，那就要依赖基因起作用了。

遗传对寿命的影响

德国科学家用15年时间，调查576名百岁老人，结果发现他们父母死亡时，平均年龄比一般人延长了9~10岁。我国广东省对百岁老人调查时发现，有家庭长寿史者占84.6%。

如果你的直系亲属（祖父母、父母和兄弟姐妹）中有心脏病或中风的病史，会增加你的患病风险，但可以通过坚持健康的生活方式来达到减少风险的目的。

《柳叶刀·糖尿病和内分泌学杂志》公布的研究结果预测：

非常肥胖的人可能最多减寿8年；

肥胖者可能最多减寿6年；

超重者可能最多减寿3年；

体重越大且越年轻，对健康影响就越大；

超重与吸烟同样糟糕；

没有什么比体重忽增忽减更糟糕的了。

美国加州医学研究所一份科研报告显示，不健康的生活方式对人类自然寿命有很大影响。

吸烟或暴露在二手烟环境中可以使人减寿3~8年；

过量饮酒可以使人减寿5年；

常年睡眠不足减寿1年；

长期烦闷、易怒可以使人减寿10年；

纵欲可以使人减寿5年；

乱用药物可以使人减寿20年；

经常食用过期或含有工业添加剂的食品可以使人减寿6年：

长期生活在甲醛超标的房间内可以使人减寿20年等。

研究报告

健康的生活方式可降低高血压病发病率达55%，高血压发生脑卒中发病率可降低75%，糖尿病发病率可降低50%。现代人所患疾病中的45%与生活方式有关；而死亡因素中，60%与生活方式有关。

美国一个研究小组通过随机对照实验发现：30名早期前列腺癌患者，通过改变他们的生活方式、控制饮食、适度运动锻炼，并通过心理干预，使他们保持积极乐观心态。3个月试验后，这些患者体内许多与癌症有关的基因发生显著变化，其中促进癌细胞增殖的基因活性降低，而杀死癌细胞的基因活性增强。前列腺癌细胞繁殖被有效控制，患者生命得到延长。

英国一项研究发现：70岁后继续吸烟会导致寿命减少4年。多项早期研究证明，大约1/4的吸烟者会因为吸烟恶习而活不过70岁。在60岁、50岁、40岁或30岁时彻底戒烟可分别延长寿命3年、6年、9年或10年。

资料显示

每抽一支烟减寿10分钟；

醉酒一次减寿7~15天；

通宵熬夜减寿1~2天；

严重疲惫，若很快恢复减寿2~3天；若持续无法恢复，则可能减寿更多；

大吵一场减寿2~3天；

不能每天大便1次，减寿0.5年；

各种的损伤、事件、劳损等都可以导致减寿。

第四节　解读早衰

“早衰”是指人体在生长、发育过程中，由于各种原因引发疾病，使身体形态结构和功能结构发生变化，提前出现各器官退行性改变，加快人体自然衰老进程中所出现的一系列老化现象，称为“早衰”。四十几岁的人，看上去像60多岁人的模样，这就是典型的“早衰”状态。

第五章　不健康的生活方式对人体衰老的影响

第一节　不科学的饮食结构

一、不吃早餐

一日三餐要定时定量，可促使胃肠道的功能正常运转。否则就会打乱胃肠的活动规律，造成代谢紊乱，从而产生疾病。其具体原因如下：

（1）若无食物中和过多的胃酸，就会刺激胃黏膜，导致胃部不适，久之则会引发胃炎、胃溃疡。

（2）不能弥补夜间消耗的水分和营养物质，会增加血液黏稠度。

（3）不利于夜间产生的代谢废物的排出，从而增加患结石症和心脑血管疾病的风险。

（4）缺乏新的营养物质补充，上午所需要的能量只能消耗体内的糖原和蛋白质，这将会加速人体的老化进程。

（5）早餐是一天的开始，如果不吃早餐，整天都会精力不足，使工作效率降低。

（6）不吃早餐则容易导致午餐和晚餐暴饮暴食。如果早餐吃定量的脂肪、蛋白质和碳水化合物，那么饱腹感持续时间会较长，午餐和晚餐也会吃得较少。

专家指出

起床后1~2小时内吃早餐的人情绪更稳定，工作效率更高。不吃早餐的人记忆力较差。

唾液有清洁口腔的功能，不吃早餐或致口臭。

研究显示

美国内分泌学会旧金山年会上宣布的一项新研究发现，不吃早餐还会增加糖尿病危险。超重女性每天吃早餐可降低糖尿病风险。坚持吃健康早餐不仅有助于控制体重，而且可以防止糖尿病的发生。

日本一项研究显示，与每天吃早餐的人相比，不规律吃早餐的人更易于积累内脏脂肪，患上所谓的“内脏肥胖”。内脏脂肪是人体脂肪的一种，它主要存在于腹腔内，围绕人体的脏器，对内脏起着支撑和保护作用。但内脏脂肪过多易导致高血压病、血脂异常、糖尿病、动脉炎、痛风等多种疾病。

二、贪吃甜食

甜食是一种被大多数人青睐的食物，在享受甜食的过程中可以放松心情，缓解压力，但这对于健康来说危害很大，不利于养生保健。其中老年人对糖分的适应能力更弱，过量食用精制糖和含糖高的甜食对健康不利。包括果汁一样有害健康，因为其含有大量天然糖分。

一些低糖甜品可以适当吃一点只要不过量即可。其中蜂蜜比较适合老年人，蜂蜜中的葡萄糖和果糖占所含糖类的80%，而且比例适中。同时能直接被人体吸收利用的果糖又不容易在体内转化为脂肪，是天然的保健营养佳品。

日本研究表明：从红糖中提取出一种糖蜜多糖，具有较强的抗氧化功能，可延缓人体衰老。日本冲绳列岛是长寿地区，可能与那里的老年人有每天喝一杯红糖水的习惯不无关系。中国人喜食红糖是可取的。

美国“70岁以上食品金字塔”：对于血糖和体重均为正常的老年人，应适当吃点糖，吃甜食宜在两餐之间。

WHO建议：每人每天摄入糖量25克左右（2013）。

经常吃糖易患下列疾病：

（1）视力下降：老年性白内障患者中有1/3的人爱吃甜食，经常食用甜食，不仅眼睛容易疲劳，还可诱发视神经炎。

（2）加速衰老：长期吃糖，还会加速细胞老化。因为糖属于酸性食物，可使体液碱度变成中性或弱酸性，体内自由基增多这样会促使细胞老化，导致皮肤产生皱纹，头发变黄变白，并使人体适应环境能力降低。

（3）骨质疏松：糖在体内代谢时会产生许多中间产物，如丙酮酸和乳酸等，碱性物质如钙、镁、钠等就要参加中和反应，以保持机体的酸碱平衡。由于钙被大量消耗，进而导致骨质疏松，从而容易发生骨折、脊柱侧弯等。

（4）常吃甜食或过量摄入糖会显著增加患龋病、肥胖、高血压病、2型糖尿病、动脉硬化、心肌梗死，甚至乳腺癌等的风险。

(5)《美国临床营养学杂志》报道：每天只要喝两杯甜饮料，患胰腺癌的风险就会比不喝的人高出90%。

(6)美国加州大学洛杉矶分校遗传学专家研究指出：用甜食喂养蛔虫会让它们的寿命缩短20%。并指出人们若常吃甜食会使体内的长寿基因受到损害，并使体内的胰岛素失去效力，进而会失去健康长寿的机会。

(7)吃糖果后嘴里的细菌在两分钟之内会把糖分解成酸性物质，腐蚀牙齿珐琅质。进食糖果还会立即升高血糖，接着血糖下降，使人产生疲劳、烦躁感。吃糖对免疫力的损伤可持续5小时。

(8)多吃甜食，会大量消耗体内的B族维生素，从而引发舌炎、口角炎、眼痛等；甜食会影响食欲，加重口渴，让人腹胀，还可致免疫功能下降。

(9)吃甜食过多还会导致胆结石，因为过量的糖会刺激胰岛素的分泌，造成胆汁内胆固醇、胆汁酸代谢失调，容易出现胆结石。

(10)世界卫生组织(WHO)证实长期嗜高糖食物者，其寿命比正常饮食者，平均缩短10~20年。

三、饮食偏咸

氯化钠以钠离子和氯离子的形式存在于血液和体液中，在保持人体晶体渗透压、酸碱平衡和水分平衡中起着重要的作用。美国哈佛大学研究显示：盐在食物中无处不在，全球每年有230万人因为吃盐过量而死亡，这个数据是含糖饮料导致死亡人数的10倍多。究其原因：

(1)正常情况下，人体细胞内几乎没有钠，只有钾，如果长期吃盐过多，钠离子进入细胞内，就会刺激血管平滑肌，使血管紧张度增加，引起血压升高。

(2)高盐饮食导致体重增加，增加肥胖症的发生风险。

(3)钠离子有吸水性，人体内钠离子过多，使细胞内的水分进入细胞外，使细胞失水，加之风吹日晒，吃盐多的人颜面皱纹多并早现。

(4)饮食高盐可破坏胃黏膜，诱发胃癌。

(5)人体内的钠离子和钙离子形影相随，钠离子过多时尿出的钠离子必然增多，相应排出的钙离子也增加，长期如此，使骨钙减少，骨密度下降，诱发骨质疏松。

(6)多吃盐者的抗病能力会受到抑制，易患感冒。

(7)多吃盐可减少唾液，使口腔内溶菌酶减少，增加病毒和病菌在上呼吸道感染机会。

(8)吃一顿太咸的食物在半小时内就能使动脉“硬化”，降低其全身的输血能力，从而损伤心血管系统。

WHO建议：成年人每日食盐摄入量为3～6克。少吃多盐的熟食等加工食物，应选择更健康的自然食物。

四、饱食过食

长期饱食、营养过剩，会加速衰老。吃进的食物过多，使胃肠急性扩张，引发急性胃肠炎。经常进食过饱会加重消化道和心脏的负担从而引发动脉硬化、高血压病、糖尿病、肥胖、冠心病、脂肪肝、癌症等疾病。

（1）饮食过饱或可诱发偏瘫：饱餐后10分钟左右出现短暂失语、嗜睡、单侧肢体无力，严重的单肢瘫痪。如果卧位休息，多在一小时后恢复。这是由于餐后部分血液进入消化器官，脑血流减少，出现相对缺血、缺氧情况，产生较轻的意识障碍和功能缺失。预防措施：少食多餐，一日5餐，每餐五六成饱，餐后休息30分钟。

（2）英国《每日邮报》报道，过量饮食会导致人的记忆丧失危害翻倍。记忆力减退是老年痴呆症的早期症状。

（3）吃好吃少，七分为妙。多数寿星的共同特点是注意控制食量，节制少吃。

（4）101岁的儿科专家苏祖斐认为在保证营养均衡的前提下，“食愈少、寿益长”。

（5）美国科学家推论：人类如果采用“少吃”这种模式，寿命概率可增加20～30年。

（6）进食法则：七分饱，每顿饭后都要有还想吃几口的感觉才适宜。把肚子填满是对消化道的损伤。

专家指出

大吃大喝诱发急性胰腺炎。高脂饮食、暴饮暴食、大量喝酒会导致胰腺分泌旺盛，特别是醉酒后的呕吐，会引起十二指肠液反流，容易导致胰腺炎。

海鲜啤酒诱发痛风。痛风是由于体内嘌呤代谢紊乱，导致尿酸合成增加或排出减少所致。高嘌呤食物包括海鲜、动物内脏、豆制品等，这些食物吃得过多就会导致痛风发作。

红油火锅诱发胆囊炎。肥胖是胆囊炎、胆结石的重要诱因。

吃撑了专家支招

（1）喝一杯红酒，红酒中的抗氧化多酚类物质，能减轻高脂肪食物对身体的损害。

（2）进餐后，血糖会急速升高。有研究发现，在吃饭后喝一勺醋，血糖的上升可减缓一半。吃饭的时候喝一勺醋，或在凉拌菜加点醋，都能缓解暴食后的血糖急速增高。

(3) 暴食之后，最好选葡萄、猕猴桃、樱桃等做甜品。其富含抗氧化物质，能减少饱餐后的自由基损害。

第二节　生活逆自然规律

经常熬夜或昼夜颠倒，灯红酒绿的夜生活，人体的生物钟被打破，甚至造成功能紊乱，导致人体免疫功能下降，使健康受到不良影响，是引发多种疾病的危险因素。

第三节　久坐少动

概念

加拿大公共卫生局发出的指南，评估久坐的定义范围是每日8小时到12个小时或以上，无处不在地坐着或久坐不动，如开车、使用电脑或看电视。

危害

"以车代步"，很少参加体力活动，导致综合体能下降，抗病能力减弱，诱发各种慢性病。

"坐"享生活的人，人体内消耗不了的热量就会转化为脂肪使人发胖，严格地讲，肥胖也是衰老的一种征兆，是引发"三高"疾病的危险因素。

久坐会使胃肠蠕动减弱，消化液分泌减少。进而出现食欲缺乏、消化不良及十二指肠溃疡等，还可能导致便秘、痔疮、结肠癌等风险增加。

久坐导致大脑供血不足，引起失眠、记忆力减退，增加患痴呆风险。

久坐会导致肌肉松弛无力、免疫力低下、男性更年期提前。

研究报告

《纽约日报》报道，澳大利亚悉尼大学的研究发现：一个成年人如果每天久坐超过11个小时，比起每天坐4个小时的人，3年内死亡的风险高出40%。

美国俄亥俄州立大学便秘医学中心的卡诺迪亚博士表示：久坐还有更大的危

害，因为人们坐着消耗的热量比不上站着，而且坐着会抑制一种名叫脂蛋白脂肪酶的分子分泌，这是一种促进脂肪和糖类代谢的物质。从而再次证实，坐得太久会提高心血管疾病和糖尿病的风险，减缓新陈代谢，甚至会导致寿命减短。

专家指出

人们坐在家里、办公室里或者交通工具上的时间，应该通过更多站立或者行走来减少。应该是持续坐着的时间最好不要超过30分钟，即便是接杯水都可以。

坐的太久的负面影响即使通过运动也无法消除。“久坐就是新的吸烟”。

第四节　生活违背自然环境季节规律

常年开着空调、门窗紧闭、窗帘不开、难见阳光、空气污浊或在缺氧环境中生活，引发慢性缺氧，导致身体适应能力降低，免疫功能下降，易患感冒及呼吸道疾病等。

德国医学家，1931年诺贝尔医学奖获得者指出：当人体组织细胞中氧含量低于正常值65%时，缺氧组织细胞就容易癌变。缺氧会产生一定危险概率。日本学者在研究空气中氧气对人体影响时，强调指出：百病都是由缺乏氧气引起。

第五节　缺少健康意识与健康知识匮乏

不体检、乱投医、乱吃药等不良生活习惯的养成，自然与健康长寿背道而驰，渐行渐远。专家指出：健康最大的敌人是自己。聪明人珍惜健康，投资健康，使健康增值；明白人关注健康，储蓄健康，使健康保值；无知人漠视健康，随心所欲，使健康贬值；糊涂人透支健康，未老先衰，英年早逝。

第六章　衰老可以延缓

第一节　延缓衰老的概念

延缓衰老就是延长或推迟人生衰老进程中的起始年龄，使每个人都拥有更长、更健康的中年期。谁不想在70岁时，还能像40岁那样年轻、充满活力？谁不想在七八十岁时，还能展现自己的才能，为社会做出更多贡献呢？再给老年人一次机会，让其实现自我价值。

第二节　长寿基因与延缓衰老

一、七件事改变长寿基因

“长寿”是人类永恒的话题和追求的目标。前沿科学已经逐渐揭开了人类衰老及长寿的密码，这个密码便是存在于染色体上的“端粒”。端粒长则寿命长，端粒短则寿命短。虽然通过基因工程或端粒激活技术，延年益寿还尚需时日，不过通过生活方式也能使端粒得到保护或延长，进而延长我们的寿命。美国《预防》杂志曾刊文，教给大家可改变长寿基因的7件事。

词语解读：

基因是遗传的最小功能单位。

端粒是人细胞核中承载基因的染色体的两端。端粒内含有特殊重复的DNA序列。

1. 少把压力挂嘴边

美国加州大学在一项针对同龄女性的研究中发现，经常感到压力大的女性，其基因端粒的长度比压力小的女性短得多，差距相当于早衰10年。而退休女性的端粒相对更长，这说明压力减轻后，端粒可以得到一定程度的恢复。研究证明随着工作压力的增大，现代人的基因端粒长度在日益缩短。不过，经常通过练习瑜伽、冥想打坐、与朋友聊天或者听音乐等方式缓解压力，可以使端粒酶活力提高43%，进而起到延长端粒的作用。研究人员还特别推荐“扮鬼脸解压法”：面部收缩（仿佛有东西砸到脚上时的面部表情）15秒，然后放松，反复几次后，可有效缓解紧张情绪。

2. 让运动成为“朋友”

英国剑桥大学的研究人员发现，绝经后妇女如果不锻炼，其端粒缩短的风险就会增加15倍。研究者表示，锻炼身体既有助于消除压力，也有助于提高端粒酶活力。如果每天高强度运动14分钟，连续3天后，就会收到效果。在运动方式上，选择自己最喜欢的运动更有助于持之以恒，爬山、快走、游泳、球类运动都是不错的选择。在制订运动目标时，应切合实际，不要急功近利。另外，找个运动伙伴也非常重要。

3. 餐桌上多些粗粮

膳食纤维是健康饮食中不可缺少的元素。美国维克森林大学的研究发现，膳食纤维（特别是来自谷物的纤维素）除了在保持消化系统健康上扮演必要角色外，还能延长端粒的长度。研究人员认为，全谷食物的抗炎和抗氧化作用是其中的关键所在。另外，干豌豆、扁豆、青豆等豆类，茄子、菠菜、无花果和梨都是我们平时忽视的高纤维食物，常吃能帮你每天轻松获得25~30克膳食纤维。

4. 经常盯着体重秤

美国北卡罗来纳州国家环境健康科学研究院的一项研究发现，肥胖会导致慢性炎症，进而出现氧化损伤，而端粒对氧化损伤非常敏感。身体超重或肥胖时间越长，身体所受氧化的损伤就越大，肥胖会加速人体衰老进程。

5. 多补充天然维生素

美国国立健康研究院的研究发现，补充维生素C、E和B_{12}有助于延长端粒长度，因为它们具有抗氧化和抗炎作用，可保护端粒免受损伤。适量补充复合维生素的女性的端粒大约比不补充的女性长5%。研究人员表示，对于健康的成年人来说，合理膳食就能够摄入人体需要的各种维生素，不需要额外补充。通过天然饮食进行补充更安全，抗衰老效果也会更好。

6. 每周至少吃两次鱼

保护心脏和健脑是吃鱼公认的好处。美国俄亥俄州立大学一项有关营养对人体端粒影响的研究发现，吃鱼还能改善并保护端粒。人体在补充鱼中含有的欧米伽-3脂肪酸四个月后，就可以使血液细胞中的端粒更长。三文鱼、金枪鱼等多脂鱼含欧米伽-3脂肪酸较多，可以抵抗炎症和氧化损伤，进而对端粒起到保护作用。研究者建议，一般成年人每周至少应吃两次鱼。

7. 养成好习惯

改善长寿基因是一件长久的事情，研究人员表示，将多种健康习惯相结合，才可以使延长端粒的效果最大化。研究发现，如果通过打坐放松身心、经常进食全谷食物和鱼类、适当补充复合维生素、每周6天坚持每天步行30分钟、补充鱼油，最终能让人体端粒酶活力提高29%~84%。因此，要想自己更加长寿，将这些好习惯持之以恒地坚持下去。

二、健康食品和植物为主的饮食有助细胞对抗衰老

科学家通过一项小型但是空前的研究，他们能够证明健康生活方式有助于身体细胞对抗衰老。他们说，这项研究的核心是食用以天然健康食品和植物为主的食物，进行适度的日常锻炼，以及以瑜伽为主的放松休闲和压力管理。研究人员招募35名男性，并要求其中10人遵循这种生活方式，另外25人则没有被要求对自己的生活方式做出任何改变。除了健康饮食和日常的身心锻炼，这10人还参加为期三个月的课程，在课程中专家对他们的新技能进行巩固，其中包括每周一小时的“支持”项目。五年后，科学家评估参与者身上的一种名为“端粒”的机体老化标志。端粒是附着在染色体末端的块状蛋白质，有助于在细胞复制时保护珍贵的DNA密码串。端粒常常被比作鞋带末端的塑料套。随着端粒逐渐损耗，其保护功能也逐渐消失，机体就会面临DNA不能“忠实地”在细胞中复制的风险，从而增加细胞发生机能障碍进而使机体罹患包括癌症在内的疾病的风险。因此，监视端粒的长度就能“透露”细胞的寿命。在10人组中，端粒的长度在五年时间里显著增加，平均达到10%。但是，在“对照”人群中，端粒的长度平均减少了3%。这项研究也有其局限性，招募的研究对象数量较小，而且是作为一项针对前列腺癌调查的一部分开展的。这项研究的领导者、加利福尼亚大学旧金山分校的迪恩·奥尼什教授说：“这项规模相对较小的探索性研究可能不仅对罹患前列腺癌的男性有意义。”“如果得到大规模随机对照试验的证实，就能证明这些生活方式的综合转变可能大大减少罹患众多疾病和过早死亡的风险。”“我们的基因，我们的端粒，只是一种体质倾向，未必会决定我们的命运。”该研究成果发表在《柳叶刀肿瘤》杂志上。

三、低热量饮食延缓衰老

人体摄入的能量越大，产生的活性氧越多，人老化的速度就越快。低热量饮食，就是在保证蛋白质、维生素和矿物质的前提下，减少脂肪和糖的食用量。这样，既维持旺盛的生命力，又不至于发生肥胖，。长此以往，延年益寿。

低热量饮食降低基因的损伤　美国的研究人员发现，长期摄入低热量饮食能降低脱氧核酸的破坏，有助于延缓身体衰老。

第三节　从长寿人群中吸取生活经验

（1）学知识常用脑、创造力越强、寿命越长。

诺贝尔奖得者多长寿。

智慧能让身体保持年轻。这或许是因为健康的大脑是健康身体的标志，又或许是因为智商高的人更关心自己的健康。

（2）每天保持1.5小时的无意识体力活动。

生活在长寿地区的人群无一不遵循着以生产生活性劳动为主的运动方式。

（3）与关爱老人的子女生活在一起。

老人也从后代的青春活力中获得保持身体活跃的动力。

（4）有明确的生活目标和乐观的生活态度，漠视死亡。

（5）认真勤劳，双手有力。

研究报告

美英两国研究人员发现，握力大的长者体内各器官运行正常，而且反映骨密度更高，人也更长寿。

（6）感情专一，清心寡欲一点。

（7）多吃豆少吃肉。

（8）放慢生活节奏处事淡定，名利淡泊一点。

（9）对衰老坦然接受，补药少来一点。

（10）善良乐观。

（11）节哀制怒，与人随和一点。

（12）维护人际关系，生活随意一点。

（13）与人为善，心态自然一点。

第四节　研究报告

1. “七分饱”能延缓衰老、延长寿命得到证实

“饭吃七分饱”，是中医传统的养生法则，我国科学家经过实验研究得到证实。

2013年7月16日，国际著名科学刊物《自然通讯》发表了上海交通大学赵立平教授团队与中科院营养科学研究所刘勇团队、国家人类基因组南方中心赵国屏团队等的合作论文成果《终身节食对小鼠肠道菌群结构的影响》。

该成果显示热量限制能促进肠道益生菌的生长，从而令小鼠增加寿命，这对于在人群中开展节食的膳食干预提供了借鉴。3组实验表明：寿命最长的小鼠是低脂节食（七分饱）组，其寿命比低脂自由取食组小鼠增加了20%，比高脂自由取食组小鼠增加了50%。可见，减少高脂饲料的摄入，小鼠寿命会显著增加。科研人员研究发现，节食能增加与寿命正相关的细菌，而减少与寿命负相关的细菌，减少进入血液的肠道菌群产生的抗原量，从而改善与肥胖等代谢性疾病密切相关的炎症反应。以上可能是节食延长寿命、延缓衰老作用机制的重要环节。

2. 走路快

美国匹兹堡大学的研究人员用了约10年时间，在观察近500名老年人后发现，走路慢的老年人的死亡率为77%，中速的死亡率为50%，而走路速度快的死亡率只有27%。

专家点评

（1）走路是很好的锻炼方式，对促进心血管系统的活力、提高呼吸肌功能、降低血液中胆固醇含量、避免高血压的发生都有良好作用。

（2）人的体质比较好，走路才能健步如飞。

专家建议

快步走是一种可以益寿延年的锻炼方式，尤其适合于中老年男性。快速步行时间一般要持续30分钟左右，速度以每分钟120步左右为宜，达到微微出汗即可。

伦敦大学教授指出：每周运动出汗3次，对延缓衰老非常有帮助。

3. 口无炎症

德国慕尼黑一份医学报告指出，人的口腔内约有500多种细菌，是引起口腔反

复发炎的祸首。而口腔经常发炎者容易招来心脏病、脑卒中等疾病。口腔健康的男人比口腔炎症频发者至少能多活7年以上。

专家建议

及时诊治牙病，保持口腔清洁健康。

4. 积极乐观地面对人生

要知足常乐，世界上最好的药是积极的人生观。被压力和孤独折磨的人容易生病。

芬兰一项研究发现，对生活感到不快乐的男性的死亡率要比知足常乐的男性高出两倍以上。

5. 体重轻微超标

美国一项最新研究发现，与体重正常的人相比，体重轻微超标男性的死亡风险可下降6%。

6. 好心一定会有好报

美国纽约州立大学的研究人员跟踪调查近900名参试者达5年之久，发现那些愿意助人为乐的人死亡率较低。

美国一位精神病学家的一项“人格与心脏的关系”跟踪调查发现：心胸狭隘、名利心重、敌视情绪强的人，其死亡率高达14%；而心胸开阔、助人为乐、性格随和的人，其死亡率仅为2.5%。

专家点评

与人为善，常做好事，心中常产生一种难以言喻的愉快感和自豪感，进而降低压力激素的水平，促进“有益激素”的分泌。

7. 腹肌发达

调查显示，腹部肌肉发达与否直接影响男人的寿命。肌肉不发达者的死亡率明显高于肌肉发达的男人。

美国《生理学杂志》：每周坚持3次在跑步机上跑步半小时，可以帮助延缓骨骼和肌肉的衰老。

专家点评

男人的腹肌越是软弱，脂肪就会填充，形成“将军肚”。而腹部肥胖的人群，患高血压、糖尿病、心脑血管疾病等几率高。

专家建议

运动：举重、仰卧起坐，适宜中年人。

8. 有明确的生活目标

研究表明，“目标感很强”，对健康有益，因为生活中是否有追求，这决定一个人的心态，进而决定其生理状况。

研究显示

在生活中一个人持续性的“胸有大志”会降低整个生命周期的死亡风险，这对于年轻人、中年人和年长者都具有同样的好处。

美国《精神病学》报道：那些有目标的人往往更快乐、长寿。

专家点评

医学发现，人退休后，因人生目标突然消失，身体健康和精神健康状况均会急剧下降。因为，如果你没有目标，死亡便成了唯一的“目标”，那么隐藏在你潜意识里的自毁机制就会悄然启动，让你的身体每况愈下。如果有明确的目标，就会有积极的心态，从而激发生命活力。

第五节　制订个体化的保健计划

全球每天有约15万人死亡，其中约2/3死因与衰老有关。可见延缓衰老是延长生命、提高生命质量的主要途径。

（1）讲究健康的生活方式，强化人体本能训练，选择适合的保健措施，让“健康者更健康”。

（2）针对高血压、高血脂、高血黏、高血糖、高体重、高度疲劳症、亚健康者，通过人体本能训练，适时地康复医疗调理，促进亚健康状态转化为健康状态。

（3）强化对心血管病、脑血管病和肿瘤的防控。

本书通篇就是为延缓衰老、健康长寿在绘制路径图。

第七章　从分子生物学阐述延缓衰老

第一节　衰老的原因

（1）遗传基因是主宰生物衰老和自然寿命的第一原因。成年后，控制衰老的基因开启，能使细胞代谢功能减退，导致衰老。

（2）一旦衰老过程启动，很多外界因素会加速这一变化过程。

（3）自由基会破坏细胞膜等结构，形成脂褐素，其在皮肤的积累则体现为老年斑。自由基使肌体的生理功能下降，表现出衰老。

（4）随着年龄的增长，肌体与各种入侵者斗争，会积累各种抗体，其中一些抗体有可能错误攻击人体，导致自身免疫病，加速组织损伤等。

（5）随着衰老过程的启动，这些酶的产量开始下降。

第二节　衰老可以延缓

（1）人体中存在由酶组成的系统，抵御自由基的侵袭，这些酶迅速将自由基分解。补充这些酶，就能延缓自由基对身体的侵袭，这是研究方向之一。

（2）松果腺能够分泌松果腺素，其分泌量随着衰老而减少，它可以清除自由基，改善人体机能。

（3）已知大约有60种基因与衰老有关。通过人工进行基因干预可以延缓衰老。

（4）将抑制凋亡的基因Bel–2导入B细胞和多种类型的血细胞后都表明，细胞的寿命得以延长。

（5）通过改善人体内的激素环境，包括调节胸腺素等也确实是延缓衰老的研究方向之一。

第三节　衰老可以治愈

现代医学和科技的发展，已经让人类在对抗衰老的道路上走得很实际。未来有一天，人类也许真的可以携带一切记忆和情感，不断更新“身体”，长久地活下去。

（1）分子生物学家玛利亚·克罗马兰克认为，衰老是一种可治愈的“疾病”。

（2）早老基因能加速端粒缩短，通过现代基因工程技术将该基因消除或纠正，那么早老症就可以治愈。

（3）对抗衰老的研究才刚刚起步，但也许有一天，长生不老终会借科学之手得以实现。

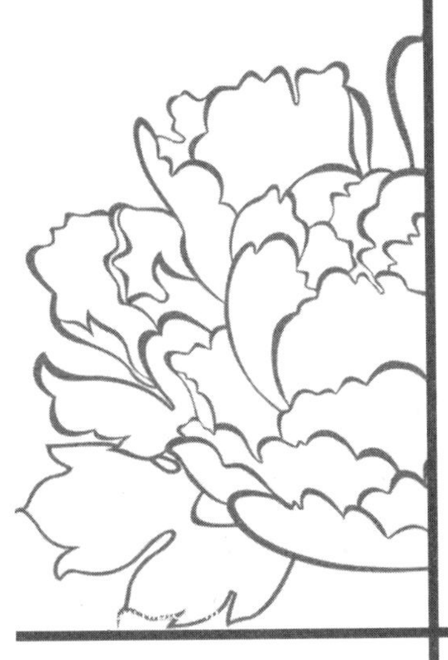

第三篇 疾病认知与自我防控

健康长寿语林

衰老是老年病发生的共同危险因素，从而可以确定老年病的预防和治疗目标，提高对老年病的认知。

人生三乐

恋爱、读书、写作是人生三乐。恋爱时，人沉浸在激情之中，快乐的感觉无以复加；读书时，人徜徉在智慧之中，心旷神怡；写作时，人寻寻觅觅，仿佛处在寻宝的过程中，一旦有所收获，便心花怒放，心情愉悦得无与伦比。

——李银河

每一个人都是一个月亮，都有他不可展示给别人的阴暗面。

——马克·吐温

最好的妆容是微笑，最好的饰品是谦虚，最好的衣裳是自信。

——人生最重要的三种东西

一个人也许会朝着完美奋斗，但必须在相反的那一面受够了苦，才能使自己变得完整。

——瑞士心理学家荣格

找对平台

无论你是才华横溢，还是草根布衣，你只有把自己放对了地方，你才会有正念正见正语正行。

如果你想更好地向前看，就要学会忘掉一些人和事。怨恨和嫉妒是很耗费体力的，对你有害无益。所以，就让它们去吧。

很多人认为，早退休早享福。但研究发现，与早早退休无所事事的老人相比，退休后继续做一些力所能及的工作的老人寿命更长。科学家表示，舒适的工作环境、事业成就感能让人保持快乐。专家表示，事业越成功的人早死的可能性越小。有很多追求目标的人往往更长寿。

大病一场后，他才会明白只有身体最重要，其他都是其次，身体是1，其他都是0，没有了1，再多的0也没有意义。所以，平时那些看似重如泰山般的事情，一场大病后就都看轻、看透、看开了。

一个真正快乐的人，是那种在走弯路时也不忘享受风景的人。

《内经》四伤说，怒伤肝，思伤脾，忧伤肺，恐伤肾。

背景链接

《中国老年人健康指南》疾病自我控制：

不滥用镇静、催眠和镇痛剂等成瘾性药物；

保持大便通畅；

吃动平衡，控制体重；

学会自我监测脉搏、体温、血压等技能。高血压患者每天至少自测3次。糖尿病患者血糖稳定时，每周至少抽查1~2次血糖；

随身携带医保卡、自制急救卡和急救盒。急救卡应写明姓名、住址、联系人、联系电话、定点医院、急救盒的位置等。急救盒应备有阿司匹林、硝酸甘油、速效救心丸等。糖尿病患者外出备点糖果。

第一章　高血压防治综述

第一节　血压的概念

血压是指血管内的血液流动时对血管壁产生的单位面积的侧压力。

衡量血压的参照值为大气压，即用高于大气压的数值来判断血压的高低，单位为mmHg。血压常使用血压计测定，血压计以大气压为基数。如果测得的血压读数为90mmHg，即表示血液对血管壁的侧面压力比大气压高出90mmHg。血液在流动过程中，由于血流阻力而消耗了能量，从动脉到静脉，血压逐渐降低，到达腔静脉进入右心房入口处时，血压几乎接近于零。

动脉、静脉都有血压，身体的不同部位血压也不尽相同。通常讲的血压如无特别注明是指肱动脉的血压，而且是反映大血管的血压。医疗中测定静脉压是用以观察分析血液循环量，进而判断心脏功能、输血或补液的状况。

动脉血压随心动周期呈现周期性变化。在一个心动周期中，左心室收缩时喷射出的血液冲击动脉使血压升高，所能达到的最高值称收缩压（高压）；左心室舒张时，血液回流动脉血压下降，所达到的最低值称舒张压（低压）。收缩压与舒张压之差值称为脉压。

第二节　动脉血压的形成与变化因素

1. 循环血量和血管容量

在心脏停止跳动、血液循环停滞状态下一个体重60公斤的人，在心血管系统中大约有5000毫升的血液仍可使血管保持一定程度的充盈，这时全身各部分血管的血压相等，约7mmHg。由于各种原因造成血管内、外失血达到一定程度时，血管内的血液减少，充盈度下降，血压也相应降低。如果及时输血、补液血压又可回升。

2. 心脏每搏输出血量

心脏每搏输出血量是产生收缩压高低的主要因素之一。

3. 外周血管阻力

外周血管阻力的大小是产生舒张压高低的主要因素之一。由于外周血管阻力的作用，大多数原发性高血压患者的舒张压升高明显，而收缩压相对升高较小。

4. 动脉管壁的弹性

主动脉和大动脉由于管腔大可起到贮血器的作用，管壁的弹性具有缓冲血压波动的作用。随着年龄的增大，人的动脉壁的弹性纤维逐渐减少，弹力减弱，可扩张度下降，心缩时主动脉和大动脉存留的血量相对减少，因而收缩压升高，舒张压下降，脉压增大。血管粥样硬化时，体内大小血管壁的弹性都减弱，其收缩压和舒张压均可升高。在整体生理功能调节下，某一因素的变化必然引起其他因素的变化，只不过有主次之分而已。所以，动脉血压的变化往往是各种因素共同作用的结果。

5. 心率

若其他因素不变，心率加快时，脉压随之减小。反之心率减慢时，脉压增大。

第三节　高血压的概念

原发性高血压是以体循环动脉压升高为主要临床表现的心血管综合征，通常简称为高血压。高血压常与其他心血管病危险因素共存，是心脑血管疾病重要的危险因素，可损伤重要脏器，如心、脑、肾的结构和功能，最终导致这些器官的功能衰竭。

在临床医学上包括“瞬时血压”、“全天候血压”两种情况，后者是指在未服用抗高血压药物和在安静状态的情况下，初诊高血压经非同日三次测血压值，如果收缩压≥140mmHg和/或舒张压≥90mmHg就可以诊断为高血压。

2014年美国成人高血压管理指南提出老年人血压标准<160/90mmHg。

第四节　继发性高血压与原发性高血压

1. 继发性高血压

高血压只是一个症状。如急慢性肾炎、肾盂肾炎、甲状腺功能亢进、嗜铬细胞瘤、肾血管病、原发性醛固酮增多症等许多疾病都可能出现血压升高现象。但由于这种高血压是继发于上述疾病之后，通常称为继发性高血压或症状性高血压。

高血压患者如果出现下列情况，须及时到内分泌科排查。

(1) 有高血压家族史。

(2) 青少年或青年人高血压。

(3) 伴有性发育或体格发育异常。

(4) 常规抗高血压药物难以控制血压或血压水平波动大。

(5) 高血压伴有低血钾。

(6) 高血压患者影像学检查发现有垂体瘤、肾上腺肿瘤或甲状腺肿大，需分别对这些腺体的功能进行评估。

(7) 高血压伴有其他内分泌症状或体征。

2. 原发性高血压

约占高血压患者的95%以上。其发病原因目前尚不完全清楚，临床上以动脉血压升高为主要特征，但随着病情加重，常常使心、脑、肾等脏器受累，发生功能性或器质性改变。如高血压性心脏病、心力衰竭、肾功能不全、脑出血等并发症。

第五节　血压水平分类和定义(单位: mmHg)

分类	收缩压		舒张压
正常血压	<120	和	<80
正常高值血压	120~139	和(或)	80~89
高血压	≥140	和(或)	≥90
1级高血压(轻度)	140~159	和(或)	90~99
2级高血压(中度)	160~179	和(或)	100~109
3级高血压(重度)	≥180	和(或)	≥110
单纯收缩期高血压	≥140	和	<90

注：当收缩压和舒张压分属于不同分级时，以较高的级别作为标准。以上标准适用于任何年龄的成年男性和女性。

分组：根据患者存在的心脑血管危险因素多少和有无靶器官损害以及同时患有的其他疾病进行危险分组，分为“低危”、“中危”、“高危”、“极高危”。凡是进入“高危”、“极高危”的患者，必须立即对高血压及并存的临床并发症进行规范的药物治疗，并制定全面的保健措施对其危险因素进行强有力地干预与评估预后。

第六节 高血压发病的危险因素

1. 职业

从事脑力劳动者，较紧张的或久坐而体力活动少的职业者发病率较高，如伏案工作者、司机、报务员等。

2. 年龄

40岁以上者比15~39岁者的患病率多3.4倍，说明高血压的发生随年龄增长而递增，特别在40岁后骤升。

3. 家族与遗传

高血压病人中，其父母也是高血压的约占60%，而兄弟姐妹中患有高血压的比例也高于无此类情况的家庭，提示本病与遗传有关。高血压病患者有明显的家族史。有的在相当年轻时即已有高血压，调查了63例高血压病患者的3代人（父母、兄弟姐妹和子女），其中仅一例未发现有高血压家族史；同时发现患者直系亲属的血压在45~60岁时骤然上升，而正常人的直系亲属则否。

4. 精神与环境

长期处于危险环境中导致精神恐惧、惊吓也引发高血压。可见，精神因素与高血压密切相关。

5. 膳食高钠盐

长期超量食盐引起高血压发病几率大大增加。研究发现，早期的、轻度的高血压患者控制食盐量后，未经药物治疗血压就可恢复到正常水平。是由于当钠盐摄入过多而超过肾脏排出限度时，血浆和组织液中的钠离子显著增加。钠离子的一个属性是吸水性，即钠离子必然要携带很多的水分子。因此，大量的细胞内的水分被吸附到细胞外的体液中，造成循环系统中血量增多，血管的充盈度增加，心脏的每搏输出量加大，血压相应升高。同时还会刺激肾脏分泌血管紧张素，使全身小动脉收缩，交感神经兴奋，心跳加快，血压相应升高。同时还会刺激肾脏分泌血管紧张素，使全身小动脉收缩，交感神经兴奋，心跳加快，血压升高。

人群中，钠盐摄入量与血压水平和高血压患病率呈正相关，而钾盐摄入量与血压水平呈负相关。高钠、低钾膳食是导致我国大多数高血压患者发病的主要危险因素之一。

6. 体重超重和肥胖或腹型肥胖

体重的改变和血压随年龄增长而产生的变化之间存在着密切关系。最初血压正常的胖人，以后产生高血压性心血管病的较多。原来体瘦的人得了高血压病后也容易发胖，所以减轻体重的治疗是合理的。腹部膨隆使横膈抬高，致使胸腔空间缩小，呼吸运动和血液循环受限，心脏要加大力度，增加速率；加之肥胖使血管长度增加而阻力增大，导致血压上升。

7. 吸烟与不吸烟者的患病率有显著差别

冠状动脉硬化性心脏病、脑血管急症、心肌梗死的死亡率和吸烟与否及程度有关。高血压病患者特别是舒张压和血脂过高者，吸烟可以增加冠状动脉粥样硬化病的发生、发展和心肌梗死发作的危险性。有人观察到没有吸烟嗜好的人，吸烟后收缩压可以升高10~20mmHg；血压不稳定的非高血压者吸烟后收缩压有时竟可上升30mmHg以上。

8. 药物

服避孕药妇女血压升高发生率及程度与服药时间长短有关。口服避孕药引起的高血压一般为轻度，并且可逆转，在终止服药后3~6个月血压常恢复正常。其他如麻黄素、肾上腺皮质激素、非甾体类抗炎药（NSAIDs）、甘草等也可使血压增高。

长期服用扑热息痛、布洛芬、吲哚美辛可导致血压升高，含咖啡因、伪麻黄碱的感冒药可引起血压升高。

9. 睡眠呼吸暂停低通气综合征（SAHS）

SAHS是指睡眠期间反复发作性呼吸暂停。有中枢性和阻塞性之分。SAHS患者50%有高血压，血压升高程度与SAHS病程和严重程度有关。

10. 饮酒、血脂异常、糖尿病、高龄都可引起高血压

第七节　高血压的临床表现

常见的症状有：头胀、头痛、头晕、心慌、失眠、烦躁和四肢麻木等。多数早期高血压患者可以没有任何症状。患了高血压病有无症状取决于血压的高低水平、内脏器官有无损害及个人的耐受性。如果在精神紧张、情绪激动或劳累后有头晕、头痛、头胀、眼花、耳鸣、失眠、乏力或注意力不集中等症状，其最常见的原因就是高血压。早晨和上午加重，休息后减轻。头胀、头痛的部位多在太阳穴和后枕部。部分患者随着对高血压状态的逐渐适应，自觉症状会越来越轻，甚至没有什么感觉。

第八节　老年人高血压的特点

（1）血管压力感受器的敏感性减退，血压波动较大。

（2）易受体位变动的影响，体位性低血压的发生率较高。

（3）血压以收缩压升高为主，对心脏危害性更大，更易发生心力衰竭。

（4）老年人β受体的反应性降低，易患心动过缓和充血性心力衰竭。

（5）心血管反射损伤，血容量减少，交感神经抑制敏感。

第九节　耐药性高血压

当服用三种或三种以上的药物都无法控制血压时，这样的高血压称为耐药性高血压。哈佛医学院心脏病专家迪帕克·巴特博士称，最常见的原因是患者未能坚持按处方用药或吃太多的盐。一部分耐药性高血压是由于某些潜在情况，如睡眠呼吸暂停或严重肾动脉狭窄。治疗这些疾病有助于治疗高血压。可以采取下列措施。

（1）每周150分钟中等强度的运动。

（2）阻止高血压的饮食模式，主要以更多的水果、蔬菜和全麦为主。

（3）食物中已知的有助于降低血压的营养成分如钙、钾、镁。

（4）减少钠和饱和脂肪酸的摄入。

（5）戒烟、控制酒精摄入。

（6）更好地减轻个人的各种精神压力。

附：血压控制不能达标的原因

（1）血压测量方法不对。

（2）白大衣高血压，识别这类患者非常重要，如果盲目加用降压药物容易导致低血压，可使用家用血压计监测血压或24小时动态血压来发现。

（3）患者未坚持服用降压药物或者降压药物使用时间不对或者降压药物选择错误。

（4）患者存在慢性疼痛或焦虑情绪。

（5）患者生活方式不健康等。

如排除上述因素，要考虑继发性高血压的可能。

第十节　老年人舒张压低的危害及其防治

老年高血压有其特殊性，即收缩压会随着年龄增加而不断增高，而舒张压会随着年龄增加变得正常甚至偏低。舒张压的理想值是小于80mmHg，对于老年人来说，舒张压不能低于70mmHg。70mmHg是警戒线，60mmHg是危险线。研究发现。如果舒张压升高10mmHg，痴呆的发生率将会降低13%；如果舒张压降低10mmHg，智力将会下降34%。

对于舒张压过低（低于60mmHg），而收缩压高的老人来说，应该进行积极的治疗，如，选择具有改善大动脉弹性的降压药物（硝酸酯类、钙拮抗剂等）。而对于收缩压正常，舒张压偏低的老人来说，如果没有特别的症状出现，可以无需药物治疗，平时应该加强体育锻炼，如跑步、游泳、爬山、打太极拳等。应该多吃些高蛋白、低脂肪的食物。在医生的指导下，服用一些益气补血的中药。

第十一节　颈性高血压

颈椎因长期劳损、老化或退行性变，偶尔因外伤等原因，导致颈椎小关节移位或错位、增生、钙化或骨赘形成，可直接压迫或刺激椎动脉、颈交感神经节，导致椎动脉痉挛、收缩，血管舒缩功能障碍，引起椎–基底动脉供血不足，脑内缺血，反射性地使血管运动中枢兴奋性增高，从而导致中枢性血压升高，称为颈性高血压。当颈椎病影响到颈动脉窦压力感受器时，则更易引起血压升高或大幅度波动。

并非所有颈椎病都会引起高血压，颈性高血压是颈椎病的一种特殊表现。

血压稳定与否以及病情轻重与颈椎病直接相关，经合理治疗颈椎病后，一旦颈椎病好转，血压亦会逐渐恢复正常。这种情况才能称为颈性高血压。

服用降压药有可能进一步降低椎–基底动脉血液供应，反而会加重头晕、头痛等症状，而血压下降不明显甚至不降反升。

附

1. 颈椎病分7型

①颈型；②神经根型；③脊髓型；④椎动脉型；⑤交感神经型；⑥食管型；⑦混合型。

2. 如果出现下列情况中的2~3项很可能患有颈椎病应到正规医院就医

（1）脖子疼痛时，手臂或手指也出现疼痛或麻木症状。

（2）闭上眼睛，左右缓慢旋转头部，有头晕或偏头痛的症状。

（3）脖子经常性疼痛，上肢或者下肢没劲，感觉自己四肢力量变小。

（4）低头俯视，感觉全身麻木或有“过电”一样的感觉。

（5）颈部前屈，同时左右旋转活动，如颈椎处出现疼痛，很可能你的颈椎小关节有退行性病变。

（6）有头颈部外伤、挥鞭样损伤、颈部打击、扭伤等成为日后发生颈椎病的病理基础。

第十二节　H型高血压

在中国，高血压患者中约75%的人伴有“同型半胱氨酸（HCY）”升高，这些人被称为H型高血压患者。降压补充叶酸及维生素B_{12}联合降低（HCY）的治疗方案成为心脑血管病尤其是脑卒中防治的重要措施。

防治

（1）降低血压：研究表明，收缩压每降低9mmHg和（或）舒张压每降低4mmHg，可使脑卒中风险降低约36%。因此，降压治疗必须强调达标。

（2）强化补充叶酸：基于国人的遗传和饮食习惯等因素，补充叶酸预防脑卒中。叶酸片每日一次，每次0.8毫克，坚持服用三个月后复查。

（3）H型高血压患者每隔3~6个月应检测一次血浆中的HCY的水平，以了解降压的同时降低HCY的效果，直至HCY恢复正常。

研究报告

H型高血压人群引发卒中的风险，为单纯性高血压的10~28倍。

第十三节　单纯收缩期性高血压

1. 概念

高压超过正常范围，而低压却不高，于是压差明显增大，这种高血压称为单纯收缩期性高血压。

2. 病因

脉压差正常值为40mmHg左右。老年人随年龄增大而收缩压上升，到60岁之后舒张压开始缓慢下降，脉压差增大。脉压差增大是反应动脉损伤的一项指标，其实质是动脉粥样硬化。另外，有些疾病也可使压差加大，如主动脉瓣关闭不全、甲亢、贫血等。

3. 危害

（1）增高的收缩压使心脏的负荷加重，久而久之易诱发心脏肥厚、扩大，进而影响心脏功能。

（2）过低的舒张压会减少组织器官的供血，尤其是心脏的供血。

（3）压差过大时的血压大幅波动易损伤血管内皮，促进粥样斑块的发生和发展；还可能引起已形成的斑块受损，使之破裂并诱发血栓形成，进而导致脑中风、心绞痛、心肌梗死等。

治疗时应注意以下几点：

（1）降压药物会使收缩压和舒张压都下降，但收缩压下降的幅度远大于舒张压下降的幅度，从而有助于减小压差。

（2）降压治疗时不要使舒张压低于60mmHg。

（3）医师的指导下试用小剂量降压药，以使舒张压不小于60mmHg为原则，看能否做到使收缩压降得更低一些，压差更小一些。

（4）年龄大于80岁要注意舒张压不要低于70mmHg。而对于虚弱的老年人是否需降压治疗则要由临床医生根据治疗效果来决定。

第十四节　血压测量和几种情况

（1）准确测量血压注意以下事项。

一是右臂肱动脉，以坐位血压为准。测时上臂不要被衣袖所压迫，手掌向上，不要握拳，手臂放置的高度应相当于心脏的高度。二是测量前情绪要安定。静坐休息15分钟，不要紧张，尽量放松，否则会影响血压。三是初次被测者血压数值如果很高，应休息1小时再测。四是每次测血压，必须测量2次。如2次舒张压相差4mmHg以上，则应测至连续2次舒张压相差4mmHg以内时为止，取平均值为准。

正确测量血压的原则：同一时间、同一状态、同一侧上臂。

测血压时别憋尿，也不宜吸烟后、受寒、喝咖啡后等。

（2）高血压患者应如何检测血压。

正常人的血压呈明显昼夜波动性，通常在上午6~10点和下午4~6点是波动高峰。中午12~14点和下午6点后，血压便缓慢下降，深夜24点至凌晨3点降至最低谷。老年人初次发现高血压、血压波动不稳定者和应用降压药初期的患者都应该一日测量2~4次血压。建议购置一台电子血压计，以便随时监测血压，及时调整药物，若发现血压过高应去医院检查。

（3）应测右上肢或固定一侧测量血压。

因解剖及血流动力关系，右侧的肱动脉来源于主动脉弓第一分支——头臂干，而左肱动脉来源于其第三分支——左锁骨下动脉，故右上肢可较左上肢血压高5~10mmHg。

（4）双侧上肢血压差别若超过10~20mmHg。

多见于多发性大动脉炎或先天性动脉畸形、血栓闭塞性动脉炎一侧锁骨下动脉中重度狭窄病变等。

（5）正常下肢血压高于上肢血压达20~40mmHg。

若下肢血压低于上肢应考虑主动脉缩窄或胸、腹主动脉型大动脉炎等。

（6）脉压明显增大。

见于甲状腺功能亢进、主动脉瓣关闭不全、动脉导管未闭和动脉硬化等。若脉压减小，可见主动脉瓣狭窄、心包积液及严重心力衰竭病人等。

（7）动态血压监测。

凡在一次或多次随诊中血压波动很大者，疑有单纯性诊断高血压（白大衣高血压）者，有提示低血压发作症状者和降压治疗效果差的患者，可考虑将动态血压监测作为常规血压测量的补充手段。

（8）高血压标准不随年龄增长而改变。

（9）患者既往有高血压史。

目前正在服用抗高血压药物，血压虽已低于140/90mmHg，亦应诊断为高血压。

（10）临界高血压。

临界高血压（边缘性高血压）在高血压病诊断成立之前，常有一段或长或短的过渡时期，可以是几个月甚至几年，此时血压数值有时在正常范围内，有时略高于正常。可以是收缩压、舒张压同时增高，也可以仅其中一项增高，必须在平静状态下，而不能在运动后或紧张时测量。

（11）韩国一项研究发现：与喝酒脸不红的人相比，喝酒脸红者罹患酒精性高血压的风险更大。喝酒后易脸红表明对酒精敏感度高甚至不耐受。

（12）老年人每次应测量2次或多次血压并计算平均值。此外，还要常规加测站立位血压，及早发现体位性低血压。

（13）心律失常患者。特别是脉搏短促明显的房颤患者，测量血压原则上是提高充气压，减慢放气速度，测量多次血压，取平均值。

（14）肥胖患者。此类人如使用过小、过短袖带，测得的血压往往比真实值偏高。因此，上臂粗或肱二头肌发达者，需要使用更长更宽的袖带。

（15）如果在没有服药的情况下突然出现血压正常、较低血压或血压大幅度下降，应尽快就医检查，以排除心脑血管疾病。

（16）老年人夜间血压高防治。应该做24小时动态血压监测。针对夜间血压偏高的患者，调整服药时间是一种有效的方法：早上用半片氯沙坦钾片，下午3点服用1片氨氯地平片，如果效果不好，还可以考虑在近阶段临睡前服用1片安眠药，睡眠一旦改善，血压也会相应降低。

（17）正常高值血压防治。目前医学界主张以生活方式干预为主，不需服用降压药治疗。其主要方法是减轻体重、限盐、增加体力活动和避免饮酒等。

若患者出现了器官损害，比如已患有糖尿病或有了肾功能损害，或已有颈动脉斑块，也属于高危人群，那就需要进行药物干预。

（18）儿童高血压。

学龄前儿童的血压应低于110/70mmHg，学龄儿童的血压应低于120/80mmHg，18岁以下青少年的血压应低于130/90mmHg。高于上述血压值就可以诊断高血压。

（19）自己测血压的时候需要双臂各量一次，取高值。

（20）如果发生了低血压症状，可采取隔日服用一片药物的办法，但要征询你的医生。

（21）降压药早上服用效果最好　血压的峰值一般出现在每天上午的6：00～12：00，故临床主张将降压药安排在晨间服用，以控制高血压的峰值，可更有效地预防并发症的发生。

一般应避免睡前服用降压药。如需每天多次服用降压药物，应将每天末次服药的时间安排在睡前的3～4小时。

当人入睡后血压可下降20%，且以入睡后2小时最为明显。如果病人在临睡前服了降压药，2小时也正是降压药的高效期，这样两种作用重叠，就可导致血压明显下降，使心、脑、肾等重要脏器发生供血不足，甚至诱发脑梗死或心肌梗死。

第十五节　高血压和动脉粥样硬化症的关系

动脉粥样硬化是血管壁内膜及中层组织粥样化物质（包含胆固醇等）沉积的结果。

(1)血压升高可以促进动脉粥样硬化的发生和发展。主动脉、肾动脉、脑血管、颈动脉窦部产生动脉粥样硬化时,可以通过机械因素、体液因素、神经性血压调节作用而使高血压发生及发展。

(2)在脂质代谢、年龄、遗传及病史等方面,也提示高血压病与动脉粥样硬化症之间在病因学上存在着相互联系。

年龄:老年人较多,但年轻者也有。高血压病合并动脉粥样硬化时,发病年龄较轻者,病情较重,发展较快。

遗传:患高血压病或动脉粥样硬化的直系亲属中,此二病的发生率都较高,说明二者在遗传上存在某种联系。

病史:两病中均可有比较明显的神经、精神因素,都很难知道确切的发病时间。

(3)高血压和动脉粥样硬化症是两种姐妹病,常相伴而生,有时在临床上也很难分出谁先谁后。若高血压并发动脉粥样硬化症,常使患者的临床表现、治疗效果、病情及预后产生相当大的改变。动脉粥样硬化愈严重,主要脏器的功能愈差,治疗效果愈不好,死亡率也愈高。困难之处是目前用以诊断动脉粥样硬化的方法很少且不够灵敏,有时它已发展到相当程度,但仍未明显暴露,不易识别。

第十六节 高血压的危害及其后果

一、高血压急症

血压持续较高的患者,在精神高度紧张、兴奋、激动,劳累、失眠、酗酒或暴食等情况下,血压会继续升高,出现剧烈头痛、呕吐、抽搐、一过性视物不清或一侧肢体麻木、活动受限等。

1. 血压过高怎么办

(1)发现血压过高时,如超过180/110mmHg,首先不要紧张,这样可以有效排除引起血压波动的诱因,然后安静休息,情绪紧张者可服用适量的镇静剂。如果血压在半小时后仍不下降,可加服一次降压药,如硝苯地平5毫克或尼群地平10毫克,如果症状明显,血压仍不下降,就应尽快前往医院诊治。

(2)若遇有情绪激动、疼痛等特殊情况,血压超过180/110mmHg时,需每10分钟监测一次血压,若1小时血压居高不下,应去医院救治。

2. 高血压危象

凡高血压过程中由于下述诱因，使血压剧烈升高到260/120mmHg，病情急剧恶化，引起一系列症状，剧烈头痛、头晕、耳鸣、恶心、呕吐、气急、腹痛甚至出现肺水肿、肾衰竭和高血压脑病等，称为高血压危象。最常见的诱因是过度紧张、急躁状态、过度疲劳、寒冷刺激、月经期和更年期的内分泌改变等。主要见于原发性高血压，但也可见于继发性高血压如肾炎、嗜铬细胞瘤等。有硬化性改变的血管特别容易痉挛，冠状动脉明显狭窄性粥样硬化者，在严重的高血压危象时易发生心肌梗死。

专家指点

治疗高血压危象病人，切勿使血压下降过快、过低，以免引起脑供血不足或脑梗死。

3. 高血压脑病

高血压脑病是一种变化急骤的临床综合征，表现为脑功能的亚急性改变，脑部发生多数小血栓和脑水肿，是高血压病人脑部出现危象的严重状态。

4. 高血压性心脏功能不全

除非血压很高、急性高血压或伴有冠心病者外，一般不易产生心功能衰竭。心功能不全的机械性原因是：

（1）高血压使心肌做功增加。

（2）心肌肥大供血不足或伴冠心病时冠状动脉供血不足。

5. 恶性高血压

任何原因引起的高血压（原发或继发）均可引起恶性高血压。其特征是严重的高舒张压（常超过130mmHg）、视乳头水肿、肾功能不全和典型的小动脉病理变化。严重的恶性高血压可产生弥散性血管内凝血。

二、高血压慢症

1. 高血压性心脏病

长期的高血压态势增加了血管的负担，在血管阻力大的情况下，心脏为了给周围器官供血、克服阻力，就要加强泵血，左心室的心肌为了增强泵血力量就逐渐肥厚，心腔也扩大，长此下去引起高血压性心脏病。

2. 高血压性肾病

长期的高血压引起肾小动脉硬化，而且高血压持续时期越长、血压越高，肾小动脉硬化也越严重。肾小动脉硬化引起肾脏供血不足，肾脏就会发生病变，肾功能受到严重影响，甚至衰竭。

3. 高血压性眼病

视网膜的血管极为丰富，当硬化程度严重时，造成视网膜供血不足，视网膜的功能受到影响，高血压病人就会出现视物模糊不清、视力下降等情况。

4. 脉压差增大

是反映动脉弹性差的指标。压差超过50mmHg后提示动脉粥样硬化斑块存在，老年人脉压水平与心脑血管病发病呈正相关，亦与脑卒中再发有关。

附

高血压患者血压降至正常，为什么还要继续服药？原因是高血压只能控制不能治愈，必须长期服药，终身治疗。贸然停药会导致血压再度升高，使靶器官失去保护状态；血压反复波动对脑、心、肾、血管损害尤为严重。而且血压恢复正常，不等于高血压所致靶器官损害恢复正常。靶器官损害的恢复，有赖于血压的长期稳定，才能获得根本改善。

三、高血压动脉粥样硬化性疾病

血压升高是中国人群心脑血管疾病发病的最重要危险因素，高血压患者的血小板功能常处于激活状态，血黏度升高的高血压患者即使将血压降到正常，其脑卒中、心肌梗死、心力衰竭的发生率仍比一般高血压患者高2.5倍。

1. 动脉硬化闭塞症

动脉硬化闭塞症是全身性动脉粥样硬化在肢体局部的表现，是指四肢动脉壁增厚、僵硬和失去弹性，形成继发性血栓，引起动脉管腔狭窄，甚至发生阻塞，从而使肢体出现缺血症状的疾病。此病多发生于下肢，多见于40~70岁的中老年人。

2. 发病因素

促发老年人动脉硬化的因素有很多，比如老年人既患高血压症又患高脂血症，这样一来，就会促使脂蛋白沉积于动脉壁，形成动脉粥样硬化。糖尿病能够促进动脉硬化，吸烟也能促进和诱发动脉硬化。

3. 临床表现

动脉硬化闭塞症的轻重主要取决于肢体缺血程度，以下肢动脉病变多见。一般来说，患者会出现肢体怕冷、麻木、有沉重感和刺痛感，以及间歇性跛行、静息痛、灼热感等症状。由于动脉血液供给减少，运动后出现下肢钝痛与肌肉强直现象，休息片刻就可消失。随着病情的加重，休息时也会感到疼痛，晚间和寒冷时疼痛更会加剧，彻夜难眠，局部温度下降，足背动脉搏动减弱或消失。肢体缺血，趾端干枯变黑，呈干性坏疽，极易伴发感染，久治不愈。

间歇性跛行常见于老年男性。大多由于慢性动脉粥样硬化，斑块或血栓阻塞血管，导致血流减少出现下肢疼痛致跛行。高血压、高胆固醇血症、糖尿病及吸烟者更易发生肢体动脉粥样硬化阻塞性病变。

中老年人特别是患有心脑血管病、高血压、高血脂、糖尿病者，一旦发生下肢酸痛、抽筋、长距离走路后出现间歇性跛行和腿抽筋，各种理疗都不见效或屡屡复发，可能是下肢动脉硬化供血不足所致，应及早看医生。

静息痛。当患者下肢远端严重缺血时，病人会感到活动后疼痛减轻，休息时疼痛反而加重，尤其在夜间由于全身血压低下，疼痛非常剧烈，患者常抱足而坐，彻夜不眠。随着病情的发展，缺血程度加重，出现下肢持续的静息痛，常在肢体抬高时加重，下垂位时减轻，疼痛在夜间更为剧烈。患肢皮肤苍白、温度降低、感觉减退、皮肤变薄、肢体远端发紫，甚至发生溃疡。

4. 防治

（1）合理饮食，少吃含高胆固醇和高脂肪的食物。

（2）饮食不宜过咸，限制糖类食物。

（3）彻底禁烟，少量饮酒。

（4）做好局部保温。

（5）积极治疗糖尿病。

（6）及时住院检查治疗。

专家提醒

临床数据已经证明，如果患者有外周动脉粥样硬化疾病，无论他是否有间歇性跛行的症状，其发生心肌梗死的风险增加4倍，脑卒中的风险增加2~3倍。所以说，病在腿上，险在心脑。但是，不少医生和患者对外周血管疾病和肺动脉疾病关注不够。

第十七节　高血压患者的保健

我国高血压防治指南指出，降压有两大策略：一是及时诊治，尽量做到早发现、早诊断、早治疗，在就诊时，首先要通过24小时动态血压监测来明确高血压；其次要尽早排除其他疾病或因素导致的继发性高血压。二是定期监测，除了去医院定期复诊外，还要在家中自测血压。

引起原发性高血压的原因很多，是多种因素综合作用的结果。因此，要防治结合，从多方面进行调理和治疗，才能达到比较理想的效果。主要目的是最大限度地降低心脑血管发病和死亡的总危险，同时，干预患者检查出来的所有可逆性危险因素，并适当处理病人同时存在的各种临床情况。

一、养成健康的生活方式

形成高血压的原因大多源于不良生活方式。

（1）生活规律，早睡早起，最好要有午休，良好的睡眠是消除精神紧张、平缓情绪与压力的良方，也是平衡血压的重要条件。

研究报告

午睡可显著降低高血压对动脉和心脏的伤害。与不午睡者相比，收缩压平均降低4mmHg。

（2）培养乐观主义精神，保持健康向上的情绪，并经常参加集体的文娱活动和必要的、力所能及的体育活动。

（3）调整工作和生活环境，远离污染，噪音大、杂，以及光照过强或过暗均不利于高血压病的恢复。

（4）工作1小时就应停下来活动15分钟，使体力脑力均得到缓解与休息。要参加一定的体力活动，使肌肉和周围的血管舒张，这有利于消除大脑的疲劳，防止血压升高。

（5）冬季应注意保暖，寒冷刺激易致血压升高。

（6）体重每降低5公斤，血压也会跟着降低5个单位。

（7）有氧运动，如步行、快走、气功、太极等，每次30分钟，每天1~2次。对于还有跑步习惯的老人来说，跑之前可以先走10分钟再开始慢跑，避免运动量过大，引起血压的升高。

（8）戒烟限酒。

研究报告

实验证明，吸一支烟后，脉搏每分钟增加5~20次，收缩压升高10~25mmHg。吸烟可促进动脉粥样硬化，加剧了高血压对心脑血管疾病的危险。与不吸烟人群相比，每天吸烟20支以上人群患冠心病危险增至4倍，心肌梗死危险增加3倍，冠心病死亡危险增加2倍。

二、调节和控制情绪

尤其是暴怒，可引起血压急速升高；对于闲气、闷气要予以发泄疏导，心绪平和，血压也会平稳。

三、合理膳食

控制盐、脂肪和糖的摄入量和高胆固醇食物，多吃蔬菜、水果，饮食要多样，保持健康体重。一定要防止出现便秘。

高血压患者如果摄入钙太少，还会造成血压异常升高，难以控制。

四、早发现、早治疗、早见效

年龄在45岁以上的人应经常测量血压。一旦发现高血压，即使是瞬时性的也要寻找出原因，有针对性的调控。许多高血压在初期的表现就是血压波动，从偶尔升高到持续高，从瞬时成为全天候。初、早期高血压可通过生活调理、运动，必要时服用一些药物即可控制或恢复正常。只要治得早，使血压维持在较正常水平，那么由于血压过高而引起的小动脉硬化以及心脏、肾脏和脑血管的损伤就可避免。如果发现较晚，治疗较迟，发展到中、重度高血压，也不要过于忧虑，虽然调理措施能起一定的作用，但已离不开药物治疗了。使血压下降到一定水平，便能减轻对上述器官的损伤，阻止和延缓病情的发展。

研究报告

美国哈佛大学医学院研究表明：出现高血压早期症状的人（高血压前期患者）如果每晚提前一小时睡觉，只需6周时间，血压水平就可以恢复到健康水平。这一建议可以纳入医师临床诊疗意见中。

五、药物治疗程序

1. 高血压初诊确诊要3次测量

初诊高血压需通过非同日的3次血压测量来确诊并排除继发性高血压。按这个标准诊断的患者，采用降压治疗，可以减少血压过高引起的并发症的发生。

2. 要做相关基本检查

（1）肾功能评价：尿蛋白、血肌肝和尿素氮。

高血压肾病或肾性高血压，均可引起肾损害和肾功能不全。因此，高血压患者要查尿常规和肾功能，为治疗方案提供依据。

（2）血钾的测定（排除肾上腺皮质功能亢进、醛固酮增多症）。若高血压伴有低血钾，降压药效果不明显。高血压伴有高血钾，提示肾功能异常。

（3）血糖测定。

高血压合并糖尿病者，易患冠心病、脑卒中。

（4）检查有无高钙血症（高血压病因之一）。

（5）血尿酸水平（导致多种肾病并出现较早）。

（6）血胆固醇、甘油三酯。

血脂异常者的动脉壁上易形成许多斑块。

（7）心电图、X线胸片、体重。

3.高血压病要分级分组及风险评估

因为高血压本身一般不会引起什么症状，它的主要危害在于会增加心、脑、肾等疾病的风险。同样程度的高血压患者，发生心、脑肾并发症的风险却大不相同，可以因有无合并其他危险因素，以及其他危险因素的个数和程度，而相差几倍甚至几十倍。

4. 医生指导下制定间断性治疗方案

方案应尽量简便，能够长期坚持。坚持个体化，针对每个患者的具体情况作出方案。一旦确诊高血压病应当终身服用降压药。对高血压急症，降压治疗常可挽救生命；对慢性高血压，降压治疗也可显著减少心、脑、肾并发症的发生。

5. 辅助药物治疗含保健品也要在医生指导下服用

其可为促使血压下降创造条件，效果会更好。如小剂量阿司匹林，有降低血液黏稠度的功效；维生素C有增加血管通透性、营养血管、缓解血管硬化的作用。又如鱼油等一些降脂、清脂药物可减轻血管粥样硬化程度。资料显示，动脉粥样硬化是可逆的。

六、药物治疗原则

（1）将血压控制到一个适当的水平，消除高血压带来的种种不适感，保证患者的生活质量。

（2）尽量减少高血压对心、脑、肾等重要器官的损害，争取逐渐逆转已经形成的损害。

（3）在降压治疗的同时，要防治心、脑血管并发症的其他危险因素，如左心室肥厚、高脂血症、糖尿病、高胰岛素血症、胰岛素抵抗和肥胖等。

（4）提醒病人与医院、家庭要密切配合。

（5）选用药物要少而精，先选一种药从小剂量开始，血压不要降低太猛（高血压急症例外），应逐渐降低到<140/90mmHg。

（6）首选长效、不良反应小、控释及缓释制剂，每日一次，每次一片，按时服药。

（7）当一种降压药服用至中等剂量，降压却不理想时，不应再加大剂量，而是加用小剂量的第二种降压药，两种或两种以上药物联合用药。以求其取长避短，相互协同。

（8）如果第一种药物疗效很差或不能耐受，可换另一类降压药物，而不是加大第一种药物的剂量或加用第二个药物。

（9）长期坚持系统的规范治疗，按时服药及观察，切忌乱用药、随意增减剂量或擅自停药。注意摸索最小剂量，长期维持，将血压24小时维持在达标范围内，即<140/90mmHg。

七、高血压降压目标

应该知晓自己的血压。我们每一个人都应该知道自己的血压，从而防治及避免患心脑血管疾病的风险。

健康人的正常血压值为100～120/60～80mmHg。

正常高值血压为120～139/80～89mmHg。正常高值血压即为高血压前期，如果血压在正常高值范围时，就应引起注意，改善生活方式以预防高血压从而避免心脑血管病的发生。有高血压的患者，应知晓控制血压值：一般高血压患者，降压目标应小于140/90mmHg。老年高血压患者的血压，应降至150/90mmHg以下；如能耐受，可降至140/90mmHg以下。

高血压伴脑卒中患者，降压目标一般应小于140/90mmHg。

高血压伴冠心病患者，降压目标一般应小于130/80mmHg。

高血压合并心力衰竭患者，降压目标水平应小于130/80mmHg。

高血压伴肾脏疾病，在患者耐受的情况下，可将血压降至小于130/80mmHg。

透析患者降压目标应小于140/90mmHg。

糖尿病患者的降压目标应小于130/80mmHg。

老年或伴严重冠心病的糖尿病患者，血压目标应小于140/90mmHg。

八、高血压管理"达标"

平稳达标。如果是起始降压治疗，宜在数周至数月内使血压逐渐降至目标水平。

晨起达标。人体血压存在昼夜规律，清晨起床后血压逐渐升高，到上午8~10点达高峰，称为血压晨峰，因而晨起血压更能真实地反映患者血压控制情况。

长期达标。是指高血压患者需要长期甚至是终生治疗，以平稳、有效、长期控制高血压使血压达标。

九、老年人血压的新认识

老年人血压的新认识：老年人高血压不超过150mmHg、低压不超过90mmHg就没有问题。最新共识认为，80岁左右的老年人，高压不超过160mmHg、低压不超过100mmHg都属于合理范围。

专家建议

老年人血压高点不宜刻意把血压降下来，否则可导致脑梗、心梗的发生。血压之所以升高，是为了保护脑、心脏和肾脏这三大重要器官。这三大器官的重量仅占人体重量的2%，但耗氧量达到20%。血压升高是为了给它们维持血液供应。

十、药物治疗时注意事项

（1）用降压药期间要经常测量血压并做好记录，以供用药时参考。

（2）高血压急症以外，降压治疗应缓慢进行，不能求之过急。如果超出了调节范围，重要脏器的血供不能保证，反而会造成头晕、心悸等不适。

（3）起床时要慢，避免体位性低血压而引起摔倒。

（4）利用利尿剂降压时要注意记录液体出入量，排尿多的病人应注意补充含钾高的食物和饮料，如水果汁、蔬菜汁。

（5）用心得安等药物准备停药时，要逐渐减量、停药，避免突然停用引起心绞痛。

（6）睡觉前不宜用降压药。服用长效降压药应将服药时间放在清晨起床后不久，即在上午8时前服药，下午或晚上服药，则有可能促使夜间血压下降幅度增大，甚至引发体位性低血压、缺血性脑卒中。

（7）高血压者漏服降压药补救办法：

长效降压药半衰期一般较长，在服药后的48小时甚至72小时内，血液中的药物还能维持一定的浓度，即使连续两三天漏服，血压也可被控制在一定范围内，因此一般不必加服。但如果漏服时间超过72小时并且血压升幅较大，则应加服一次短效降压药，之后按正常周期服药即可。

短效降压药漏服后，往往会造成血压升高。在白天，紧张的生活、工作节奏，容易使血压波动较大，应该补上漏服的药物。而且，若漏服时间大于两次用药间隔的一半以上，须立即补服，并适当推迟下次服药的时间。在夜间，人体活动趋于缓慢，血压也较为平稳，漏服后不一定要补服。当降压药漏服时，千万不要擅自加量，即把两次的剂量合并在一起一次服用，这样做有可能导致血压骤降，诱发脑梗死而造成严重后果。

十、高血压并发症的用药

不同病人或同一病人在不同病程时期需要的药物剂量不同，其治疗量可相差数倍，若应用不当，可能无效或者引起中毒反应。

例如：对高血压合并糖尿病胰岛素抵抗的患者，就要选用ARB（血管紧张素受体拮抗剂）类的药物，如代为、科素亚、安博维等，以改善胰岛素抵抗，利于高血糖和高血压的治疗。

合并肾脏损害，有蛋白尿但肌酐在正常范围之内，应当选用ACEI（血管紧张素转换酶抑制剂），如络汀新、蒙诺、咪达普利等合并ARB来治疗，可以减少蛋白尿的排泄，保护肾功能。

合并心功能不全，就应当选用β受体阻滞剂（倍他乐可）和ACEI、ARB来控制血压，改善心功能，提高疗效。

合并尿毒症，就应当选用α受体阻滞剂（可乐定、必亚欣）和钙离子阻滞剂（心痛定、络活喜、波依定等）来控制血压。

第二章 冠状动脉粥样硬化性心脏病保健

第一节 冠心病的概念

冠状动脉粥样硬化性心脏病是指冠状动脉（冠脉）发生粥样硬化引起管腔狭窄或闭塞，导致心肌缺血缺氧或坏死而引起的心脏病，简称冠心病（CHD），也称缺血性心脏病。

冠心病是动脉粥样硬化导致器官病变的最常见类型，也是严重危害人类健康的常见病。

第二节 冠心病的分型

1979年世界卫生组织曾将之分为五型，目前根据发病特点和治疗原则不同分两大类：

1. 慢性冠脉病（CAD），也称慢性心肌缺血综合征（CIS）

包括：（1）稳定型心绞痛；

（2）缺血性心肌病；

（3）隐匿性冠心病。

2. 急性冠状动脉综合征（ACS）

包括：（1）不稳定型心绞痛（UA）；

（2）非ST段抬高型心肌梗死（NSTEMI）；

（3）ST段抬高型心肌梗死（STEMI）；

（4）冠心病猝死（也有将此包括在内）。

第三节　冠心病的危险因素

高血压以外的心血管主要或已知病危险因素包括：

（1）多见于40岁以上人群，49岁以后进展较快。男性较女性发病率高，女性绝经期后发病率迅速增加。

（2）吸烟。吸烟者较不吸烟者的发病率和病死率增高2~6倍。

（3）总胆固醇（TC）、甘油三酯（TG）、低密度脂蛋白胆固醇（LDL-C）、极低密度脂蛋白胆固醇（VLDL-C）增高，高密度脂蛋白胆固醇（HDL-C）减低。

（4）体重超过标准体重20%或体重指数>24者称肥胖症。

（5）早发缺血性心血管病家族史，早发即一级男（女）亲属，55（56）岁前发病。

（6）糖尿病。糖耐量减低者、胰岛素抵抗患者。

链接

另类危险因素评估：

1. C-反应蛋白（CRP）

资料显示，CRP在急性局部缺血和心肌梗死时升高，可预兆不稳定心绞痛患者发作的局部缺血。还可以预测糖尿病、代谢综合征、脑梗死、周围血管病，特别是对于没有上述疾病的传统意义上的风险因素者，预示未来发生心脑血管病更有意义。所以，对于中老年人来说，做C-反应蛋白测定是很有必要的。

CRP越低越好，大于30毫克/升提示存在心血管危险性和心脑血管病情不稳定。

2. 高同型半胱氨酸血症

概念与危害性：同型半胱氨酸（HCY）是甲硫氨酸的中间代谢产物，它能对血管内皮细胞产生毒性作用，引起血管内皮功能紊乱或危害，脂质过氧化，并增加血中血小板的黏附性，导致动脉硬化斑块的形成；它刺激动脉平滑肌细胞过度增长，干扰血管平滑肌的正常功能，促进平滑肌老化、组织纤维化及变硬，致动脉粥样硬化，导致心脑血管病症剧增，HCY升高可使血小板存活期缩短，黏附性与聚集性增高，从而促使血栓形成。

（1）增加冠状动脉疾病死亡率。

（2）增加冠状动脉疾病危险度。

（3）影响疾病的严重程度。

（4）是脑中风、老年性痴呆的危险因素。

HCY水平升高，是心脑血管病的新标签。

叶酸可帮助降低血中的同型半胱氨酸含量。

诊断：HCY≥10微摩尔/升，即诊断为高同型半胱氨酸血症，患者心脑血管事件发生率会是正常人的两倍。

HCY>6.3微摩尔/升是心脑血管事件高危区。

HCY<6.3微摩升/升属于正常。

第四节　冠心病的危险度分层

大量循证医学证据显示，胆固醇升高是动脉粥样硬化的重要危险因素。胆固醇越高，发生冠心病、脑卒中的可能性越大。与其他一些化验项目明显不同的是，对于血脂结果的评价，更应强调结合受检者的总体心血管病危险。根据发生心血管病危险的几率大小，将人群分为极高危、高危、中危和低危。心血管病的极高危人群包括：急性冠脉综合征、冠心病或脑卒中与糖尿病并存，高危人群包括：冠心病、脑卒中和/或一过性脑缺血、糖尿病、高血压合并三个以上危险因素、肾脏病（1~4期）等。

第五节　冠心病血脂的参考值

降血脂要以降LDL-C为重点，突出极高危、高危患者的降脂达标，血脂检验单中LDL-C的参考值可标示为：心血管病极高危人群<2.07毫摩尔/升、高危人群<2.59毫摩尔/升、正常人群<3.37毫摩尔/升。也就是说，不同人群降脂治疗目标不同，危险度越高，患者的胆固醇应降得越低。

第六节　冠心病的特殊危险信号

（1）牙龈肿痛、出血是口腔卫生状况不佳的标志，也是心脏病的危险信号。

（2）年轻男性头顶脱发，心脏病风险增加。研究证实，与头发浓密者相比，头顶头发减少，心脏病风险增加23%，而男性秃顶者心脏病风险增加36%。研究认为，男性脱发与雄激素有关，而该激素可能与动脉硬化有关，所以秃顶的男性，要多关爱心脏。

（3）下肢水肿，身体不能有效完成血液循环时，由于重力作用，液体会潴留于下肢，此时常常伴有其他一些心衰症状，诸如尿频、尿量减少、体重增加、夜间咳嗽，这种水肿也称为“心源性水肿”。

（4）皮肤出现黄色脂肪瘤是一种脂肪沉积性疾病，特别是眼角附近出现黄色、橘黄色结节、丘疹或斑块样。其往往伴有脂质代谢紊乱，心脏病风险也相应增高。

（5）诸多研究均提示，患有白内障者心脏病风险也增高，虽然目前还不清楚其确切机理，但白内障患者更要注意保护好心脏。

（6）英国研究发现，生病后仍坚持工作的人，比在家好好休息的人，在3年内罹患心脏病的危险增加2倍。因此，生病了就要及时治疗，千万别逞能。

（7）曾患有肾结石的女性，患冠心病的风险也会升高。

（8）噩梦，预示可能会出现偏头痛和血管疾病，英国学者认为如果经常做噩梦，说明大脑中血管受到损伤，或血流不畅。

（9）《美国医学杂志》刊登过的一项研究发现，一个耳垂上出现折痕，心血管疾病风险增加33%；两个耳垂都有折痕，心血管风险会增加77%。

（10）眼角膜周边有一圈白色的环：这种现象在医学上被称为“角膜老年环”，多出现在中老年的男子身上，是血清胆固醇高的表现。和正常人相比较，这些人患心脏病的风险要高出很多。

（11）美国内分泌外科学会年会上的一项研究认为，对于肥胖者，量脖子比量肚子可更好评估其心血管及代谢疾病的发生风险。

男性血液中高密度胆固醇低于1.04毫摩尔/升、女性低于1.3毫摩尔/升时，患心脏病风险就会增加。颈围每增加3厘米，男性体内高密度胆固醇平均降低0.12毫摩尔/升，女性降低0.15毫摩尔/升。

（12）丹麦研究表明：4个衰老迹象，秃顶、发迹线后退、耳垂出现皱纹、眼睑黄斑瘤。如果出现至少3个，那么患心脏病的风险就会增加39%，心脏病发作的风险会增加57%。因此，有4个衰老迹象者需更加注意。

第七节 需要及时就医的几种情况

为尽早发现确诊心脏病，定期进行相关体检。

（1）反复发作性颈部疼痛不适者。

（2）反复发作的左肩、左上臂痛者。

（3）出现脉律不齐、脉率过速或过缓（正常60~100次/分）者。

（4）晚间睡眠枕头低时，感到憋气，需要高枕卧位者。

（5）熟睡或恶梦过程中突然惊醒，感到心悸、胸闷、呼吸不畅，需要坐起后才好转者。

（6）劳累或紧张时突然出现胸骨后或左胸部疼痛，伴有出汗或疼痛放射到肩、手臂或颈部，喉咙有发紧感觉者。

（7）体力活动时有心慌、气短、疲劳，并感觉呼吸困难时。

（8）饱餐、寒冷、看惊险影片时感到心悸、胸痛者。

（9）在人群密集的场所如会场、公交车中，或爬楼时，特别容易感到胸闷、心悸、呼吸不畅和有空气不够的感觉，而想逃离此地到空旷的地方。

第八节 冠心病的临床表现

根据冠状动脉病变的范围，心肌缺血的程度和病变发展速度表现不一，病情轻微的可无任何不适的感觉，仅在心电图检查时发现心肌缺血改变。典型的冠心病表现则是发生心绞痛和心肌梗死。急性心肌梗死表现为心前区疼痛症状更重，持续时间更长，含服硝酸甘油不能缓解。并导致心源性休克，左心衰竭，急性心律失常等多种并发症。

一、心绞痛

1. 心绞痛的主要表现

（1）80%的冠心病心绞痛发作，均可找到诱发原因，并且原因消除之后，吸氧或舌下含服硝酸甘油疼痛多会缓解。

（2）疼痛多为压榨、紧缩、憋闷、刀割样等特点。每次持续一般在3～5分钟，迫使患者采取制动和浅呼吸方式，直到疼痛缓解。

（3）胸痛部位为胸骨后、肩背部、左上肢等。

若经上述措施仍不能使胸痛得以缓解，应考虑非心绞痛引起，或者已发展为急性心肌梗死，需立即拨打“120”去医院进一步诊治。

2. 心绞痛的发作原因

多数患者在40岁以上，可由体力劳动、情绪激动、饱餐、吸烟、寒冷等原因诱发。如果是体力劳动诱发的心绞痛，休息可使症状缓解。典型的心绞痛通常在相似的劳动条件下发作，病情严重者在吃饭、穿衣、排便或休息时均有可能发病。

3. 心绞痛的防治

（1）避免各种诱发因素：调节饮食，禁绝烟酒；调整日常生活与工作量；减轻精神压力，保持适当的体力活动。

（2）病情较重时，可使用疗效较快的硝酸酯制剂（硝酸甘油、消心痛）。这类药物不但能够扩张冠状动脉，增加血流量，还能扩张周围血管，减少静脉的回心血量，从而缓解心绞痛。

（3）血管重建治疗，包括冠状动脉成形术及支架植入术、粥样斑块消融术等介入治疗，病情严重者可施行冠状动脉旁路移植手术。

二、急性心肌梗死

急性心肌梗死是指冠脉血供急剧减少或中断，突然完全性闭塞，致心肌发生缺血、损伤和坏死，从而导致患者出现剧烈胸痛等症状的急性缺血性心脏病，该病是中老年人猝死的重要原因之一。

三、冠心病猝死

有些急性心梗发病后，患者出现恶性心律失常引发猝死。有些心肌梗死患者出现心脏室瘤破裂\脑卒中或冠状动脉大分支突然栓塞从而导致猝死。

四、其他相关知识

专家提醒3则

中老年人，随着年龄增长则心肌的收缩力减弱，心脏功能下降。保持健康体重、愉悦的心情非常重要。最新研究发现：心肌局部缺血导致心脏受损最严重的是从凌晨1点，至5点心肌损伤达到峰值，比其他时间最多高出82%。此外，即使病人胸痛症状不明显，但心肌的损害已经非常严重了。

一是心脏病人如果半夜出现不适，很多人会选择吃药、改变睡姿缓解症状，等到天亮再去医院检查，这其实非常危险。二是如果发现病人在睡梦中发出痛苦的声音、呻吟不止或是出现异常鼾声、大口喘息，要立即唤醒，如有胸闷、胸痛、气短不适，则及时舌下含化硝酸甘油片，与此同时立即与急救中心联系，千万别等到天亮。切记不要轻易搬动病人，摇晃病人，这样做会增加病人的心肌耗氧量，加重病情。

冠心病患者要合理选择活动时间，患有冠心病的中老年人，在清晨气温较低时进行锻炼，容易受到寒冷的刺激而导致血管痉挛收缩，另外经过一夜的睡眠后，血液黏稠度较高，血液循环阻力大，进行运动锻炼，会导致心跳加快、心肌耗氧量增加、血压升高，容易引起心肌梗死、脑梗死、致命性心律失常等严重后果。此外，晨练这个时间段正是冠心病的发病高峰时间。

患有高血压、冠心病的老年人在下午4~5点进行锻炼是比较好的选择，散步、打太极拳等都是很好的锻炼项目。

专家指点　自救2则

患有冠心病的患者应身边常备硝酸甘油片和阿司匹林片。发生急性心梗时，除了要紧急拨打急救电话，患者要立即停止一切活动，原地坐下或躺下休息，同时精神要放松。硝酸甘油片1~2片舌下含服，同时将300毫克肠溶阿司匹林片嚼碎服下，观察3~5分钟后无效再次含服硝酸甘油2片。如患者在家中发病，家人应立即开窗通风，并解开病人的衣领、裤带、胸罩等，有条件者可以给病人吸氧。如病人出现心跳或呼吸停止，要立即进行心肺复苏直至救护车赶到。

咳嗽几声自救术：患有心血管疾病的病人或老年人，其心血管调节和顺应性较差，在长时间卧床和由蹲位到站立时，由于血压调节不到位而易引起体位性低血压，容易诱发短暂性脑缺血发作而出现晕厥。预防措施：如在体位变换之前用力咳嗽几声，就能挤压肺循环，使血液流入心脏，并通过“震撼”心脏加快其收缩，增高血压，改善脑供血，可有效预防晕厥。在心脏停搏的瞬间咳嗽，也是给濒死的心脏一次“除颤”复苏的机会，这种自救措施是任何现代心脏救治措施都难以取代的。

链接

胆心综合征

概念：胆心综合征是指胆道系统有了疾病（胆囊炎、胆结石等），通过神经反射引起冠状动脉收缩，导致冠状动脉供血不足（供氧需氧失衡），从而引起心绞痛、心律不齐甚至心肌梗死等症状的临床综合征。

发病机制：胆心综合征发病机制为胆道高压及神经反射，由于心脏、胆囊感觉神经在脊髓胸段T4~T5神经处发生交叉，T5~T8神经处重叠，当胆管内压力增高或痉挛等刺激产生的冲动通过T4~T5神经反射引起冠状动脉血管收缩、痉挛，致冠状动脉血流量下降，心肌缺血甚至梗死。胆系疾患就是通过这种神经和反射嫁祸于心脏。

及早发现苗头，及早清除隐患。所谓隐患即胆囊炎症、息肉、胆道蛔虫、无症状结石等。冠心病高危人群，一旦发现隐患，不论采取内科保守治疗，抑或外科手术治疗，都应毫不犹豫地将隐患除掉。总之，要达到既避免肝胆胰疾患的痛苦折磨，又保护心脏不受损害的目的。

第九节　冠心病的物理诊断

冠心病是一种常见高发疾病。如何及时发现和确诊，通常有下述检查方法可以选择。分别是：心电图（包括静息心电图、运动平板心电图和24小时动态心电图）、64排CT、冠脉造影检查。可以选择逐步升级的方法进行临床诊断。

静息心电图是最常用的检查方法，部分冠心病患者心电图可能并没有显示出异常。但心电图正常的病人发生心脏性猝死的病例在临床上却时有发生。这是因为许多冠心病患者，尽管冠状动脉扩张的最大储备能力已下降，但在安静状态时冠状动脉血流尚可维持正常。因而心电图无法显示心肌缺血的现象，而表现为正常心电图。因此，在病人自己感觉有心脏方面的症状，而常规心电图却查不出什么问题的情况下，可以做一个24小时动态心电图或“运动平板实验”，以帮助明确诊断。

“运动平板实验”就是类似于跑步机的一种医学检查设备，通过快走或者慢跑，并在医生的监测下，以按照年龄预计可达到的最大心率或亚极量心率（85%的最大心率）为负荷目标，通过运动增加心脏负担，提高心肌耗氧量，诱发心肌缺血，结合临床表现对心肌缺血作出诊断。对于心功能较差或者缺血症状发作严重的病人，这种检查会有一定的风险。

24小时动态心电图是连续记录患者24小时心电图的变化，观察全天有无心肌缺血或心律失常的发生，尤其可以对患者感觉有症状时段的心电图进行重点分析，可以提高冠心病患者诊断的准确性，特别有助于对无症状性心肌缺血的患者进行准确诊断。

（1）用以捕捉到常规心电图难以发现的偶发、短暂的心律失常或一过性心肌缺血发作，从而使病人得到明确诊断与治疗。

（2）对心律失常的定性定量分析。对常规检查已有发现，但其性质或潜在风险尚不完全明确的一些心律失常，可借助于动态心电图检查，进一步收集大量的心电信息进行定性、定量分析，常能明确心律失常的类型、发生频率及风险程度等。

（3）对缺血性心脏病的诊断。静息心电图对心肌缺血漏诊率较高。动态心电图24小时全程记录患者工作、休息、睡眠以至大小便等日常活动状态下的心电变化，不仅能显著提高心肌缺血的检出率，还能显示缺血发生的时段、持续时间、出现频率、缺血程度及其与患者活动、症状之间的关系，从而为缺血性心脏病的诊断和治疗提供更全面的切实可靠的客观依据。

（4）评定抗心律失常、抗心肌缺血药物疗效和人工心脏起搏器性能等等。

冠脉成像检查：采用64排螺旋CT对冠状动脉进行造影检查（CTA），具备无创、检查费用低等优点，可清晰地显示冠状动脉解剖结构，尤其可以观察冠状动脉血管壁的状况。随着CT技术的发展进步，冠状动脉CTA的检查效果越来越接近冠状动脉造影，正在被越来越多地应用于疑似冠心病患者的诊断检查。但此项检查需要患者心跳规则，心率要求控制在70次/分以下才能进行。因此检查前，患者要在医生的指导下服用一些药物，将心率控制在适当范围内，并且由于要注射含碘的造影剂，病人事先要做碘过敏试验。

冠状动脉造影检查：是确诊冠状动脉斑块形成、判断冠状动脉管腔狭窄程度的金标准，能为冠心病治疗方案的确定提供直接的依据。对一些冠心病药物治疗效果不理想、急性心肌梗死或高度疑似冠心病而诊断依据不充分的患者，经过冠脉成像检查结果不理想，均可以考虑选择此项检查。但冠脉造影是有一定创伤性的微创检查，具有一定的风险性，费用也较高，需要具备特殊数字减影血管造影检查条件和训练有素的医生才能操作。检查前患者要进行碘过敏试验，检查时由于对动脉进行穿刺，结束后要注意按压穿刺处，并卧床休息，经股动脉穿刺造影后要平卧24小时，经桡动脉造影后要患肢制动6小时。所以不能作为一种常规体检使用。

最新报道，做PWV可早期判定动脉硬化程度。PWV是一个从脉搏波传导速度角度反映动脉管壁弹性的非侵入性指标，是无创检测动脉僵硬度的金标准，还能对心血管药物疗效进行评价。如果能在动脉硬化发生的早期即检测到动脉僵硬度的改变，就可以通过药物或者合理的饮食来逆转动脉硬化的发展。

第十节　冠心病的预防

冠心病之冠状动脉粥样硬化是由多种因素含不明因素互为因果、经年累月逐渐形成的。

一、病因、防治

血压升高是心血管发病的独立危险因素，我国有超过半数的心脑血管病患发病与高血压有关。亦与高脂血症、高血糖、高血黏稠度、高尿酸血症和肥胖等关系密切。

专家评说

需要多运动，每天喝50毫升红酒，吃健康的脂肪如橄榄油、芥菜籽油等。烟碱酸可帮助提高高密度脂蛋白（HDL–C）。每天吃30克坚果，可增加好胆固醇（HDL–C），减少炎症，保护心脏。

二、健康指标达标

研究报告，美国疾控中心，涉及心脏健康的7项指标：身体质量指数（BMI）、是否吸烟、总胆固醇水平、是否有糖尿病、是否有高血压、果蔬摄入量、每周运动情况。对照自身争取达标，降低患心脏病的风险。

日本一项研究发现：高脂肪饮食后1小时进行散步、轻度力量训练等适当运动，有助于降低心脏病危险。分析指出，运动可以加速人体对脂肪的利用率，从而降低血液中甘油三酯水平。

研究显示

每天户外活动40分钟以上，步行30分钟以上，可把患冠心病的危险降低30%。

三、健康的生活方式

从娃娃抓起（有研究指出，婴幼儿时期主动脉内膜上的"脂纹"，可视为最早出现的退行性改变）。要知晓任何年龄段做起也不为晚，病变未到严重地步均是可逆的。

第十一节　冠心病患者预防心绞痛、心肌梗死医嘱

1. 心情愉悦

心情愉悦地面对生活，使自己始终处于一种平和稳定的环境之中。生气、发怒、过度兴奋、过分激动、紧张会引起中枢神经的应激反应，使小动脉血管异常收缩，导致血压上升、心跳加快、心肌收缩力增强，诱发心绞痛或心肌梗死。

专家指出

做好心理保健：

一要多点洒脱，少点较真，保持心情舒畅。

二要多点宽容，少点刻薄，善于宽以待人。

三要多点沉静，少点急躁，善于平气制怒。

2. 忌吃得过饱

过饱时胃内容物增加，因消化过多食物需要增加血流量故而与此同时冠状动脉血供相对不足，加重心脏负担，从而诱发心绞痛和急性心肌梗死。

长期摄入高于身体所需的糖，就会变成网膜脂肪，堆积在腹部。

3. 不能长时间地运动、劳动

注意劳逸结合。锻炼要根据老年人身体状况有所选择，既要坚持锻炼，又要严格掌握“度”，做到动静结合。

4. 不要过量服用降压药

血压不宜过低。

5. 忌严寒和过热

寒冷会使末梢血管收缩，加快心跳或冠状动脉痉挛；过热会加快血液循环，使交感神经兴奋，心跳加快。因此，患者在严冬或炎热的天气下应该采取相应的自我保护措施。

6. 戒烟限酒

吸烟可使动脉壁内氧合不足，内膜下层脂肪酸合成增多，血小板易在动脉壁内聚集，亦可使血清胆固醇含量增高以致易患动脉粥样硬化，增加心脏的耗氧量，加重冠心病。

研究报告：滴酒不沾的人罹患心脏病的危险比浅尝杯中物的人要高，不管什么酒，适量饮用可对动脉有好处，但不提倡长期大量饮酒。

7. 保持口腔卫生

松动发炎的牙周组织中的致炎因子随牙周血管进入血液循环，使小动脉发生痉挛或血栓，如果心脏动脉血管硬化狭窄，小血栓就会填塞血管，导致心绞痛和心肌梗死。饭后刷牙，不随便吃零食。

研究报告

研究发现在冠状动脉斑块、颈动脉斑块中都能检测到牙周致病菌，为牙周炎与冠心病存在一定的相关关系提供了证明。

8. 防脱水

人的血液中有70%是水，一旦脱水，血黏度就会增高，并随之出现血凝倾向，导致缺血或心脑血管堵塞，严重时可引起心肌梗死及缺血性脑卒中。因此，平时应如吃饭一样养成定时喝水的习惯。如有腹泻、呕吐及时就医补液。

9. 忌缺氧

开窗通风，保持室内空气新鲜。患者要经常对居室环境通风换气，当胸闷或心前区有不适感时，要立刻进行缓慢的深呼吸，有条件可以吸氧，并舌下含服硝酸甘油片，以减少心肌细胞的损伤甚至死亡。

专家提示

为促进快速吸收，舌下含服药物的正确姿势是半卧位或坐位，直接将药片置于舌下或嚼碎置于舌下的舌系带两侧凹窝内，药物可快速崩解或溶解。用药时为了加速药物吸收，应避免吞咽，还要张口深呼吸。随着深呼吸，药物自黏膜吸收进入循环系统，一般经10~50次深呼吸，口中的药物即被含化。张口深呼吸可以解决因唾液分泌过多，难以控制吞咽动作等问题。张口深呼吸使会厌关闭食管，吞咽动作停止，同时可加速血液循环，促进药物自舌下黏膜吸收。

10. 冠心病患者不宜大笑

一次普通的笑，也能使人体的胸、腹、心肺乃至肝脏得到有益锻炼，促进内分泌系统的分泌，有益于减轻病痛，解除烦恼和抑郁。但是大笑、狂笑却是不利于健康的，尤其对于冠心病患者。因为大笑会加速血液循环，使脉搏加快，呼吸次数增加，血压增高，心脏耗氧量增加，易使冠心病患者诱发心绞痛，甚至可出现心肌梗死。对某些有脑血管疾病的患者，还可突然发生脑栓塞、脑出血，甚至出现猝死。

研究报告

心理干预：希腊雅典研究，我们同病人谈论他们的治疗情况，给他们听音乐，对患者增加心理干预后两年，其死亡率和心血管意外事件的发生率降低55%，因此我们认为，冠心病不只是生理问题，同时也存在心理因素。

心理处方：让患者心里有底，不要因为对支架不了解而纠结、焦虑，甚至出现惊恐，稍微觉得不舒服就以为又犯病了。为此，他们会反复去医院看病，反复住院，反复造影，生活质量反而下降。

专家提示

关于舌下含服硝酸甘油注意事项：硝酸甘油性质不稳定，与空气接触、过热、见光都极易分解，会使药效降低。切勿将硝酸甘油片贴身放，以免体温加速有效成分的挥发。可取几片放入密封不透光的小瓶中，剩余的放在冰箱冷藏室或阴凉遮光处保存。硝酸甘油味稍甜，并有刺激性，含在舌下时有麻刺烧灼感，这是药物有效的特征。此外，硝酸甘油含服时会快速溶化，如果不麻就可能是失效了。舌下含服可由舌下黏膜直接吸收而发挥全身作用，与口服药物相比，这类药物吸收更快、更彻底。口服此药无效。

第十二节　冠心病患者夜间保健医嘱

医学研究发现，每天傍晚6点到夜里11点是冠心病的高发期，为了减少冠心病发作的可能性，患者应该做好夜间的保健措施：

（1）晚餐不要吃得太饱，最好以七分饱为宜。因为冠心病患者饱餐后腹内容物增加，为消化过多的食物，需要更多的血液供应消化系统，既加重了心脏负担又使冠状动脉供血减少，因而易引起心绞痛及心肌梗死。

（2）限制看电视的时间，不要太晚，尽量不看紧张刺激的节目。因为看电视会引起情绪过分激动，导致血压升高，冠状动脉痉挛，致使心肌缺血，诱发心绞痛或心肌梗死。

（3）晚上尽量不和家人朋友提不愉快的事情，更不要与人发生争吵，影响情绪和健康。

（4）口服短效药物的患者一天中最后一次用药时间不宜太早，否则夜间时间长，很可能导致血液中达不到药物有效血浓度而诱发心肌缺血。

（5）每天早晚注意做好保暖工作，并节制性生活。

（6）床头备好急救药盒。

（7）入睡前不要服降压药，因为人在晚上入睡后，血压比白天约降低20%。在睡前服降压药，血压会进一步下降，以致血流缓慢，造成心脑供血不足。

（8）睡前喝半杯温开水，避免血液黏稠度增高。

（9）努力为自己创造一个安静舒适的睡眠环境，保证充足睡眠。资料显示：一周内就算只有两夜平均睡眠不足5小时的人，患心脏病的风险也比正常人高2~3倍。特别值得注意的是，经常午睡的职业男性比没有午睡者心脏病的发生率低64%。因此，建议上班族每周至少午睡3次，每次大约半小时，让心脏有个缓冲休息的时间，可减少心梗的危险。

第十三节 冠心病患者的营养治疗

营养治疗：减少饮食能量摄入，维持标准体重，切忌暴饮暴食，七分饱，最好少量多餐。许多老年冠心病患者常存在肥胖或者超重情况，所以应限制饮食中的能量和适当增加能量消耗，使体重正常。主食应粗细粮搭配，肥胖者可多选用些粗粮，如燕麦、荞麦等，忌食酥皮点心类食物。植物油每日用量不得超过25克（半两），忌食肥猪肉、肥鸭、碎肉馅。禁用动物脂肪高和胆固醇高的食物，如动物内脏、腊肠、鱼子、动物肉皮等。多选用蔬菜水果，蛋白质尽量多选用豆类，忌食刺激性食物，如辣椒、芥末、胡椒、咖喱、烈性酒、浓咖啡等。

宜选择食物：鲜蘑菇、香菇、韭菜、海带、芹菜、黑木耳、茄子、豆腐、绿豆、红小豆、草鱼、黄花鱼、去皮鸡肉、野禽等。

提示：鸡蛋不宜多吃，一天一个；肉类每日不超过50克。

“守护”血管健康的营养素

1. 叶酸

存在于菠菜、芹菜等绿叶蔬菜，豆类和动物肝肾中。每天吃一次芦笋可获得每天叶酸需要量的60%。

适量摄入有利于降低血液中同型半胱氨酸的水平，防止血管发生硬化和阻塞。而叶酸缺乏可能诱发动脉粥样硬化和心脑血管疾病，还有皮炎、神经衰弱等。

2. β葡聚糖

存在于燕麦中，可促进人体对胆固醇的溶解，调节血脂，降低血液中低密度脂蛋白胆固醇，从而降低患心脑血管疾病的风险。

3. 花青素

存在于紫甘蓝、蓝莓、紫薯、葡萄、茄子等紫色果蔬中。它是一种强有力的抗氧化剂，不仅能保护人体免受自由基伤害，还可降低血液中胆固醇水平。

4. 卵磷脂

存在于鸡蛋、豆制品等。卵磷脂是“好”胆固醇的重要成分，有助于调节血脂，将血管壁“清扫”干净，预防血管硬化。

5. 欧米伽3脂肪酸

存在于深海鱼中，具有较强的调节血脂的作用，对心脑血管十分有益。

6. 维生素C

存在于新鲜果蔬中，口感较酸的水果中所含维生素C较多。是强抗氧化剂，可保护其他物质免受氧化破坏。它可以促进胆固醇的排泄，防止其在动脉内壁沉积，还能溶解已有的粥样沉积，有效防止动脉粥样硬化。

7. 维生素E

存在于坚果、谷物胚芽等中。抗氧化作用强，可抑制体内胆固醇合成限速酶，从而降低血浆中胆固醇的水平；还可抑制血小板聚集，清除体内自由基、软化血管。

研究报告

英国科学家研究发现，心肌梗死或中风后会出现器官损伤。研究人员通过对计算机模型及实验鼠的研究表明，人体内称为琥珀酸盐的化学物质是导致损伤的直接原因。

当心肌梗死突发时，琥珀酸盐在缺氧的组织细胞中会积累到极高水平。而当血流再次恢复正常时，琥珀酸盐在氧气的作用下分泌新的分子，会杀死心脏及其他器官中的组织细胞。而这些损伤在几个月或几年后会大大增加心脏衰竭及产生其他疾病的风险。

而器官损伤程度的降低，可以通过注射一种叫做丙二酸酯的化学物质来实现。它广泛存在于草莓、葡萄和苹果等水果中，能够阻碍琥珀酸盐的形成及分泌有害分子。

第十四节　猝死的防治

我国每年死于心血管病的患者约350万人，其中心脏性猝死人数高达54万，88%的心脏性猝死由心律失常导致。专家指出，我国心脏性猝死抢救成功率不足1%。通过识别高危人群，及早进行干预，提高全社会救治水平，心脏性猝死是可以预防的。

一、猝死概念

（1）猝死亦称急死。外表像健康的人，因体内潜在的进行性疾病，可在某些外因（如激动、疲劳等）的作用下，或没有外因，突然发生的非暴力死亡。无论是否有心脏病，死亡的时间和形式未能预料。

（2）心脏性猝死是指急性症状发作后1小时内发生的以意识突然丧失为特征的、由心脏原因引起的自然死亡。（高校教材内科学第8版）

猝死是突然发生的严重事件，而非人为因素所致之死亡，死者生前可以是健康人，也可以是患有某种疾病，但病情一般较稳定，或者正在康复之中。

由于心脏局部发生电生理紊乱，引起严重心律失常而猝死。

对于发生猝死时限，各家说法不一，有说在24小时之内，也有1小时之内多种。

二、容易发生心脏性猝死的两类人群

（1）“三高”的患者，即高血压、高血脂、糖尿病患者。因为“三高”的病人容易患冠心病，发生猝死的概率亦增加。

（2）不良的饮食习惯和不科学的生活方式也会引发猝死。

三、易发生猝死的心脏疾病

（1）突然发生心肌梗死，就猝死了。

（2）心肌梗死以后，全力抢救，存活了下来，但是，心脏的功能下降，甚至衰竭。

（3）有心脏骤停的家族史，特别是父母有心脏骤停病史者。

（4）扩张型心肌病，心脏扩大，有心衰的表现。比如紧张、焦虑，或者休息不好时，发生心律失常，就可能猝死。

四、心肌梗死猝死的原因

正常成人的心搏数为每分钟60~100次，走路活动的时候，心跳可达100次以上，需要的氧主要靠左、右冠状动脉血管来供给。如果突然冠脉闭塞了，使心肌严重而持久地失去营养从而发生心室颤动，导致猝死。发生过心肌梗死的病人，心脏猝死的几率是正常人的4~6倍。

心肌梗死的病人发生心室颤动，血流动力学改变，心脏根本射不出血来，急需电极除颤及复苏。

五、猝死的先兆症状

在所有自然死亡人群中，猝死者占10%~30%。从表面上看，猝死发生很突然，出人意料。实际上，在猝死发生之前，还是有一些征兆的。

（1）在猝死发生前，可出现胸闷、心悸、气短、头晕、乏力、心绞痛、腹胀等不适症状。

（2）在发生猝死之前，多数猝死者多合并高血压、高血脂、高血黏、高血糖、高度疲劳、体力不支等病史及诱因。

（3）在猝死常见之病因中，心肌梗死占38%，脑出血占19%，其他还有肺动脉栓塞、心脏起搏器故障等。

（4）猝死诱发因素：饱餐、醉酒、呛咳、洗澡、排便、情绪激动、高度疲劳等。

六、诱发因素对猝死的影响

1. 冠脉痉挛

（1）交感风暴或称心室电风暴情绪激动：过分喜、怒、哀、乐、悲伤。在现实生活中，在麻将桌上猝死，在网吧上网猝死，连续加班熬夜猝死，性爱时猝死等，这些都是“交感风暴”致死的例子。

由于交感神经过度兴奋，致使血压极度升高，心率增快，心脏电活动的稳定性遭到破坏，以致发生心室纤维颤动（室颤）等恶性心律失常，心脏失去射血功能，从而导致心、脑、肾等重要内脏组织供血严重不足，如此形成恶性循环，极易突发昏厥、脑卒中、心肌梗死，甚至猝死。

（2）剧烈运动，体力过劳，尤其饭后与清晨需注意。

（3）暴饮暴食。美国研究者发现，正常人暴饮暴食后2小时内出现心脏病危险几率是一般人的4倍，1小时内是10倍。对于原有心脏病患者则更加危险。

（4）心率增快。

心率88次/分钟，急性心肌梗死（AM I）发生率为7.1%。

心率80~100次/分钟，AM I为17.1%。

心率>100次/分钟，AM I为22.4%。

心率每分钟减少12次，比戒烟、降压所收到的效果还要大。

（5）吸烟能引起心率增快与冠脉痉挛。

（6）酗酒会导致心率增快，代谢增加，心脏负荷加重。

（7）用力排便。用力排便时需要屏气，腹壁肌和膈肌会强烈收缩，使腹压升高，于是引起血压骤升，心脏耗氧量增加，诱发心绞痛、心肌梗死及严重心律失常，甚至猝死。

2. 血黏度升高

（1）睡眠“三低一高”：即夜间入寝后血液自动减少500~800毫升，夜间血压比白天偏低，夜间血流比白天偏慢。夜间血黏度增高。由于“三低一高”，因此后半夜至清晨与上午急性脑血管病、AM I、心绞痛发作与猝死，比傍晚高出2~3倍。故此时段称为“魔鬼时间”。

（2）中、老年人容易脱水。老年人口渴的程度仅为儿童与青年人的1/3~1/4。所以不觉口渴，因此就不主动喝水。

(3) 动脉炎症：细菌、病毒感染为冠脉炎症主要原因。

七、猝死的防范

防治猝死病因并消除诱发因素：

冠心病死亡患者中，30%~60%为猝死。猝死为突然、快速、意想不到。虽然冠心病容易发生猝死，然而猝死是可以防治的，关键是分秒必争，防治方法要得当。

学会自我调控和驾驭好情绪。养成“不以物喜，不以己悲”、乐观开朗、宽容豁达、淡泊宁静的性格，理智地对待来自社会或家庭环境所遭遇的严重精神刺激、心理伤害，以及突发事件的打击等。

积极治疗高血压、冠心病、瓣膜病、精神心理疾患等基础疾病。控制好病情，才能防患于未然。

如出现情绪波动大、坐卧不宁、心悸气短、难以入眠、浑身冒汗、脉搏快速、血压升高等症状，不可掉以轻心，要及时看医生。

适当体力活动，防止饭后与清晨体力过劳。

戒烟，冠心病患者戒烟后，冠心病事件立刻减少50%。

防止酗酒，“少喝酒是朋友，多喝酒（酗酒）是罪魁祸首，不喝酒是良师益友”。

调整饮食结构，适当运动来控制体重，防止暴饮暴食。

入睡前与清晨要适量饮水，以补充血容量和防止血黏度过高。中、老年人要养成适量饮水习惯。

注意“三个半分钟”，即夜间睡醒时先在床上躺半分钟；然后再坐起，坐半分钟；然后再转到床边，两腿下垂坐半分钟。这样可以减少突然坐起心脑供血不足，防范心搏骤停。

注意“三个半小时”，即上午行走半小时，中午睡半小时，傍晚行走半小时。

积极防治：高血压、高血脂、冠心病、心脏瓣膜病、精神心理疾患、糖尿病等。

在医生指导下服用下列药物：服用β受体阻滞剂，保持适宜心率，将心率控制在65~75次/分钟为宜。服用β受体阻滞剂，比服用前心率下降15次/分钟左右，提示“药量”已足。

应用β受体阻滞剂其疗效与优点：降低心率从而减少心肌耗氧；使心室晚电位（VLP）阳性变为阴性，从而减少猝死；可使冠心病猝死减少45%~50%；缩小心肌梗死范围；防治心衰；减少儿茶酚释放；防治室性异位心律。

服用肠溶阿司匹林：防止血小板聚集，降低血黏度并消炎，可防止65%血管闭塞，从而减少心脑血管事件发生。

服用复方丹参滴丸：可改善心脑供血，防治血栓形成。

服用硝酸甘油：一旦有症状，马上舌下含化硝酸甘油片；洗澡前、乘飞机或火车、汽车出门旅行时，都要舌下含一片硝酸甘油片，以解除与防止冠脉痉挛，减少冠心病事件的发生。

八、病例警示

歼15舰载机研制现场总指挥、沈飞集团董事长、总经理罗阳因突发急性大面积心肌梗死导致心源性猝死不幸去世，享年51岁。专家介绍，罗阳近段时间压力太大，过度疲劳，是典型的过劳死。我多次看到电视报道，深感痛惜，故写此文，提醒那些经常感到疲惫不堪的人千万不要把累——不当回事，千万不要忘记养生保健的学习。

一般认为“过劳死”是因为工作时间长，劳动强度加重，心理压力大，很少有踏踏实实的睡眠休息，思维高度紧张，情绪兴奋，熬夜，久坐或长久站立，处在精疲力竭的亚健康状态，由于积重难返，从而引发身体潜在疾病的突发恶化，自我保健认知缺失，发现不及时，丧失救治时机而危及生命。

第三章　动脉斑块是怎样形成的——高胆固醇血症防治

第一节　概　念

高胆固醇血症也称高低密度脂蛋白胆固醇血症，表现为脂蛋白代谢紊乱或血脂紊乱，可致“动脉粥样硬化”斑块，使血流变慢，严重时血流中断。这种情况如发生在心脏，就引起冠心病；发生在脑就会引发脑梗死；如堵塞眼底血管，将导致视力下降、失明；发生在下肢，为动脉硬化闭塞症。

第二节　动脉斑块的形成

第一步　血液中的低密度脂蛋白胆固醇本身是把双刃剑，对身体有利有弊，对心、脑血管并没有直接威胁。但是，如有自由基（细胞活动会产生氧化性的自由基，自由基过多可能是导致衰老的因素）存在，情况就不同了，低密度脂蛋白被自由基“整容”成氧化型低密度脂蛋白后，就丧失了分解成CO_2和H_2O的能力，而且血管里的巨噬细胞不会再识别其为自己人，而是一口一口把它吞掉。

第二步　如果氧化型低密度脂蛋白越来越多，巨噬细胞就会与氧化型LDL结合成一个大胖子，导致其细胞内脂质堆积，变成泡沫细胞，从而丧失了正常巨噬细胞的活动能力，只能在血管中慢慢沉积。此时，如果有细菌、病毒等侵入，巨噬细胞还要释放黏附因子，消灭外来入侵者。但如果巨噬细胞此前已变成泡沫细胞，丧失了变形活动能力，此时将外来入侵者黏在一起后体积更大，数量更多，就会渗入血管壁，诱发炎症。

第三步　更多的泡沫细胞聚集和沉积，在血管壁处发炎，不断堆积形成脂质条纹乃至脂质斑块。斑块逐渐增大，这些斑块会引发动脉壁增厚、变硬，斑块内部组织坏死后与沉积的脂质结合。形成粥样物质，称为粥样硬化。它是一种全身性疾病，主要累及主动脉、颈动脉、冠状动脉及脑动脉等为多见，常导致管腔狭窄闭塞而减少或阻断血流以及管壁破裂出血等严重后果，最终成为心、脑动脉粥样硬化的始作俑者，脑卒中、冠状动脉血栓、动脉硬化闭塞症等动脉粥样硬化性疾病的犯罪元凶。我国缺血性脑卒中的主要病因是在颅内动脉粥样硬化狭窄的基础上形成的，中国缺血性脑卒中平均年龄为66岁，比美国早发10年。

第三节　颈动脉斑块的危害

如果说“眼睛是心灵的窗户”，那么颈动脉就是全身动脉的一个展示窗口。颈动脉不稳定斑块的概念有两个：一是斑块的成分易脱落致远端血管栓塞，二是斑块的结构不稳定易在短期内急速进展导致管腔堵塞。与稳定斑块相比，颈动脉血管壁上一旦有不稳定斑块形成，就会造成管腔狭窄，导致血液流通不畅。如果斑块破裂脱落，随着血流冲击进入颅内，使颅内血管栓塞，则导致脑梗死。此外，当颈动脉斑块增大，管腔进一步狭窄，以致血流受阻时，会造成大面积的脑组织缺血，严重者还可致死亡。缺血性脑卒中30%～40%是由颈动脉粥样硬化斑块形成所引起。

专家提示

不稳定斑块可识别：高敏感性C–反应蛋白，超声波检查，经颅多普勒，核磁共振等检查。

研究报告

美国一项研究表明，颈动脉内膜中层厚度有可能用于预测冠状动脉性心血管事件的发生危险。

通过B超检查颈动脉内膜中层厚度可以了解血管壁弹性，初步判断有无早期动脉粥样硬化。颈动脉内膜中层厚度＞1.2毫米提示已有斑块形成，此时多数患者已伴有早期心脏疾病、高血压或糖尿病等。

美国研究指出，在动脉脂质斑块上生长的细菌会形成生物膜，而压力激素（去甲肾上腺素）会破坏此膜，同时使斑块破裂，进而导致心脑梗死。

第四节　需要筛查颈动脉斑块的人群

（1）男性年龄大于45岁、女性年龄大于55岁为发生颈动脉斑块的危险因素；

（2）高血压病患者，尤其是H型高血压，也就是伴随高同型半胱氨酸血症的高血压；

（3）糖尿病患者，包括有明确糖尿病病史、空腹血糖升高、糖耐量异常及单纯糖化血红蛋白升高者；

（4）经常吸烟，或有很长时间的吸烟史者；

（5）高脂血症患者，包括高甘油三酯、高胆固醇以及低密度脂蛋白升高者；

（6）直系亲属中（父亲、母亲、兄弟姐妹、儿女）有过中风或冠心病史者；

（7）冠心病患者，高尿酸血症患者；

（8）长期饮酒者，慢性支气管炎患者。

具备以上危险因素两项或多于两项的人，出现颈动脉斑块的风险较大，要定期做颈动脉斑块筛查。

第五节　颈动脉斑块的诊断

诊断：颈动脉彩超、颈部血管加强CT、颈部血管核磁。

颈部血管超声是颈动脉斑块无创辅助检查的首选。通过超声可观察动脉内膜厚度、斑块的大小、斑块的稳定程度、血管的狭窄率以及血流的速度等指标，还可综合判断病人的病情及是否需要服用降脂固斑类药物。但对血管狭窄率评估不准确。

数字减影血管造影是主要的有创检查方法，可以明确血管狭窄率，是诊断的金标准。

第六节　高胆固醇血症的防治措施

在动脉粥样硬化形成整个复杂的化学反应中，其核心就是低密度脂蛋白+自由基形成氧化型低密度脂蛋白。要想减少泡沫细胞的产生，那就需通过如下综合措施，防止病变发生、发展并争取逆转。

1. 积极防治诱发疾患

目前认为本病的易患因素：

（1）血脂异常，其中包括总胆固醇、甘油三酯、低密度脂蛋白，其中之一增高或是同时增高，或高密度脂蛋白降低。

（2）胆固醇增高的原因。

①过多摄取含胆固醇食物。

②内源性合成过多，有些人肝脏产生的胆固醇比肠道吸收的更多。

③脂质代谢障碍。

附

人体内的胆固醇过低很容易导致机体衰老，并易患癌症、脑卒中、抑郁症等疾病。所以，高胆固醇和低胆固醇都对中老年人的身体健康不利。

词语解读

（1）抑郁症。抑郁的主要表现有心情低落、兴趣减退、快感缺乏，自责、自我评价低、悲观厌世，食欲缺乏、性欲减退、精力不足，伴有不同程度的睡眠障碍。

（2）焦虑症。焦虑的主要表现有过分警觉、身体不能放松、无原因地担忧未来、心烦意乱，呼吸急促、出汗、手脚冰凉或心率过快等。

（3）高血糖。应控制在正常范围内。

（4）高血压。应控制在140/90mmHg以下，合并糖尿病或肾病的患者应控制在130/80mmHg以下。

（5）高龄。

（6）戒烟、限酒。

2. 积极排除和纠正危险因素

（1）体重超标是高胆固醇血症的一个危险因素，高胆固醇血症往往和肥胖伴行。

（2）缺乏运动，心理压力，精神紧张和熬夜、久坐等不健康生活方式，会导致人体内分泌失调、新陈代谢紊乱，减弱酶的活性，影响脂肪代谢，形成脂质代谢障碍。

研究报告

美国研究发现，血管壁受胆固醇损害早在孩童时期就已开始，因此，干预胆固醇越早，血管受损就越轻。

专家建议

血脂检测应该从20岁开始。建立合理的饮食方式应该从娃娃抓起，从而遏制冠心病的低龄化。

3. 饮食控制

不科学的饮食习惯是导致高胆固醇血症的主要原因。

（1）控制胆固醇摄入，特别是猪脑、蟹黄、鱼子、鱿鱼、虾头以及动物内脏和脂肪丰富的无鳞鱼类、肥肉类，少吃蛋黄，每天不超过半个。

（2）控制脂肪摄入，尤其是饱和脂肪酸（动物性脂肪）的摄入，健康植物油每天<30克。

（3）增加膳食纤维和低热量食物的摄入。每日吃8种以上的蔬菜，水果占餐盘1/2，全谷食物占1/4，健康蛋白质占1/4，如鱼。降脂食物有大蒜（每日早晨空腹吃糖蒜1~2头）、生姜、茄子、山楂、黑木耳、脱脂牛奶、玉米、香菇、洋葱、海带等。

（4）每天食盐量应不超过5克（高血压患者不超过2.5克）。

（5）经常食用核桃、山药、大豆及其制品等，可增加HDL-C。

4. 清除自由基

增加抗氧化成分摄入，主要包括番茄红素、胡萝卜素、维生素C、维生素E、多酚、花色苷、类胡萝卜素等。通过多吃富含这些抗氧化成分食物，如蔬菜、水果、红葡萄酒、坚果等，有助于清除自由基。2012年发表在《Neurololgy》上的研究表明，食用番茄可降低脑卒中风险，血液中抗氧化剂番茄红素水平最高者比最低者的脑卒中风险低55%。

瑞士研究表明：由于维生素B_3能抑制自由基在体内的形成，能使人变得更加年轻，所以维生素B_3可将人的寿命延长10%。日常饮食中，肉、肝脏、鱼类、花生和水稻中，都含有丰富的维生素B_3。

5. 加强体育锻炼

每天至少30分钟的体育锻炼，如散步、跑步、太极拳、骑自行车等。

专家指点

运动让血脂更健康。最佳降脂运动时间在空腹阶段。

解析：人在空腹时，体内糖的储备已经很少，机体消耗的热量主要由脂肪氧化供应。如果进餐后运动，机体消耗的热量主要由食物中的糖氧化分解供应，体内脂肪分解很少，无助降低血脂。

最佳运动时间是饭前2小时或晚饭后1小时。

解析：此时运动可以消耗晚饭摄取的能量。同样的运动，下午或晚间比上午多消耗20%的能量，故晚餐前2小时锻炼比其他时间更能有效地减少脂肪，降低血脂。

最适宜锻炼时间：每天下午的4—6时为宜，此时人体生物钟处于最佳状态，精力较旺盛，运动后即可从晚饭和睡眠中获得必需的营养和充分的休息，有利于体质的增强。

专家建议

运动的内容以自然化、兴趣化的慢性运动为主。如散步、慢跑等户外运动。因为慢性运动是有氧运动，有利于减少皮下脂肪的体积，慢性运动适应消化和循环特点，降低血脂效果最佳。

6. 降脂药物的使用

例如辛伐他汀，是将血脂中“不好的”成分主要是低密度脂蛋白胆固醇（LDL-C），控制在更低的水平（低于2.07mmol/L），来防治动脉粥样硬化。他汀类药物：明显降低LDL-C和总胆固醇（TC），此外还能小幅升高高密度脂蛋白胆固醇（HDL-C），即“好胆固醇”和降低甘油三酯（TG）。同时发现他汀类药物不仅能预防动脉粥样硬化斑块形成，对已形成的斑块有稳定和加固作用，并能促进冠状动脉已破裂斑块的愈合和修复，因此，能明显减少心肌梗死、脑梗死的发生率、致残率和死亡率。

临床研究证实

他汀类降脂药物可以控制和减缓颈动脉斑块进展，同时要根据个体情况选择抗血小板药物如阿司匹林，以防微血栓形成。

定期随诊

定期检查，观察斑块的大小和性质，并及时咨询神经内科医师，调整治疗。

专家指出

目前没有证据表明血脂达标后可以减量或停药。减量后往往会引起血脂反弹。

第七节　颈动脉斑块造成血管狭窄的处理

狭窄程度<54%时，临床无症状，规律服抗血小板药物，每半年复查一次颈部血管超声；狭窄达到50%~70%，临床无症状，可药物治疗，有症状可手术，包括：内膜剥脱术（CEA）；血管内介入治疗——颈动脉支架置入术（CAS）治疗；若狭窄>70%时，造成脑梗死几率增大，可手术治疗。即使无临床症状，也需在患者知晓同意情况下，积极给予手术治疗（CEA或CAS）。

第八节　老年人服用调脂药注意事项

胆固醇是人体细胞的重要组成部分，人体内许多与生命密切相关的激素都是由胆固醇为原料生成，所以服用调脂药把胆固醇降得过低是很错误的，老年人更应注意这一点。

1. 资料显示

人到50岁以后，血中胆固醇水平越低，预期寿命越短；老年人低胆固醇者死于心脏病比高胆固醇多。快速降低胆固醇可以使心脏病的死亡率急剧上升。

2. 70岁以上老年患者

（1）无冠心病的老年人不要进行调脂药物治疗。

（2）已合并有冠心病者，可以适度用调脂药物治疗，并辅以饮食治疗。

（3）冠心病危险性较低的患者，只易采取饮食治疗和体育锻炼，而不宜使用调脂药物。

（4）具有多种心血管危险因素（吸烟、高密度脂蛋白胆固醇<1.04mmol/L、体重指数≥28kg/m^2、早发缺血性心血管病家族史）的老年人使用他汀类药物。

（5）不提倡过分严格控制饮食和过快减轻体重。

3. 服调脂药注意事项

（1）首先就应排除可能影响血脂水平的因素，如甲状腺功能减退，患者常伴动脉粥样硬化，如早期发现并及时治疗，即可改善血脂异常。

（2）应用调脂药物时，开始剂量宜小，慢慢地增加剂量，并定期检查肝肾功能。

（3）还有许多调脂药容易形成胆结石，也应注意。若另有合并疾病，需要合用其他药物，一定要弄清药物之间的相互作用，以免加重不良反应。

（4）服用调脂药不要与以下药物同用。

有些药物应避免与他汀类药物同用，这些药物是大环内酯类抗生素（如红霉素、罗红霉素、克拉霉素等）、抗真菌类药物（如酮康唑、伊曲康唑等）。如同时服用会导致横纹肌溶解的危害。

有些药物应避免与贝特类药物（如菲诸贝特、吉非贝齐）同用，这些药物是环孢霉素，华法林、硝苯地平、维拉帕米、西咪替丁、胺碘酮等，否则会增加横纹肌病的发生率。此外，环丙贝特与抗凝药同用，应减少抗凝药的剂量。

4. 患有严重并发症疾病

如慢性充血性心力衰竭、痴呆、晚期脑血管疾病以及活动性恶性肿瘤的患者，若服用了强有力的降胆固醇药物，对疾病不利。

第四章 脑血管疾病的防治与保健

脑血管疾病是指一切由缺血或出血引起的、短暂或持久的脑血管损害，从而引起局部脑组织病变。

第一节 脑动脉硬化症

1. 病因和发病机制

脑动脉硬化症是由于衰老和糖脂代谢障碍所引发的一种脑血管疾病，是全身动脉粥样硬化的一部分，多见于50岁以上的中老年人。主要发病原因是胆固醇和脂肪沉着于动脉内膜，胶原纤维增生，血管弹性变差，使得动脉内膜增厚，管腔狭窄，管壁粗糙并形成粥样化斑，进而血管重塑、斑块体积不断增加，从而减少了脑的血液供应。

2. 症状

早期症状，大脑功能减退，患者出现头痛、头晕、眼花、记忆力减退、反应迟钝、注意力不能集中、情绪不稳定、耳鸣、烦躁、易怒、逆行性遗忘等症状。

中期症状，主要表现为头晕、肢体麻木、吐字不清或讲话不灵、头痛、突然摔跤或晕倒、智力突然变化、全身乏力、恶心、呕吐或血压波动等症状，每次发作数分钟至数小时，发作过后症状基本消失。

后期症状，随着病情的逐渐加重，脑内软化灶相继出现，表现为部分神经功能障碍的综合征。

3. 防治

（1）健康生活方式，如不吸烟或合理膳食；

（2）药物：抗血小板、抗凝治疗。医生指导下服用阿司匹林，其能抑制凝血机制的活化，预防血小板聚集，从而防止斑块形成，预防脑梗死。

（3）外科治疗，含神经介入，治疗颈内动脉、椎基底动脉狭窄。

（4）危险因素防控。虽然动脉硬化症的致命性后果为冠脉疾病和脑卒中，但是如果通过上述治疗，10年内因冠心病或脑卒中引起的死亡率会降低50%。

链接

慢性脑供血不足

1. 概念

慢性脑供血不足是脑供血不足早期的脑血管病变。

日本科学家提出慢性脑供血不足的概念，认为其病理基础就是脑动脉硬化，而且指出80%的老年人中都有不同程度的这种现象。

2. 发病原因

血管因素。包括动脉硬化、动脉夹层、动脉狭窄等。

血液动力学因素。血压太高或太低都会减少脑血流量。在严重颅内外动脉狭窄的基础上，有低血压出现的时候，造成颅内动脉交界处（如大脑前动脉和大脑后动脉交界处）脑组织的灌注不足。

血液成分因素。如血脂异常、贫血等。

糖尿病、肥胖、吸烟等也是诱发因素。

3. 防治

（1）脑功能改善药：尼麦角林，尼麦角林有扩张血管等作用，通过抑制交感神经的紧张度，增加脑动脉的血液量，增加脑细胞对葡萄糖和氧的利用率。

（2）钙通道阻滞剂：如尼莫地平，能松弛血管平滑肌，具有抗缺血、改善微循环作用。对选择性扩张脑血管、预防和治疗脑血管痉挛造成的脑组织缺血性损害有一定疗效，对局部脑缺血具有保护作用。明显改善患者神经功能缺损，治疗缺血性脑血管有效安全。有报道称可用于神经性耳聋的治疗。

第二节　短暂性脑缺血发作（小中风）

1. 病因和发病机制

分三种类型：

（1）血流动力学型：部分小动脉存在管腔狭窄或血管痉挛，在血压波动时，血流动力发生障碍，血压降低，搏出量减少。通过的血液减少，脑组织供血不足，致使所供应的脑区发生缺血。

血液黏稠度增高、血流缓慢、血液成分改变，从而造成脑缺血。

（2）微栓塞性：动脉粥样硬化斑脱落，或心源性栓子脱落，在血流中成为微栓子，栓塞远端小动脉血管，导致脑局部供血障碍。

（3）梗死型：临床表现为TIA，但影像学已有脑梗死。

临床症状：主要发生于50~70岁的老年人群，属于短暂性、缺血性、局灶性脑功能障碍，患者往往突然出现单肢或遍身无力、感觉障碍、失语或单眼视力障碍、眩晕、恶心、呕吐、吞咽困难或走路不稳等症状。临床症状于1小时内自行缓解。

2. 防治

（1）控制好血压、血糖、血脂，戒烟、戒酒、适量运动。

（2）控制血脂的摄入量，饮食不要过咸，禁止暴饮暴食和甜食。

（3）治疗心律失常。房颤患者发生中风风险比平常人高5倍，每6个卒中患者就有1个是房颤。

（4）在医生指导下服用抗血小板聚集药物，如阿司匹林100mg，每日1次；潘生丁片，每次25~50mg，每日3次口服。服用脑血管扩张剂及扩容剂：如藻酸双酯钠片，可使红细胞的聚集性减弱而降低血液黏度，每次50~100mg，每日2~3次口服；维脑路通片、尼莫地平片、脑通片等扩血管药，只需从上述药物中选取两种即可。

（5）稳定斑块，预防斑块形成，如他汀类药。

（6）有脑卒中家族史和其他血管危险因素的人应定期检查血小板聚集功能。

第三节　腔隙性脑梗死

腔隙是指脑深部穿通动脉闭塞引起的缺血性微梗死灶。

1. 病因及发病机制

高血压致小动脉硬化或脂性透明变性，使小动脉管腔狭窄、血栓形成或脱落的栓子阻断其血流，引起其供血区的梗死，导致相应的临床表现。影像检查多可显示最大直径小于1.5cm的小缺血灶。

2. 临床表现

（1）多见于有多年高血压、糖尿病病史的中老年人。

（2）急性或逐渐起病，无头痛、意识障碍等全脑症状。

（3）表现为“腔隙综合征”之一：纯运动性轻偏瘫、纯感觉性障碍、共济失调性轻偏瘫、手笨拙——构音不良综合征等。

3. 预后

一次性发作多可完全恢复，反复发作可表现为多发性腔隙性脑梗死，称为腔隙状态。临床可有假性延髓麻痹、双侧锥体束征，甚至血管性痴呆。

第四节　脑梗死

脑梗死又称动脉粥样硬化性血栓性脑梗死，是老年人常见的一种疾病，约有60%的脑卒中为此病。

1. 病因和发病机制

动脉粥样硬化的脑动脉中形成了血栓，使得管腔变窄、闭塞，导致急性脑供血不足，引发急性脑缺血致局部脑组织坏死，患者往往突然发生半身瘫痪、失语或半身感觉麻木等症状。

2. 先兆及症状

患者多在睡眠或休息时发病，有的患者会在醒后出现口眼歪斜、半身不遂、流口水、吃东西掉饭粒、举不动筷子等症状。部分患者在发病前会有肢体麻木感、话语不清、头晕恶心、血压波动等短暂性脑缺血发作症状。

链接

脑栓塞是血管其他部位的栓子，如心脏的附壁血栓，动脉硬化斑块脱落，骨折时脂肪栓子等运行到脑部引起血栓塞时出现的症状。急性起病，常见失语及右上肢为主的偏瘫、感觉障碍等。

附

缺乏维生素B_{12}。人体缺乏维生素B_{12}易出现双下肢无力，走路不稳等症状。不少老年人常由于不恰当的饮食习惯而导致维生素B_{12}的缺乏，比如饮食过于清淡，不吃荤腥，过于素食等。维生素B_{12}的主要来源是肝、鱼、牛奶，还可以通过维生素B_{12}的片剂补充。

缺钾。低血钾最突出的表现就是四肢酸软无力，下肢最明显。豆类、蔬菜、水果吃得少，夏天大量出汗都容易导致缺钾，建议老年朋友少吃过甜、过咸的东西，不要长期喝纯净水，以保证水中矿物质的补充。

3. 治疗

（1）脑梗死发生后4.5小时内为循环梗死，在4.5小时内送医接受静脉溶栓治疗，6小时内动脉溶栓，多数患者可恢复工作或自理能力。

（2）早期使用阿司匹林是急性脑梗死除溶栓外唯一具有循证医学A级证据的治疗措施。大样本试验研究了脑梗死后48小时内口服阿司匹林的疗效（并连续服用14天，之后将终身小剂量使用），结果显示，阿司匹林能显著降低随访期末的病死或残疾率，减少复发。

（3）最新研究表明，LDL-C的下降越多，卒中复发率越低。因此，即使LDL-C已经在“正常范围”，患者依然可以在“他汀”的治疗中获益。

越早使用“他汀”预后改善越好。

脑梗死患者“他汀”应该长期服用。

（4）高压氧治疗能尽快改善脑缺氧，挽救尚未死亡的脑细胞，使新生的血管早日形成，侧支循环尽快建立，打断缺氧—脑水肿这一恶性循环。同时应进行药物治疗，两者结合才是最佳的治疗方法。

（5）介入治疗。

4. 预防

（1）平时应多吃新鲜蔬菜、水果，忌食高胆固醇食物。

（2）积极治疗和定期复查原发病，如糖尿病、高血脂、高血压、动脉硬化等。

（3）防止血压突然下降或低血压过久。

（4）注意防寒保暖，冷热要适宜。

（5）适量运动。

第五节　脑出血

脑出血是指自发性脑实质内出血。

1. 病因与发病机制

中老年患者长期血压升高，脑部动脉硬化形成粟粒样大小的瘤体扩张及脑动脉脆性增加，当血压骤然升高，瘤体破裂引起出血。凡能导致血压骤然升高的因素均可成为脑出血的直接诱因，如剧烈活动、情绪激动、用力排便等，均会引起微动脉瘤及小动脉的破裂，形成脑出血。脑出血患者中，90%以上发病时，收缩压超过了180mmHg。

2. 临床表现

脑出血多发生在没有系统治疗高血压或血压控制不好的高血压病人，常在体力活动或情绪激动中发病。发病时多有血压明显升高。临床表现轻重差别很大，主要决定于出血部位和出血量。意识障碍程度是判断病情轻重的主要指标。

（1）壳核出血。即内囊外侧型出血，为高血压性脑出血最常见类型。多由豆纹动脉外侧支破裂引起。血肿向内压迫内囊导致典型的对侧偏瘫和偏身感觉障碍，如为优势半球可有失语，如扩展至额、颞叶或破入脑室可致颅高压、昏迷。

（2）丘脑出血。即内囊内侧型出血，为第二常见出血类型。典型症状以偏身感觉障碍起病，向外压迫内囊可致偏瘫；向内破入脑室或蔓延至中脑，引起垂直注视麻痹、瞳孔改变、昏迷。预后比壳核出血差。

（3）脑叶出血。即皮层下白质出血。老年人多为高血压动脉硬化或淀粉样变血管病引起，青壮年多由先天性脑血管畸形所致。小量出血症状轻，酷似腔隙性脑梗死；出血破入蛛网膜下腔者，脑膜刺激征明显，易误诊为原发蛛网膜下腔出血。

（4）桥脑出血。多由高血压致基底动脉旁中央支破裂引起，可立刻昏迷、四肢瘫、针尖大瞳孔，数小时内死亡；小的基底部出血可引起“闭锁综合征”；也有小出血者，症状轻微，预后良好。

（5）小脑出血。多发生于一侧半球，突然站立和行走不能、肢体共济失调伴头痛、眩晕、恶心、呕吐。小脑与桥脑体征并存，压迫脑干可昏迷、死亡，小血肿预后良好。

（6）脑室出血。多为继发性，偶见原发的，症状视原出血部位、脑室积血量及是否阻塞脑脊液通路而异，并非一定预后不良。

3. 预防

（1）定期检查，规范服药治疗，降低和稳定血压，防止血压突然增高。

（2）发现动脉硬化后，要尤其重视糖尿病、高脂血症的规范治疗，力争达标。

（3）精神乐观，避免精神紧张和疲劳，防止血压上升。

（4）戒烟酒，防止血管收缩、心跳加快、血压上升。

（5）保证足够睡眠，避免过劳过累。

（6）饮食清淡，多吃豆类、水果、蔬菜，少吃动物脂肪或高胆固醇食物。

（7）多饮水，软化粪便，避免过度用力排便，以免血压突然增高。

第六节 蛛网膜下腔出血（SAH）

蛛网膜下腔出血是指原发性蛛网膜下腔出血，即脑底部或脑表面血管破裂出血进入蛛网膜下腔。

1. 病因及发病机制

85%的SAH是由脑基底部囊状动脉瘤引起，老年人常见病因为高血压动脉硬化。蛛网膜下腔出血的临床表现与以下机理有关：

（1）大量血液进入蛛网膜下腔刺激脑膜，引起脑膜刺激征。

（2）大量血液积聚脑表面，压迫脑组织，导致脑水肿、颅内高压。反复出血更加重这一病理过程。

（3）载瘤动脉或破裂血管继发痉挛，引起脑缺血，严重的导致脑梗死。

（4）血液堵塞脑脊液循环通路，引起脑积水。

2. 临床表现

多以剧烈难以忍受的头痛开始，并持续难以缓解，可放射至枕后或颈侧，常伴恶心、呕吐。可有不同程度的意识障碍及烦躁、谵妄等精神症状。

3. 预后

动脉硬化引起的预后较好。

4. 预防

同脑出血。

第七节 脑血管性痴呆

Kraepelin在1896年提出“动脉硬化性痴呆”。

Hoehinski在1975年提出“多发梗死性痴呆”。

20世纪80—90年代广泛认同“多发性梗死性痴呆”。

1. 病因和发病机制

脑血管性痴呆又称多发性梗死性痴呆，病因主要为长期高血压动脉硬化，反复发生的腔隙性梗死或脑微梗死，弥漫性脑缺血导致广泛的皮质下白质变性、脑室扩大、脑萎缩，称皮质下动脉硬化性白质脑病。

2. 临床表现

（1）多在50岁以后发病，几乎都有高血压病史，有过多次卒中发作，常伴动脉硬化、心脏病及糖尿病等。

（2）脑缺氧症状，早期表现为近期记忆力减退、行为异常、恶性改变等，有时候看起来还有点“发呆、反应迟钝”。

（3）痴呆症状、记忆力和工作能力下降，逐渐出现理解力和分析综合能力障碍，但多还能保持一定自知力。可有稳定或缓解期，时有发作性加重或呈波动式进展。也可有情绪和行为障碍，严重时智能极度衰退，生活不能自理。

（4）逐渐累加的神经定位征，包括偏瘫、偏身感觉障碍和病理征阳性等锥体束征。

（5）震颤、肌强直、肌张力高和运动减少等锥体外系受损征。

（6）小脑性共济失调。

（7）构音障碍、吞咽困难、吸吮和掌颏反射阳性等假性延髓性麻痹征。

3. 诊断

主要依据以上典型临床表现诊断，应与老年性痴呆相鉴别。CT或核磁共振（MRI）表现双侧多发性腔隙性脑梗死或脑室周围及半卵圆中心白质信号改变和不同程度的脑室扩大、脑萎缩。

第八节　脑卒中CT检查的时间选择

出血性脑卒中在发病3小时内血肿尚未形成，CT扫描可无异常，而4~5天后脑内血肿周边开始溶解吸收，10天后小的血肿可吸收得不留痕迹。所以，出血性中风宜在发病3小时后至1周内做CT。

缺血性脑卒中在发病12小时内液化灶尚未形成，做普通CT检查也可无异常发现，因此，应在发病12小时后做CT。如果病人出现偏瘫、语言障碍、吞咽障碍等表现，即使CT检查无异常，也不能排除中风的可能，应在12小时后复查。

如病人出现剧烈呕吐、瞳孔散大、呼吸心跳停止，应立即进行脱水治疗，而不应该让病人去做CT检查，因为这样做会使病情迅速加重，危及生命。

第九节　脑卒中先兆症状及防治措施

脑卒中是指脑出血、蛛网膜下腔出血、脑梗死、短暂性脑缺血发作的一组疾病。发作前往往有先兆症状出现，超早期防治，可以大大降低患者的致残、致死率。

1. 全身无力嗜睡

大约有四分之三的人在脑卒中前有全身乏力、嗜睡症状，这种乏力往往没有明确的诱因，比如运动、劳累等。无缘由乏力、嗜睡、频繁打哈欠是最大特点，常是大脑皮层和网状激活系统缺血的表现。

也有频频打哈欠，一般发生在脑梗死前5~10天内，此时脑动脉粥样硬化在渐渐加重，管腔愈来愈窄，可能导致偏瘫出现。

2. 性情反常

患者在此时性格一反常态，好像换了一个人，或多语急躁，或沉默寡言，或幼稚滑稽，或出现短暂记忆力、反应能力减退。有些人对原来的兴趣爱好突然没了兴趣，有些爱吃的食物突然不爱吃了，面部表情也变得呆板。这些特点可以概括为"变脸"，多是大脑的额叶出现了供血不足。

3. 突发头痛

突然发生难以忍受的局限性头痛，甚至短时间意识不清，或头痛的形式与平常完全不同，如头痛由全头痛变为局限性头通，间歇性头痛变为持续性的，或在头通时伴有恶心呕吐的症状。这常是蛛网膜下腔出血或脑出血的先兆。

4. 头晕目眩

忽然头晕目眩、站立不稳，甚至晕倒在地，还可伴有耳鸣、复视或恶心欲呕，但很快恢复正常。这可能是短暂性脑缺血发作，如能排除体位性低血压、低血糖、颈椎病等原因，常是脑卒中前兆，系因椎–基底动脉系统供血不足，影响了小脑的平衡功能。

也有突然又对过去发生的事情全部遗忘，但自我认知仍良好，意识也清醒，记忆消失一般持续数小时会恢复正常。

也有短暂性半身麻木、无力，以手足部位为突出。

也有短暂性脑缺血发作：1/3患者为脑梗死先兆，1/3患者反复多次发作，1/3患者不再发作。皆为脑血管狭窄，血流不同程度受阻所致。

5. 单眼发黑

一只眼睛忽然看不见东西，几秒钟到几十秒钟后恢复视力，这在医学上称一过性黑蒙，可能是脑缺血引起的视力障碍，是脑卒中即将发作的信号。这与颈内动脉系统供血不足，眼动脉缺血影响了视觉中枢的功能有关。

也有突然昏眩，眼前突然昏黑一片，数秒后便可恢复，为脑梗死先兆。

也有视物模糊、视野缺损，多在1小时内自行恢复，可能存在严重的脑血管狭窄。

6. 短时间语言困难

脑局部缺血时使语言中枢失灵，表现为舌头忽然变得僵硬，说话吐字不清，或突然听不懂别人的语言，常呈一过性出现。其发生的原因与病人在脑卒中前出现大脑动脉供血不足，影响了大脑皮层语言中枢的功能有关。

7. 吞咽呛咳

部分病人发作前可出现吃饭或者喝水时呛咳，这是后循环脑干缺血后，舌咽神经受损的表现。

8. 莫名跌跤

有些患者脑卒中发作前，会在平路正常行走时突然跌跤，有时甚至出现左脚绊右脚的情况，这常是小脑缺血的表现。

9. 睡觉流口水

如果突然出现睡觉流口水，晨起后可以自己对着镜子笑一笑，如果还伴有口角歪斜或头痛等症状，提示脑卒中的可能性大，要排除口腔炎和面神经炎。

高血压、高同型半胱氨酸血症、糖尿病、高脂血症患者及吸烟、酗酒者等是脑卒中的高危患者，如果再出现上述脑卒中先兆症状，应立即去医院诊治。

预防措施

（1）有先兆症状者应及时征询医生指导。

（2）如再次出现上述前兆症状时，应即去医院诊治。

（3）避免冷空气刺激，注意保暖，防止血管受冷收缩、血压升高。

（4）保持乐观愉快的心情。

（5）睡前应饮适量温白开水，以满足夜间体内的消耗，防止血液黏度升高。

（6）起床后用白开水250毫升加食盐0.5克，溶化后饮用，可降低血黏度，以保证血液流动畅通（此法适合血液黏稠度增高的老年人）。

（7）英国最新研究显示，每天吃三根香蕉，可使缺血性脑卒中的风险率降低21%。

（8）每天行走3千米、勤散步。

（9）作息时间要规律，饮食要定时定量。

（10）限制动物脂肪和含胆固醇较多的食物，用植物油取代，可推迟和减轻动脉硬化。

（11）精粮适量，杂粮、豆制品做到多品种，忌烟、忌酒、忌浓茶，少喝鸡汤、肉汤，保护血管系统。

专家提醒一

在日常生活中，有意学学多用左手，可起到预防脑卒中的效果。

把上下牙齿整口紧紧合拢，且一紧一松地交替，咬紧时加倍用力，放松时也互不离开，反复数十次可以使头部、颈部的血管和肌肉、头皮及面部都有序地处于一收一舒的动态之中，加速脑血管血液循环。

按摩颈部，耸耸肩膀等小动作可预防脑卒中。

专家提醒二

下列四种药物使用不当可导致缺血性脑卒中：

降压药：若剂量过大或多种药物同时服用会使血压在短时间里突发大幅下降。

利尿药：易导致体内水分大量丢失，导致血液浓缩，黏滞性增加。

解热镇痛药：易导致大量出汗。

镇静催眠药：均有抑制大脑皮质扩张血管等作用，会使血压下降。

专家提醒三

突发脑卒中，有四忌：

（1）乱吃药，若已吞咽困难，强行喂药易致吸入性肺炎。

（2）掐人中，影响呼吸。

（3）仰面躺，易发生呕吐，误吸入气管，让患者头部偏向一侧或侧卧。

（4）随意挪，勿随意背抱，易致呕吐、血压升高，宜安静等待120急救车。

专家提醒四

心脑血管病有六忌：忌性子急，忌太劳累，忌不体检，忌猛用力，忌寒流，忌吸烟、酗酒。及时改变这些不良行为，可有效预防此类疾病的发生。

第十节　脑卒中风险预测

美国《中风》杂志刊登的一项新研究发现，单腿平衡能力可预测中风危险，如果单腿站立无法坚持20秒，那么中风危险就相对较大。

专家分析指出，大脑深层小血管变窄或堵塞会导致小中风或脑内小出血。这项新研究对中风临床诊断具有重要指导意义。“单腿站立测中风危险”，可以较准确筛查出可能发生小血管病变的患者，然后进一步排查中风危险，做到防患于未然。

第十一节 脑卒中风险评估

8+2预测脑卒中：

在“2012心血管病患者脑卒中一级预防实践项目”的启动会上，中华预防医学会会长王陇德院士给出脑卒中风险评估“8+2”：其中“8”指的是每个人都应该问自己8个问题，“2”是指高危人群要做2项检查。通过“8+2”，能让绝大多数人了解自己的卒中风险，减少很多因卒中造成致死、致残的悲剧发生。

（1）你的血压正常吗？高血压是脑卒中最常见且最重要的危险因素，治疗高血压可以降低脑卒中的发生。舒张压每下降5~6mmHg，脑卒中的危险下降42%；仅仅控制收缩压，也可以将脑卒中减少1/3。成年人每年至少要检查一次血压。

（2）你的血脂正常吗？血脂异常是代谢综合征的主要表现，会引发脑卒中、冠心病等诸多问题。

（3）你的血糖正常吗？糖尿病是中风的主要危险因素之一。糖尿病患者并发中风者，脑梗死比脑出血多，且以多发性梗死居多。

（4）你的心率正常吗？心房纤颤与缺血性脑卒中的发生间有明显的关系，60岁以上有7%~30%的卒中由房颤所致。

（5）你是否吸烟？吸烟是中风的主要危险因素，每天吸烟1~20支者，比不吸烟者发生中风的危险性大3倍，每天吸20支烟以上，比不吸烟着大5倍。吸烟越多、吸烟年龄越早的人，发生中风的机会也就越大。

（6）你的有氧运动量够吗？久坐不动会导致人体内新陈代谢的改变，影响脂肪代谢，减弱酶的活性，使得血液中的脂肪及甘油三酯含量上升。血黏度一升高，血流缓慢，容易形成血栓，增加患心脑血管疾病风险。

（7）你的体重正常吗？俗话说：“胖人多中风”，因为肥胖的中老年人，容易患高血压、糖尿病，常合并高脂血症，所以也容易发生中风。

（8）你有卒中家族史吗？这个高危因素虽然不能改变，但必须坚持定期体检。

“2”是指2项检查。如果上面这8个问题占了2个以上，这些高危人群就要进一步检查以下两项。一个是查血液中同型半胱氨酸水平，另一个是查颈动脉超声。

同型半胱氨酸。它在血液中积累超过一定浓度时，就会损伤血管内皮细胞，促进凝血过程，形成血栓。对于高血压患者来说，同型半胱氨酸升高犹如“火上浇油”，在导致脑卒中发生上有协同作用，两者同时存在可使脑卒中发生风险增至近12倍。

HCY是导致心脑血管事件，尤其是脑卒中发生的一个重要危险因素。HCY每升高5微摩尔/升，脑卒中风险增加59%，而HCY每降低3微摩尔/升，脑卒中风险降低16%。

颈动脉超声检查。如果说“眼睛是心灵的窗户”，那么颈动脉就是全身动脉的一个窗口。颈动脉血管壁上一旦有斑块形成，就会形成狭窄，导致血液流通不畅。如果斑块脱落，随血流进入脑部阻塞脑动脉血管，会导致脑梗死，严重时会造成大面积的脑组织缺血，导致失语、偏瘫等，严重者还会猝死。

第十二节　脑卒中就医指导

1. 如何及时判断是否患有脑卒中或短暂性脑缺血发作？评估方法：

（1）是否能够微笑？是否感觉一侧面部无力或麻木？

（2）能否顺利举起双手？是否感觉一只手没有力气或根本无法抬起？

（3）能流利对答吗？说话是否困难或言语含糊不清？

若前三项有一项存在，应立即拨打120急救电话，把患者送入有溶栓治疗经验的医院进行救治。

2. 脑卒中院前救护：

（1）初步判断患者为脑卒中后，应让病人仰卧，头肩部稍垫高，头偏向一侧，防止痰液或呕吐物回吸入气管造成窒息。如果病人口鼻中有呕吐物阻塞，应设法抠出，并保持呼吸道通畅。

（2）解开患者的领口纽扣、领带、裤带、胸罩，如有义齿也应取出。

（3）如果病人是清醒的，要安慰病人，缓解其紧张情绪；要保持镇静，切勿慌张。

（4）密切观察病情变化，经常呼唤病人，以了解意识情况；对躁动不安的病人，要加强保护，防止发生意外损伤。

（5）要呼叫救护车。

（6）如果自行运送，在搬运病人时应注意正确的方法：一人托住病人的头部和肩部，一人托起病人腰背部，一人托起病人双腿，3人一起用力，平抬病人移至硬木板或担架上。在搬运时不要把病人扶直坐起，勿抱、拖、背、扛病人。

3. 及早送医。是指在发现脑卒中的早期征兆后，第一时间到医院寻求诊治，即使是晚上，也要看急诊，不能拖到第二天。

脑梗死治疗强调一个就医时机，正常脑组织在缺血3小时后就可能出现不可逆变化，6小时后则缺血脑细胞出现坏死而无法挽救。如果脑梗死的病人在3~4.5小时内施以溶解血栓治疗，就可能在脑组织没有出现完全梗死之前，恢复氧供和血供，从而恢复全部或部分功能。这是目前唯一行之有效的治疗方案。

4. 专科诊治。应该以三级医院神经内科为首选。

第十三节　脑梗死患者的康复训练

康复训练开始的越早，方案针对性越强，病后的恢复效果就越好，在三个月以内是进行康复的黄金时期。

脑梗死的康复需要进行系统的康复治疗和评估，才能避免挎篮手、剪刀步、膝盖疼痛等后遗症。我们的康复主要以肢体的训练为主，对患者上肢的挎篮进行肌肉的牵拉，以放松肌张力和增强肌肉力量，使患者的胳膊能进行正常的抬举和伸展，对于下肢走路时划圈和腿不打弯等问题，进行大腿肌肉的负重性训练，增加肌肉的力量。腿的力量增加了，走路的时候才敢迈开腿。

第十四节　预防再次发生脑卒中（二级预防）

脑卒中的特点之一是容易复发，复发率达25%。所有脑卒中治愈后仅仅是临床症状消失，原发病（高血压、高血糖、高血脂或动脉硬化等）并未治好，因此，一定要继续治疗原发病，定期复查。

早期开展二次预防，使用抗血小板药物，首选阿司匹林或氯吡格雷，也可选用阿司匹林+双嘧达莫（潘生丁）缓释剂的复合制剂，再次中风的概率就会大大降低。

专家提示

缺血性中风发病后1~3月的复发率为4%~6%，1年的复发率约10%~15%，5年的复发率约为30%，10年的平均复发率约为40%。

第十五节　脑卒中的一级预防

一级预防是指在疾病发生前的预防，即通过早期改变不健康的生活方式，积极主动地控制各种致病的危险因素，从而达到使脑卒中不发生（或推迟发病年龄）的目的。

（1）做好“健康六大基石”中的四大基石，再加早防早治、绿色环境。

（2）高血压是脑卒中的元凶。

（3）动脉粥样硬化是重要原因。

（4）有心脏病的人易发生缺血性脑卒中，如房颤患者的发生率达到12.1%，其他包括急性心肌梗死、心肌病、瓣膜性心脏病及先天性心脏病。

（5）积极防治糖尿病、高脂血症、颈动脉狭窄。

（6）保持健康体重、定期体检。

（7）无处不在的压力一直被认为是现代人慢性病缠身的祸首之一。压力本身不会影响寿命，对待压力的态度才是决定生命长短的关键。

美国哈里斯调查中心发布的信息显示，人一生60%~90%的疾病都可能与压力处理不当有关。例如，神经系统会受到悲观情绪影响，向肾上腺发出信号，释放肾上腺素、皮质醇等激素，并由此导致心率加快、血压升高、血糖升高等；心血管系统可能出现急性应激反应的反复发作，引起冠状动脉的炎症，导致心脏病。

积极情绪可使精神振奋，消除疲劳，增加抗病能力；而消极情绪则可能使神经功能失调、内分泌紊乱而发生一系列疾病。心脑血管疾病就是其中最明显的例证。

（8）一旦睡眠出了问题，很多疾病就会找上门来。45~60岁是人体健康的“危险期”。美国疾控中心的建议是，中年人每日睡眠时间为7小时至8小时。要尽可能保证起居定时，睡眠充足，不熬夜，晚上没睡够7小时，或者睡得不深等睡眠质量不高的人，最好养成午休的习惯，做到与人体生物节奏相吻合。保证晚上10点到早晨5点的“优质睡眠时间”，是缓解疲劳的最佳时段，脑卒中的发生率将大大降低。

(9) 合理膳食，少吃富含饱和脂肪的食物（如奶油制品和肥肉）、一周吃两次鱼（每次200克左右）、限制盐的摄入量、少吃甜食，多吃蔬菜和水果：有100多种蔬菜和水果有类似葱头提取液的抑制血小板凝聚作用。每天一般要食用5种以上蔬菜和水果，最好多品种，经常更换。一日三餐均要吃一点蔬菜。

(10) 学会识别脑卒中的先兆和应对方法。即使缺血性卒中发作，如果能抓住3小时黄金“救援期”，也可减少后遗症。

(11) 脑血管疾病是受多因素和多基因影响的疾病，但是，如果能坚持有规律地运动，便能延缓或防止脑血管疾病的发生。

(12) 戒烟限酒。据国内外大量资料表明，吸烟与酗酒是脑卒中发病的两个最重要的诱发因素。

第五章　低血压的防治

第一节　低血压的概念

低血压是指在安静状态下，成年人肱动脉血压经常或持续性地低于90/60mmHg。65岁以上的人血压低于100/60mmHg，称为老年性低血压。

第二节　急性低血压

急性低血压是指血压由正常或较高的水平突然下降，以晕厥与休克为主要表现。

第三节　慢性低血压

慢性低血压是指血压长期处于低血压状态或处于反复发作的低血压状态。我们讲的低血压主要是指慢性低血压。慢性低血压的患病率为4%，老年人群可达10%。慢性低血压可分为生理性低血压和病理性低血压。生理性低血压多无症状，亦不影响寿命，多见于年轻女性，多与迷走神经紧张性增高有关。病理性低血压可分为原发性低血压和继发性低血压。

1. 原发性低血压

原发性低血压是指部分健康人的血压测值已达到低血压标准，但无任何自觉症状，经长期随访，除血压偏低外，人体各系统器官无缺血缺氧等异常，也不影响寿命。原发性低血压无重要的临床意义，如血压不太低，且无自觉症状，不需治疗，只要适当增加营养和进行适度的体育锻炼即可。

（1）体质性低血压：多见于体形消瘦的女性，可出现头晕、健忘、易疲倦等症状，可有家族遗传倾向。老年人多因心肌张力减弱，血管壁弹性丧失所致。

（2）体位性低血压：又称直立性低血压，在改变体位或长时间站立时出现，为循环调节功能紊乱所致。表现为脑供血不足和交感神经兴奋的症状。

2. 继发性低血压

（1）内分泌性低血压：多见于肾上腺皮质功能减退，其减退可由肾上腺皮质本身以及脑垂体、下丘脑等部位的病变引起。偶见于甲状腺或甲状旁腺功能减退、嗜铬细胞瘤等。

（2）神经性低血压：见于格林–巴利综合征、脊髓横断损伤、多发性或反复发作的脑梗死、脊髓空洞症、帕金森病等。由于自主神经功能损害，循环调节功能紊乱而致。

（3）心血管性低血压：见于主动脉瓣狭窄、左房室瓣狭窄、缩窄性心包炎、心包积液等。由于心脏结构出现异常而导致心输出量减少所致。

（4）肾性低血压：肾病综合征患者由于渗透压下降，有效循环血量不足而致。肾衰竭病人多由于心包积液所致。

（5）低血容量性低血压：见于慢性呕吐、腹泻，应用利尿剂等。由于处于脱水状态所致。

（6）药物性低血压：多见于长期使用下列药物的老年人降血压药物如甲基多巴、胍乙啶、优降宁等，安定类药如氯丙嗪、奋乃静等，以及利尿治疗如双氢克尿噻、速尿等，抗心绞痛药如消心痛、硝酸甘油等。

第四节　低血压的危害

（1）头晕、乏力、面色苍白，工作能力下降。

（2）低血压患者心情一般比较低落，容易患忧郁症。

（3）低血压比较严重的时候，会出现晕厥。

资料显示，低血压对老年人的危害大，老年人往往会出现四肢无力、头晕、头痛、心悸、精神疲倦、记忆力减退等症状。病情较重者还可出现皮肤厥冷、冷汗、脉搏增快、暂时性视力丧失、昏厥等症状。长期低血压会使视力、听力下降，增加老年性痴呆、跌倒、骨折的发生概率。

第五节 低血压的防治措施

1. 生理性低血压状态

一般不需要特殊治疗，但应定期随访，有些可能转变为低血压病，也可能原属病理性低血压病。

2. 防治继发性低血压的原发病及诱发因素

要注意防治继发性低血压的原发病及诱发因素。

3. 体育疗法

运动可促使交感神经兴奋性增高，儿茶酚胺类物质分泌增多，从而使血压上升，同时也可刺激心血管及调节中枢，改善全身的血液循环状况，使血压逐步升高。

4. 防治红细胞、血红蛋白不足贫血症

宜适当多吃富含蛋白质、铁、铜、叶酸、维生素B_{12}、维生素C等“造血原料”的食物，如猪肝、蛋黄、瘦肉、牛奶、鱼虾、贝类、大豆及新鲜蔬菜、水果等。纠正贫血，有利于增加心脏排血量，改善大脑的供血量，升高血压和消除血压偏低引起的不良症状。

5. 调整膳食结构

与高血压相反，宜选择适当的高盐、高胆固醇饮食，含胆固醇多的肝脏、蛋类、奶油、鱼卵、猪骨等食品。莲子、桂圆、大枣、桑葚等果品，具有养心益血、健脾补脑的功效，可常食用，改善心血管功能，增加心肌收缩力，增加心排血量，提高动脉管壁紧张度，从而逐步使血压上升并稳定在正常水平。

6. 注意日常生活保健

早上起床时，应缓慢地改变体位，防止血压突然下降。常淋浴以加速血液循环，或以冷水、温水交替洗足。

7. 在医师指导下合理用药治疗

参考第六节。

第六节　老年性低血压的防治

（1）体质虚弱者应加强营养如蛋白质的补充，高热量饮食如巧克力、羊肉、鸡蛋、牛奶等。

（2）各种急性疾病引起的低血压要积极诊治原发病。

（3）避免过快地变动体位和长时间站立。症状明显者，最好不要单独外出。

（4）睡眠时，枕头以15厘米高为宜。

（5）适量体育锻炼。

（6）可适当增加盐的摄入量，为正常食盐量的2~3倍。穿弹力袜或使用弹力绷带，增加下肢血液回流，提升血压。

（7）多喝水，较多的水分进入血液可增加血容量，从而升高血压。

（8）每日服桂圆肉6克，也可选用人参10克，麦冬20克，五味子10克，每日一剂煎服，来调节血压。

（9）选用三磷酸腺苷、辅酶A、维生素C及B族等，以改善脑组织代谢功能，提高血压。

（10）在医生指导下选用利他林、麻黄素等升压药。

（11）慎用或不用镇静安眠药及扩张血管药。

（12）避免服用容易引起体位性低血压的药物，如胍乙啶、哌唑嗪、硝酸甘、亚硝酸异戊酯、左旋多巴等。

（13）生活要有规律，勿劳累与紧张，保证充足的睡眠时间。

第六章　老年人糖尿病特点及防治

作为当今社会对人类健康威胁最大的四大慢性病之一，糖尿病的发病率正在逐年上升。调查发现，目前我国的糖尿病诊疗存在“三低”，即知晓率低、治疗率低、达标率低。

糖尿病是一种终身的、可防可治的疾病，学习糖尿病的有关知识至关重要。

它是一组由于胰岛素分泌和（或）生物学作用缺陷所引起的以慢性高血糖为特征的代谢性疾病。长期碳水化合物以及脂肪、蛋白质代谢紊乱可引起多脏器，尤其是眼、肾、神经及心血管的长期损害、功能不全和衰竭。目前其病因和发病机制仍未完全阐明。

目前国际上通用WHO糖尿病专家委员会提出的分型标准（1999）。

1. 1型糖尿病（T1DM）

胰岛β细胞破坏，常导致胰岛素绝对缺乏。

2. 2型糖尿病（T2DM）

以胰岛素抵抗为主伴胰岛素进行性分泌不足到以胰岛素进行性分泌不足为主伴胰岛素抵抗。

3. 其他特殊类型糖尿病

是在不同水平上（从环境因素到遗传因素或两者间的相互作用）病因学相对明确的一些高血糖状态。

4. 妊娠糖尿病（GDM）

指妊娠期间发生的不同程度的糖代谢异常。不包括孕前已诊断或已患糖尿病的患者，后者称为糖尿病合并妊娠。

第一节　糖尿病的概念

中国糖尿病防治指南将老年糖尿病患者定义为年龄≥60岁的糖尿病患者，包括60岁前及60岁以后被诊断为糖尿病者。对于老年糖尿病患者，在了解其生理特点的基础上应给予个体化治疗，以改善患者预后。老年人应保持健康生活方式、加强预防，40岁以上人群应每年检测血糖，必要时通过口服葡萄糖耐量试验（OGTT）进行糖尿病筛查，尽早诊断。

第二节　糖尿病的流行病学

随着年龄增长2型糖尿病患病率升高。2013年全国大城市调查显示，北京60岁以上人群2型糖尿病患病率为15%。老年人糖尿病患病率的总体趋势为：发达地区高于欠发达地区，北方高于南方、东部高于西部、城市高于农村，但无显著性别差异。2007—2008年的2型糖尿病患病率调查显示，老年人（≥60岁）患病率为20.4%，为防治糖尿病的重点人群。

第三节　糖尿病发病特点及临床表现

（1）发病率高且多为2型糖尿病，糖耐量低减者50%以上。

（2）起病缓慢，诊断时多无症状。“三多一少”即多饮、多食、多尿及体重减少是糖尿病的典型临床表现。老年糖尿病患者常无典型症状，往往在常规体检或因其他疾病检测血糖或尿糖时才被发现。其主要原因是：

①老年人口渴中枢敏感性较年轻人低，不易出现口渴多饮；

②老年人常伴有肾动脉硬化、肾小球滤过率降低，致使老年人肾糖阈较年轻人高，血糖轻度增高时不出现明显的多饮、多尿症状。

（3）症状多为非特异性。老年糖尿病患者常有疲乏、无力、轻度口渴、尿频、多汗、皮肤瘙痒、阳痿等非特异性症状，若临床上出现2种以上症状，应检测血糖，以尽早了解糖代谢情况。

（4）偶有特殊表现。老年糖尿病患者有时伴有特殊表现，如肩关节疼痛、肌痛、精神心理改变、足部皮肤大疱，少数患者表现为低体温、多汗、恶病质、肌萎缩、认知功能减退等。

（5）少数以并发症为首发表现。部分老年糖尿病患者以慢性并发症为首发表现，病程隐匿。以急性并发症为首发表现的老年糖尿病患者，多变现为糖尿病高渗状态甚至昏迷，死亡率高达15%~20%。

（6）常伴多种代谢异常。老年糖尿病患者常伴有多代谢异常，主要包括肥胖、高血压、高甘油三酯血症、高低密度脂蛋白胆固醇血症和低高密度脂蛋白胆固醇血症。由此可见，老年糖尿病患者大血管并发症危险显著升高。

（7）尿糖约有50%为阴性。

（8）治疗依从性差。由于记忆和认知能力下降，老年糖尿病患者对治疗依从性差。

第四节　糖尿病的并发症及防治原则

糖尿病导致的慢性高血糖会对人体许多器官组织造成损害。

一、急性严重代谢紊乱

糖尿病酮症酸中毒（DKA）：为最常见的糖尿病急症。以高血糖、酮症和酸中毒为主要表现，是胰岛素不足和拮抗胰岛素激素过多共同作用所致的严重代谢紊乱综合征。

高渗高血糖综合征（HHS）：是糖尿病急性代谢紊乱的另一临床类型，以严重高血糖、高血浆渗透压、脱水为特点，患者可有不同程度的意识障碍或昏迷（<10%）。部分患者可伴有酮症。主要见于老年T2DM患者，超过2/3的患者原来无糖尿病病史。

诱因为引起血糖增高和脱水的因素：急性感染、外伤、手术、脑血管意外等应激状态，使用糖皮质激素、利尿剂、甘露醇等药物，水摄入不足或失水，透析治疗，静脉高营养疗法。有时在病程早期因误诊而输入大量葡萄糖液或因口渴而摄入大量含糖饮料可诱发本病或使病情恶化。

乳酸酸中毒，老年人因肝肾功能减退，心肺功能异常等易发生乳酸酸中毒，大多有口服双胍类药物史。表现气短、厌食、恶心、呕吐、呼吸不畅、嗜睡。实验室检查示：明显酸中毒，但血尿酮体不高，血乳酸水平升高。

二、感染性疾病

糖尿病容易并发各种感染，血糖控制者更易发生也更严重。

三、慢性并发症

可累及全身各重要器官，可单独出现或以不同组合同时或先后出现。并发症可在诊断糖尿病前已存在，有些患者因并发症作为线索而发现糖尿病。

（一）微血管病变

1. 糖尿病肾病

防治：严格的血糖控制可预防或延缓蛋白尿的发生和进展。已有微量白蛋白尿而血压正常的早期肾病患者应用ACEI或ARB类药物可延缓肾病的进展；一旦进展至临床糖尿病肾病期，治疗的重点是矫正高血压和减慢肾功能（GFR）下降速度。

2. 糖尿病性视网膜病变

防治：综合眼科检查包括散瞳后眼底检查、彩色眼底照片，必要时行眼底荧光造影检查。

心脏微血管病变和心肌代谢紊乱可引起心肌广泛灶性坏死，称为糖尿病心肌病，可诱发心力衰竭、心律失常、心源性休克和猝死。

（二）大血管病变

动脉粥样硬化的易患因素如肥胖、高血压、血脂异常等在2型糖尿病人群中发生率均明显增高，发病更早，病情进展较快。动脉粥样硬化主要侵犯主动脉、冠状动脉、脑动脉、肾动脉和肢体动脉等，引起冠心病、缺血性或出血性脑血管病、肾动脉硬化、肢体动脉硬化等。

糖尿病患者易患冠心病的五大诱因：

（1）糖尿病是以高血糖为主要表现的葡萄糖、蛋白质和脂质代谢紊乱的疾病。所以，糖尿病患者往往同时存在脂质代谢紊乱或高脂血症。

（2）糖尿病患者的胰岛素缺乏或胰岛素受体数目减少，均可减少心肌细胞对葡萄糖的摄取，使心肌供能不足，心肌收缩力减弱，从而诱发冠心病。

（3）糖尿病患者的血中葡萄糖浓度较高，导致红细胞携氧能力降低，心肌因缺氧而容易形成冠心病。

（4）糖尿病患者往往患有高血压，高血压则是导致人们患上冠心病的危险因素之一。

（5）糖尿病患者的血小板黏附性和聚集性增高，血液黏稠度增加，红细胞变形能力降低，极易产生血栓，形成冠心病。糖尿病患者并发心肌梗死时病情凶险，很难痊愈，死亡率比普通人心肌梗死高2~3倍，糖尿病患者50%死于冠心病和心肌梗死。

防治：已发生心血管病（CVD）或伴有多个心血管危险因子的患者，应早期和积极全面控制CVD危险因素。

（1）血压一般应控制在130/80mmHg以下；如尿蛋白排泄量>1克/24小时，应控制在<125/75mmHg。常需要多种降压药物联合应用。

（2）调脂治疗的首要目标是降低LDL-C，LDL-C控制目标<2.6毫摩尔/升。首选他汀类药物；如甘油三酯（TG）>4.5毫摩尔/升，应先用贝特类药物，以减少发生急性胰腺炎的风险。

（3）阿司匹林（75~150毫克/天）可用于CVD的一级和二级预防。

1. 神经系统并发症

防治：早期严格控制血糖并保持血糖稳定是糖尿病神经病变最重要和有效的防治方法。

（1）中枢神经系统并发症。

①伴随严重DKA、高渗高血糖状态或低血糖症出现的神志改变；

②缺血性脑卒中；

③脑老化加速及老年性痴呆等。

（2）周围神经病变。

①远端对称性多发性神经病变；

②局灶性单神经病变；

③非对称性的多发局灶性神经病变；

④多发性神经根病变（糖尿病性肌萎缩）。

（3）自主神经病变。

临床表现为胃排空延迟（胃轻瘫）、腹泻（饭后或午夜）、便秘等；

休息时心动过速、直立性低血压、寂静性心肌缺血等，严重者可发生心源性猝死；

残尿量增加、尿失禁、尿潴留等；

其他还有阳痿、瞳孔改变、排汗异常（无汗、少汗或多汗）等。

2. 糖尿病足

轻者表现为足部畸形、皮肤干燥和发凉、胼胝，重者可出现足部溃疡、坏疽。

防治：所有患者都应定期行足部检查（包括足部检查、保护性感觉的测试、下肢动脉病变检查等），并进行足部自我护理的教育；对高危足应防止外伤、感染，积极治疗血管和神经病变。对已发生足部溃疡者要鉴别溃疡的性质，给予规范化处理，以降低截肢率。

3. 其他

糖尿病患者还可引起视网膜黄斑病、白内障、青光眼、屈光改变、虹膜睫状体病变等。牙周病、皮肤病变也很常见。糖尿病患者某些癌症如乳腺癌、胰腺癌、膀胱癌等的患病率升高。抑郁、焦虑和认知功能损害等。

第五节　易患糖尿病的8类人群

（1）有糖尿病家族史的人。因为糖尿病的发生与遗传因素有关。

（2）超重或肥胖的人。人体内蓄积的大量脂肪会影响胰岛素的分泌，降低胰岛素的作用，医学上称为“胰岛素抵抗”，从而诱发糖尿病。

（3）体力与脑力劳动过度会引起体内各种激素的分泌异常，导致身体分泌的对抗胰岛素的激素过多，降低胰岛素的作用，则容易患上糖尿病。

（4）经常或长期服用不良反应较强的药物，如肾上腺皮质激素等，可使血糖升高，加重胰岛的负担。

（5）胃或胆囊切除的人。内脏器官切除会影响胰岛素的分泌。

（6）生巨大儿或反复流产、早产的人。此类人的体质与内分泌多不正常，会影响胰岛素的作用。

（7）长期接受抗抑郁症药物治疗者。

（8）多囊卵巢综合征。

第六节　诱发糖尿病的5种因素

（1）感染是糖尿病的发病诱因之一，特别是病毒感染，更是1型糖尿病的主要诱发因素。此外，脑炎病毒、心肌炎病毒等都会导致胰岛素分泌不足而产生糖尿病。

（2）肥胖是诱发糖尿病的另一因素，因为肥胖者的脂肪细胞膜和肌肉细胞膜对胰岛素的亲和能力降低，体细胞对胰岛素的敏感性也大大降低，导致糖的利用不足，使血糖升高而出现糖尿病。

（3）体力活动减少容易导致肥胖，降低组织细胞对胰岛素的敏感性，降低血糖的利用量，使血糖升高而导致糖尿病。

（4）多次妊娠。妊娠中晚期，雌激素等对抗胰岛素作用的物质增加，胰岛素敏感性下降，易出现胰岛素抵抗。因此，多次妊娠很容易诱发糖尿病。

（5）精神创伤和环境因素。研究表明，空气污染、噪声、工作压力大等因素会诱发基因突变，当突变基因达到一定程度时，就会诱发糖尿病。

第七节　糖尿病的诊断标准

诊断糖尿病唯一可信的依据是血糖，世界卫生组织于1999年修订的诊断标准如下：

（1）正常血糖：空腹4.4～6.1毫摩尔/升，餐后2小时<7.8毫摩尔/升。

（2）糖尿病标准：空腹≥7.0毫摩尔/升（2次），或餐后2小时加上一次随机血糖都≥11.1毫摩尔/升。

（3）糖耐量低减：餐后2小时≥7.8毫摩尔/升，但<11.1毫摩尔/升。

（4）空腹血糖损害：空腹血糖≥6.2毫摩尔/升，但<7.0毫摩尔/升。

对于糖耐量减低及空腹血糖受损者，必须加强对不健康生活方式的干预力度，如戒烟限酒、限制饮食总热量、减肥、增加运动、放松精神情绪等，缺一不可，若仍我行我素，在3～5年内，多数将转化为正式糖尿病。

第八节　诊断老年糖尿病注意事项

（1）重视老年病人的轻微症状，因为“三多一少”（多饮、多食、多尿和消瘦）的症状会随着年龄的增长而减轻。

（2）老年糖尿病患者在空腹的情况下血糖正常，或者升高不明显，而在用餐后血糖则会有明显升高。因此，要想确定是否患有糖尿病，应重点检测餐后2小时的血糖。

（3）判断病情时需根据血糖及其他临床资料全面综合分析，不能轻易下结论，更不能在未确定前就随便服药。

（4）老年人的并发症多且严重，但不典型，因此，需要特别仔细诊查，注意病情的微小变化。

（5）初次确诊糖尿病应进行糖耐量测试。

（6）初诊的同时要筛查并发症和伴发病，如肥胖、高血压、血脂异常等，以便及时治疗。

第九节 糖尿病的治疗

一、糖尿病的健康教育及心理疗法

增加糖尿病的防治知识，调整心态，正确对待疾病，“战略上藐视，战术上重视”。

二、饮食疗法

老年糖尿病患者饮食治疗的原则和方法与一般糖尿病患者相同，但老年人具有以下特点，须注意：

（1）基础代谢率低，活动量及热量消耗相对减少，尤其对于肥胖患者，更应限制热量摄入。

（2）消化吸收能力差，选择食物应清淡易消化，富含高质量蛋白质。

（3）通常合并其他疾病（如肾病、高血脂、高血压等），须同时兼顾上述疾病的饮食要求。

（4）部分患者存在营养不良，应适当增加热量摄入，纠正营养不良。

三、适量运动

老年人运动系统功能减退，在运动时易造成损伤，因此，在开始运动前应做好充分的准备活动。适合老年人的运动疗法有快步走、慢跑和太极拳等。如患者有较严重的并发症，应避免剧烈运动，宜选择一些以锻炼柔韧性和较舒缓的运动项目，保证运动安全。

四、降糖药物的治疗原则

1. 放宽血糖控制目标，避免发生低血糖

中国糖尿病指南提出，老年糖尿病患者血糖控制目标应适当放宽，空腹血糖<7.8毫摩尔/升，餐后2小时血糖<11.1毫摩尔/升即可。总体原则是，老年糖尿病患者血糖的控制标准应适当放宽，如果患者频发低血糖、病情不稳定或长期卧床，还应该修改标准，放宽尺度。

2. 慎重选择降糖药

老年人糖尿病多属2型糖尿病，在饮食和运动治疗不能使患者血糖达标时，可应用口服降糖药，但须注意以下两点：

（1）考虑药物安全性。避免首选作用强且持续时间长的降糖药（如格列本脲等），以免发生降血糖。小规模研究证实，新一代胰岛素促泌剂（如格列美脲）或原有药物的改良剂型（如格列吡嗪控释片）对老年糖尿病患者亦较安全，由于药物半衰期较长，可每日1次服药，提高了患者依从性。有心脏病或心脏病风险较大的老年糖尿病患者，应避免使用胰岛素增敏剂（如罗格列酮）。而使用速效赖脯胰岛素、门冬胰岛素或长效甘精胰岛素类似物，低血糖发生率低，更适合老年人。

（2）注意老年人肝肾功能。如患者肝肾功能严重受损，应首选不经肝或肾脏代谢的口服降糖药或胰岛素治疗。

3. 关于胰岛素使用

胰岛素是控制高血糖的重要和有效手段。

（1）适应证。

①T1DM；②各种严重的糖尿病急性或慢性并发症；③手术、妊娠和分娩；④新发病且与T1DM鉴别困难的消瘦糖尿病患者；⑤新诊断的T2DM伴有明显高血糖，或在糖尿病病程中无明显诱因出现体重显著下降者；⑥T2DMβ细胞功能明显减退者；⑦某些特殊类型糖尿病。

（2）2型糖尿病哪些情况下要用胰岛素？

病程长者：对2型糖尿病患者的长期观察发现，多数患者在患病8~10年就不能仅靠口服降糖药来控制血糖了，这时如果不用胰岛素，血糖就难以得到满意的控制，由高血糖所导致的糖尿病并发症就会出现明显的进展。因此，从减少并发症、延长患者寿命的角度上讲，2型糖尿病进展到一定的阶段，也必须用胰岛素。

并发症或伴发病多者：这包括两种情况，一是其他疾病或者状况可能引起致命性的代谢紊乱，比如需要做大手术、遭受严重创伤、伴有严重感染的糖尿病患者，他们可能会发生酮症、酮症酸中毒或非酮症性的高渗昏迷，危及生命。二是其他疾病会引起口服降糖药蓄积中毒。比如肝肾功能不全或者严重缺氧（比如心功能衰竭）的患者，因为口服降糖药在体内代谢不畅，可使药物蓄积，不良反应加重。

(3)一旦使用胰岛素就需要终生使用吗?

胰岛素治疗多久,一般需要看糖尿病的类型。1型糖尿病患者就目前的医疗水平来说,需要终身使用胰岛素治疗。

对于2型糖尿病患者,在采用胰岛素强化治疗控制血糖后,需进行相关实验室检查评价患者的β细胞功能。如果β细胞功能良好,可以改用口服药治疗或医学营养治疗和运动治疗;如果β细胞功能已明显减退,一般来说改用其他治疗方式对于血糖的控制不理想,还是需要继续采用胰岛素治疗。

(4)注射胰岛素时的注意事项:

部位的选择。首选在腹部和大腿,也可以注射在上臂或者臀部。一般餐前注射的胰岛素最好注射在肚子(肚脐处握拳,拳头以外的范围都可以)上,因为这里的吸收速度比较快,可以尽快进食。如果想让胰岛素吸收慢点,可以注射在大腿外侧,一般中效胰岛素可以这么用。

注射针头每次必须换。最好用一次性针头。新的针头是非常细、非常锐利的,它扎到表皮上可能会有一点刺痛的感觉,但进到皮下后就没有感觉了。若针头反复利用,它会慢慢变钝,扎针的时候会疼,拔针的时候还会损害皮肤,时间长了也会引起硬结。

温馨提示

换下的针头建议放在一个普通的矿泉水瓶里,待瓶满后送到附近的医院专门处理,这样做不仅保护自己,还防止环卫工人在垃圾分类时不小心被扎到,利人利己。

注射前要排尽气泡。注意胰岛素的剂量调节要准确,注射前要尽量排净气泡,有时候气泡会影响胰岛素的剂量。

(5)引起注射胰岛素部位硬结的原因。

是没有更换注射位置。若长时间在一个地方注射胰岛素,皮下脂肪会增生形成硬结。

没有及时更换针头。

对胰岛素过敏。如果糖尿病患者在注射的部位发现类似硬结的小包块,先要尝试更换注射部位和针头。这样做以后包块消失了,就不是过敏;如果包块没消失,还又红又痒,那就很可能是过敏,这时一定要去看医生。

(6)注射胰岛素减轻疼痛的办法。

选择更细更短的针头。针头是无菌密封包装,无须消毒,开封后可直接使用。如果用酒精消毒,会将硅膜擦掉,反而会增加疼痛感。

针头不能重复使用。重复使用的针头会卷曲变形,增加注射时的疼痛感,甚至引起注射部位感染。进针要快，按原进针方向拔针。

注射时的胰岛素温度应保持在室温，正在使用中的胰岛素应保存在室温下。

（7）注射胰岛素期间，怎样才能既保持血糖正常又能有效防止低血糖发生？

勤查血糖。胰岛素调节是以不同时段监测的血糖水平为依据的。可先测空腹与晚餐前血糖，前者反映夜间血糖的生成，后者反映白天的血糖利用情况，3~5天测一次。要求既有空腹又有餐后，待空腹血糖在7.0毫摩尔/升以下、餐后血糖在10.0毫摩尔/升以下时，可改为每周监测一次。值得提醒的是，早餐前血糖低于4.4毫摩尔/升的患者应提防有夜间低血糖可能，应增加监测夜间的血糖水平，或住院进行24小时动态血糖监测，以发现没有自觉症状的低血糖。

（8）胰岛素品种可以任意调换吗？

不能随意调换，因为调换品种的时候往往会调整剂量，如猪胰岛素改用人胰岛素用量减少20%，应在医生指导下进行。

（9）糖尿病患者自己可以调整胰岛素用量吗？

胰岛素的剂量调节涉及多种因素，即便患者对自己的病情十分了解，也不能替代专业医师来调节剂量。正确的方法是，患者可加强对血糖的自我检测，并把血糖的变化记录下来，由医师根据血糖的变化来调节胰岛素的用量，使血糖达到满意的控制目标，从而减轻或延缓糖尿病慢性并发症的发生。

（10）使用胰岛素到底会不会成瘾？

糖尿病患者因为胰岛素分泌不足或者分泌的胰岛素有缺陷，造成血糖升高。摄入外源性胰岛素主要用来治疗糖尿病，控制血糖，是一种“生理需要”，犹如人饿了要吃饭，既然人体的分泌不够，就需要外界补充。适时的外源性胰岛素补充，有时还可以使胰岛得到休息，休整以后，也可让患者自身的胰岛功能继续发挥作用，“抵抗”糖尿病。所以注射胰岛素是不会产生依赖性的。而是否撤掉胰岛素，是根据具体病情由医生决定的。

（11）注意事项：

①脂肪增生是胰岛素注射治疗的一个副作用。

②脂肪增生是和注射刺激有关系。一个是和针头本身的机械刺激有关系，再有就是和胰岛素的作用有关系，因为胰岛素是一种生长激素，胰岛素本身可以促进增生。

③在脂肪增生的部位注射胰岛素，吸收变慢，会导致血糖的升高。

④预防脂肪增生，轮换注射部位。研究发现患者接受胰岛素治疗的时间越长，出现脂肪增生的机会就越高。避免出现脂肪增生，首先是不要反复在同一个部位

打针，要常轮换注射部位。注射部位的轮换包括不同注射部位间的轮换和同一注射部位内的区域轮换。不同部位间的轮换是指在腹部、手臂、大腿和臀部间轮换注射；而同一注射部位内的区域轮换则要求从上次的注射点移开约一手指宽的距离进行注射，应尽量避免在一个月内重复使用同一注射点。一旦发现注射部位有疼痛、凹陷、硬结等现象，应停止在该部位进行注射。

4. 漏服降糖药补救措施

研究证实，漏服降糖药或减少胰岛素注射，都可能造成血糖升高，轻者因血糖波动致脏器逐渐受损，造成慢性并发症；重者，尤其是1型糖尿病或胰岛功能极差的2型糖尿病，会出现急性并发症，危及生命。因此，如出现上述现象应及时视情况采取补救措施。

漏服降糖药以后，患者可依据漏服时间的不同，采用不同的处理方法。

（1）进餐后，忘记服餐前口服药。若糖尿病患者进餐后才发现忘记服药，包括应在餐前口服的药物，如胰岛素促泌剂（格列齐特、格列美脲、瑞格列奈等）和阿卡波糖类降糖药，可以马上补服，对血糖不会造成太大影响。

（2）忘记服药，已过了很长时间。若已过了很长时间才想起忘记服降糖药，此时食物已大部分消化或肚子已空。有条件的话，最好能先测手指血糖，如果血糖较高，可以临时增加降糖药，并将下一餐时间略微延后。

（3）忘记服药，已快到下一餐时间。若已快到下一餐时间，则可将进餐时间适当提前并加大降糖药的剂量。否则，若漏服时间太久，血糖已接近或稍高于正常，此时补服降糖药，很容易引起低血糖。

5. 忘记注射胰岛素补救措施

大多数胰岛素要求餐前注射，若患者餐后才想起来忘记注射，也应根据具体情况分别对待。

（1）速效胰岛素及其预混制剂。若使用门冬胰岛素等速效胰岛素及其预混制剂，理想的注射时间是餐前即刻至餐后15分钟内，因此，餐后马上补打，影响不大。

（2）短效胰岛素及其预混制剂。短效胰岛素及其预混制剂要求在餐前半小时注射，若餐后立即补打，并加测血糖，必要时中间加餐，对血糖影响也不会很大。但快接近下一餐时才想起来，则应先检测血糖，再决定是否增加胰岛素剂量或增加注射次数。

五、糖尿病监测

建议糖尿病患者购置一台电子血糖仪，血糖稳定时，每周也要抽查1~2次血糖，尤其注意餐后2小时血糖。每2~3个月监测一次糖化血红蛋白。还要定期监测血压

（每日4次），血脂（2个月一次），肝、肾功能，心电图及眼底（2~3个月一次）。

第十节　低血糖的防治

糖尿病患者应按医生规定，定时、定量进餐，用降糖药要从小剂量开始。当食欲不佳、进餐减少或运动增加时，需相应减少降糖药的用量。

定期检查血糖，随时调整降糖药剂量。患者应随身携带病情提示卡及饼干或糖块，以备出现低血糖时得到识别症状并及时服用。

若低血糖症状明显时，可将20~30克葡萄糖用温开水溶解后饮用。意识障碍或昏迷者可用50%葡萄糖60毫升静脉注射，症状不能改善可重复应用，或用10%持续静脉滴注，直至清醒。

“糖尿病人”和“非糖尿病人”低血糖的诊断标准不同：对于糖尿病人，只要血糖≦3.9毫摩尔/升，便可诊断为低血糖；而对于非糖尿病人，血糖≦2.8毫摩尔/升方可诊断标准为低血糖。

糖尿病患者往往由于应用降糖药不当或饮食太少、运动过多等原因使血糖降低，并伴有一系列临床症状，称为低血糖。

低血糖常出现心慌、饥饿、手足发抖、头晕、精神恍惚等症状，严重者可出现抽搐、癫痫，甚至诱发急性心肌梗死、脑卒中、痴呆，还会导致昏迷、死亡。

低血糖程度的加重还可引起中枢神经系统即脑功能的损害，出现躁狂、谵语、行为异常、精神错乱、意识恍惚、昏迷等。

专家提醒

有些药诱发低血糖昏迷。使血糖过低的药物主要有阿司匹林等解热镇痛药，如将阿司匹林与优降糖、甲糖宁、氯磺丙脲等联用，会使血药浓度增大，减慢降糖药的代谢与排泄，阿司匹林本身也有降糖作用。消炎痛和保泰松等也会导致血糖过低。心得安、倍他乐克等β受体阻滞剂与优降糖合用时，会使优降糖的作用增强，通过抑制糖元分解和胰高血糖素的分泌引起严重低血糖。

糖尿病患者禁服药酒。酒会引起严重的低血糖，甚至死亡；即使少量多次饮酒，也会使降糖药加速代谢，降低疗效。酒精的中间代谢产物如乙醛的氧化受到降糖药的影响，能使血液中乙醛浓度增高，产生毒性反应。

有些药使血糖升高。让血糖升高的药物大致分为三类：一是药物本身就具有升高血糖的作用，其中最严重的是激素类药物，如强的松、地塞米松等，它们是糖尿病患者禁用的药物。二是药物会抑制胰岛素分泌，糖尿病患者常因伴发高血压而服用双氢克尿噻等利尿降压药，这些药物能抑制胰岛素的分泌，使血糖升高。三是有些药物与口服降糖药合用时，会产生拮抗作用，使降糖药疗效降低，导致血糖升高，包括口服避孕药、黄体酮、抗结核药异烟肼、利福平等。

第十一节　低血糖指数的食物

近年来研究认为，以“血糖指数”和“血糖负荷”的新概念，指导糖尿病患者饮食治疗，不仅更为科学合理，且更加人性化，患者更乐于接受实施，也就相应地提高了糖尿病患者的血糖控制率和达标率。

美国流行病学研究显示，一个食用低血糖指数食物为主的人群，对预防糖尿病、高血压、高脂血症和肥胖的发病有着显著的健康意义。低“血糖指数”膳食，不仅可以显著改善糖尿病患者血糖，降低胆固醇、甘油三酯、低密度脂蛋白，还可提高高密度脂蛋白，显著降低并发心脑血管疾病的危险。近年来，在一些发达国家的《糖尿病指南》中，已明确建议糖尿病患者在选用含糖食物时，应以低“血糖指数”的食物为准。这些食物多是含纤维素丰富、含糖量低、吸收较慢的粗粮、薯类、豆类、果蔬等，有利于改善糖、脂代谢的障碍。

词语解读

“降糖指数”是指以食入50克葡萄糖，血糖升高的数值作为100%，与食入同等含50克糖类的其他食品后（如面包、馒头、米饭、蔗糖、果糖等）血糖升高的数值相比的比值。

结果：以葡萄糖为100，富强粉面包则为88，绵白糖为75，全麦面包为70，蔗糖为65，牛奶为27，黄豆为18。由此可见，食用蔗糖对血糖的影响并不比全麦面包高。

第十二节　“糖友”外出时注意事项

老年糖尿病患者外出时应携带糖尿病保健卡，以便发生意外时得到帮助；外出活动时要随身携带含糖食品或饮料，同时告诉家人活动的时间和地点；夏天运动要注意多饮水，预防运动中发生低血糖。

第十三节　糖尿病的预防

各级政府、卫生部门、社会各界共同参与糖尿病的预防、治疗、教育、保健计划。以自身保健和社会支持为主要内容，提倡合理膳食，经常运动，防止肥胖。给予T2DM病高危人群适当生活方式干预可显著延迟或预防T2DM的发生。

第七章　癌症预防与康复综述

一项世界性研究报告：2010年，癌症、糖尿病和心脏病等非传染性疾病占据每三例死亡中的两例，而1990年的比例仅为1/2。2010年死亡于癌症的人比1990年多38%。特别要关注老年人易患的两类所谓的老年癌。

第一节　是什么让人患上癌症

1. 内因

（1）精神因素：激发了致癌因子，导致了癌症的发生。

（2）内分泌因素：身体过多的脂肪会影响体内激素的平衡，也会刺激身体产生过多的细胞生长因子，这都会增加患癌的风险。

（3）免疫功能缺陷。

（4）饮食因素：美国有学者认为，在发展中国家，至少有30%的癌症是饮食因素诱发的。咸鱼、咸菜等腌制食品中含二甲基亚硝胺、二乙基亚硝胺、甲基苄基亚硝胺，可引发食管癌、胃癌、肝癌等。

（5）疾病因素。

（6）不良行为与生活习惯：美国癌症权威研究报告，不良行为与生活习惯占致癌因素的35%，如吸烟和被动吸烟者容易患上肺癌、口腔癌。起床抽烟者更增加其风险。

（7）遗传因素：乳腺癌、结肠癌等有较明显的家族史。

2. 外因

（1）化学因素：环境污染、职业因素等化学因素可诱发肺癌、膀胱癌、白血病，装修污染更有可能让儿童患上白血病。

（2）物理因素：电离辐射、热辐射、慢性炎症刺激等可诱发白血病、骨肉瘤。

（3）生物因素。

病毒感染：乙肝病毒可诱发肝癌，人乳头瘤病毒是宫颈癌的主要诱因，感染EB病毒与鼻咽癌有关。

细菌感染：幽门螺杆菌，可通过进食、接吻等途径传染，与胃癌发生有关。当然，即使具备上述条件，人也不会一下子就患上癌症，而需要在内外等因素作用于人体肿瘤基因→肿瘤基因被激活→诱发癌蛋白质→正常细胞失控→肿瘤。

第二节　易患癌症的7类人

（1）生活压力大，不良情绪多的人：工作中爱较真、过于追求完美的人，患胃癌与胰腺癌的较多。

（2）吸烟者和被动吸烟者：肺癌发病率增加与人口老龄化、城市工业化、农村城市化、环境污染以及不良的生活方式有关，而其中吸烟是导致肺癌的重要因素之一。

（3）吃饭不规律的人：吃饭时间不规律，暴饮暴食或偏食等，很容易让人得胃癌、食管癌。

（4）久坐不动的人：肥胖、缺乏锻炼与三分之一的结肠癌、乳腺癌，肾癌发病有着密切关系。虽然没有直接的证据证明，但减轻体重的确能帮助降低癌症发病率。

（5）爱熬夜的：熬夜一方面会造成生物钟紊乱，另一方面破坏人体褪黑素形成，影响人体免疫功能，易于罹患乳癌、卵巢等肿瘤。

（6）美国大学研究发现，无精子不育男性罹患癌症危险比普通男性更大。

（7）调查发现，克己、压抑、焦虑、易怒、抑郁、无助、敌视、完美主义、过分为别人着想等性格与癌症有关。

附：癌症型性格的改变方法

（1）用健康的方法宣泄内在愤怒；

（2）顺其自然，不苛求自己；

（3）追求效率真自然，不压抑自己；

(4) 懂得享受和放松，不压榨自己；

(5) 接受缺点，不责备自己；

(6) 定期运动；

(7) 保持幽默；

(8) 吃素。

第三节 癌症报警信号

为了预防癌症发生发展，只要出现癌症早期信号，就得高度关注，及时看医师。

(1) 在口唇、颊黏膜、阴茎、外阴等处，黏膜变粗糙、白斑、突起或溃疡出血。

(2) 单侧头痛、复视、鼻出血、鼻涕中混有血丝。

(3) 持续性声音嘶哑、久治不愈干咳、痰中带血。

(4) 久治不愈溃疡、瘘管、老年性皮肤角化。

(5) 胸骨后不适，进食时有灼痛、异物感，吞咽困难，并进行性加重。

(6) 手足或颈部色素痣突然增大、颜色加深、发炎、脱毛、疼痛。

(7) 身体任何部位出现肿块，逐渐增大。特别在颈部、乳房和腹部等处。

(8) 久治不愈溃疡病，特别是面积较大胼胝型溃疡，其次为萎缩性胃炎。

(9) 中年以上妇女，出现不规则阴道流血，宫颈糜烂，白带多，性交出血。孕妇流产或葡萄胎，刮宫手术后阴道持续出血。

(10) 不明原因的长期乏力，消化不良，食欲减退，消瘦和贫血等。

(11) 原因不明的无痛性血尿，排尿末端出现血尿。

(12) 持续性头痛，不断加重。若伴有呕吐者，更应及时作检查。

(13) 大便带血、变细、黏液增多，排便困难，便秘与腹泻交替。

(14) 颈部、腋窝、锁骨上、腹股沟淋巴结肿大。

第四节 癌症预防与康复

每个人都应当根据不同的体质、性别、年龄等因素，做出自己预防癌症的健康计划。

世界卫生组织谈到肿瘤防治时，曾提出著名的3个1/3：即1/3肿瘤可以预防，1/3肿瘤可因早诊而治愈，1/3肿瘤可通过治疗延长生命，改善生活质量。

1. 维护机体保持良好健康状态，减少致癌性暴露或不受其害。

（1）合理膳食本身就是一个重要的防癌措施，健康饮食是抗癌第一道屏障。

①据调查，只吃少量食盐者，是很少患高血压等疾病的。同样，癌症发病率也相对明显比食盐多者低。食盐对人体危害，主要是“钠”在作怪，钠在人体不断积累，导致钾比例大幅下降。细胞学研究结果显示，人体正常细胞内，钾钠比例高达10倍，但随着年龄增加，身体中钾就很容易从细胞膜析出，从而使细胞内钠比例上升，癌细胞在这种情况下很容易繁殖。在实验研究中，专家们发现，有些癌细胞如果在其培养液中增加钾，癌细胞会突然变成正常细胞。

②芬兰科学家证实：增加钾摄入量，能够减少癌症发病率，钾摄入量至少应该是钠之2倍。癌症患者饮料中，如果有大量钾，如蔬菜水果，便有助于恢复钾钠均衡状态。由于钾在抗癌防癌中有重要作用，膳食中除了减少钠的摄入之外，多食用一些含有钾元素食物，将大大降低患癌症概率，新鲜黄绿色蔬菜水果，如鲜枣、柑橘、柿子、杏子，以及猕猴桃、刺梨、沙棘等，都富含大量维生素和人体必需微量元素。柑橘和香蕉中钾元素含量最高，不妨经常食用。一般情况下，蔬菜水果食用量，每天最好保持在300~500克。在补钾同时，要尽量减少钠摄入量，每人每日<6克为宜。那些高盐食品，如腌肉、咸肉、咸鱼，以及过咸食品一定不要多吃。

③结肠癌、乳腺癌发病与高脂肪饮食有关，食管癌等发病与营养不平衡、缺乏蛋白质及某些营养素有关。而盐分摄取过高，又可促使胃癌发病增加。应注意将脂肪摄入量，控制在总热量30%以下，并应注意增加食物中纤维素成分。多食黄豆制品、新鲜蔬菜、海带。保持以谷物为主传统饮食习惯，并经常吃些红薯、薏米。

“癌症发生”是一项长期的可逆性“工程”，只要有段时间中断，整个“癌工程”就得重新开始。因此，要不断改变食谱，品种尽可能多样化，做到营养平衡，比例恰当，特别改掉固定不变的饮食习惯，多吃“杂食”，补充身体里可能缺乏的某些成分。

④研究发现，经常吃枣有助于防癌，刊登于美国《国际临床与实验医学杂志》。枣中富含的多酚类活性物质能成功组织细胞突变，防止细胞癌变及进一步发展。科学家认为，多酚类物质有助于降低癌症发病率和死亡率。枣中还含有β-D-葡聚糖，动物实验研究证实该物质可遏制肿瘤生长。科学家由此得出结论：经常吃枣对预防癌症具有积极影响。

枣中含有大量的可预防高血压的微量元素钾，以及可增强人体免疫力的微量元素锰、铜和硒，它们都有助于增强枣的保健功能。

（2）运动防癌。运动是防癌计划的第一措施。既可避免肥胖，又能调动机体免疫系统的积极性。

（3）快乐防癌。开心、快乐是最好的防癌计划。

（4）改变不良行为与生活习惯。

①早戒烟。全球肺癌死亡人数中，八九成由吸烟导致。

②不熬夜。熬夜影响体液调节与神经调节的功效，甚至造成功能紊乱，导致人体免疫功能下降。夜间的灯光减少了人体褪黑激素的分泌，而褪黑素的作用正是保护DNA免受氧化作用，抑制癌变细胞。

③限饮酒。酒精会直接破坏染色体，从而增加患癌风险。嗜酒者易患口腔癌、咽癌、喉癌和胰腺癌。

④别久坐。日本研究发现，胃癌多为吃得太饱和久坐不动。美国研究发现，久坐不动比经常运动的人患结肠癌概率高45%，还易罹患前列腺癌。

⑤缺乏母乳喂养易患乳腺癌、卵巢癌。

⑥食物太烫、吃得太快易患食管癌、胃癌。

⑦过多在外就餐易患淋巴癌、胃癌（高温、油炸、调味剂）。

（5）防控环境污染及职业暴露。

（6）专业体检是最有效又经济的健康计划，40岁以上以及有癌病家族史的应每年全面体检一次。防癌体检时，不同的高危因素侧重点征询医生指导。早发现早治疗。

（7）根据致癌生物因素及时接种相关疫苗和积极防治感染。

2. 对具有某种癌症背景性疾病、癌前状态，实施针对性干预，阻止其癌变进程。

（1）应用天然或合成化学物质，主要对象是癌前病变、早期癌症者，抑制或阻止逆转癌变过程可以防止其浸润发生、转移；或有潜在遗传患癌倾向者。

（2）目前预防癌症药物，全世界有50种以上，正处于临床试验阶段。预防效果被肯定的有：维生素A类预防口腔白斑、头颈部原发癌、肺癌。

（3）随着分子遗传学、新筛查技术以及影像学的进展，能更精准地确定高危个体，并建立简便监测方法。检查处于不同阶段高危个体，从而将有可能检出更多癌前疾病，或早期癌症患者。由于对癌症生物学研究取得进展，我们才有可能针对癌变过程中各个环节，阻断或逆转其进程，如：选用天然或人工合成药物，施以靶向治疗。

3. 对已发生癌前病变、早期癌症，但尚未浸润或转移，要及时治疗，以获康复。

第五节 肺 癌

美国一项最新研究发现，肺癌在人体内的潜伏期可长达20余年。这项发表在美国《科学》杂志上的研究分析了7名肺癌患者，包括吸烟者、戒烟者和从不吸烟的人，结果发现，初始遗传错误引发的肺部肿瘤细胞就像种子一样能潜伏人体多年，悄悄“生长”而无法检测，然后在条件成熟时被新的遗传错误“触发”，公开“现身”并快速长成恶性肿瘤。

1. 诱发因素

（1）吸烟是肺癌的罪魁祸首。

（2）日常饮食习惯；富含脂肪的肉类、油炸肉类、各种红肉，以及饱和脂肪、高胆固醇等不利于肺癌预防。高脂肪摄入是肺腺癌的最大危险因素，胆固醇偏低也会增加患肺癌风险。

（3）空气污染、电离辐射、放射性元素、接触粉尘的工作环境、遗传因素等。老年人免疫功能下降，要避开这些高危因素。

（4）肺部反复慢性损伤者，如反复感染者、肺结核患者等。

2. 预防措施

（1）定期体检，每年一次，早发现早治疗。如果出现症状再去检查已进入中晚期。所以50岁以上凡长期吸烟，烟龄达到20年，每天吸烟超过20支，以及被动吸烟的家庭成员和有肺癌家族史者都属于肺癌的高危人群。故在体检时要进行胸部低剂量螺旋CT的检查，该检查的病灶可检出直径<1厘米的小肺癌。可通过微创手术切除治愈，无须进一步放疗、化疗。早期肺癌的检出率高达80%。要明显高于胸部透视及胸片。

美国《肺癌筛查指南》指出；年龄在55～74岁且有较长吸烟史者，应CT筛查。肺癌早筛是疗效提升的关键。

（2）果蔬能够预防肺癌发生。果蔬富含抗氧化物质维生素A、维生素C、维生素E，如胡萝卜、青椒、番茄、苹果、大豆、绿豆、洋葱可使肺癌风险降低2.5倍。

（3）难以戒烟的吸烟者好消息。日本研究报道：经常吃绿叶菜和橙子等水果会显著降低吸烟者肺癌的发生概率，且发生率会随着进食这些食物量的增加而下降。

(4) 饮食可让患肺癌风险降低，如鸡肉和鱼肉、鱼肝油补充剂。

第六节　前列腺癌

前列腺癌是男性老年人常见疾病，在欧美发病率极高，目前在美国前列腺癌的发病率已经超过肺癌，成为第一位危害男性健康的肿瘤。随着我国人均寿命的不断增长，饮食结构的改变及诊断技术的提高，其发病率近年迅速增加。

一、致病因素

(1) 可能与种族、遗传、食物、环境、性激素等有关。

(2) 有家族史的发病率高，而且发病年龄年轻化。

(3) 长期接触镉等化学物质及过多的动物脂肪、维生素A有可能促成前列腺癌的发展。

(4) 维生素E、硒、异黄酮及木脂素类等的摄入不足。

(5) 它是一种老年病，人们生存的时间越长，发病的几率也就越大。

(6) 现在也注意到某些基因的丢失或突变在前列腺癌的发生、发展及转移中起着重要作用。

二、早期发现

早期没有特异性症状，一旦排尿末端出现血尿，并伴有明显的尿频、尿急、尿痛、排尿困难、尿潴留等均已属于晚期前列腺癌的表现。因此，50岁以上男性，定期体检（体检应从45岁开始）是前列腺癌早发现早治疗的好方法。特别是有家族史，经常高脂饮食、精神压力大、久坐不动者每年应进行一次B超、直肠指诊和前列腺特异抗原（PSA）检验。

三、确诊标准

下列4种情况有必要进行穿刺活检：

(1) 经直肠对前列腺触诊发现前列腺有肿物或有结节。

(2) B超发现前列腺回声结节或MRI发现异常信号。

(3) PSA大于10纳克/毫升。

(4) PSA值在4～10纳克/毫升，是可疑区，应定期复查，必要时穿刺活检。

穿刺活检进行病理检查是确诊前列腺癌的金标准。

如果一个人的直系亲属中有两个人患前列腺癌，此人得前列腺癌的几率是普通人的5倍。

四、前列腺癌检查新原则草案发布

世界癌症大会旨在减少过度诊断和过度医疗。

澳大利亚癌症委员会专家奥尔夫教授告诉记者，新原则认为：如果一个人没有相关症状，PSA检测只应该在45岁至69岁之间进行；如果人的预期生存时间不超过7年，不应该进行PSA检测，因为这种情况下该检测无益于延长寿命；此外，没有症状的人进行PSA检测时，不必再接受直肠指检，后者不会带来额外的益处。

五、治疗

1. 等待观察：

由于前列腺癌发展很慢，因此恶性程度比较低的话可以不治，而是采取严密观察的办法，观察PSA的进程。癌症病人有1年存活率和3年存活率的统计，而对前列腺癌的统计是10年存活率，意思是它发展很慢。可以等待观察，定时来医院复查，就不会延误病情。

2. 早期发现治愈率可达95%以上。

3. 去势治疗：

（1）切除产生雄激素的睾丸。

（2）通过药物阻断雄激素。

目前，以药物为主的去势治疗，已经成为前列腺癌主流治疗方法之一，特别是晚期患者。

六、预防保健

50岁以上的男性应像知晓自己血压一样，知道自己的PSA水平，特别是第一次筛查发现PSA偏高的人，坚持定期复查。早期发现前列腺癌，治愈率可达95%。

（一）合理饮食

1. 合理膳食结构

资料显示，高热量、高脂肪、高蛋白质膳食人群前列腺癌发病率明显高于低脂肪、多吃白肉少吃红肉、多果蔬的人群。

研究报告

（1）高脂饮食易诱发前列腺癌。原因是高脂饮食会使胆固醇合成增加，导致以胆固醇为基础合成的雄激素增加，进而使前列腺癌发病率增加。因此老年男性，少吃含脂肪、胆固醇高的食物，如动物内脏、动物脑和奶油等。

（2）日本国立癌症研究中心探寻吃肉与患癌之间是否存在关联，发现：女性，每天摄入不足25克牛肉和猪肉与两种肉类每日摄入量为80克或以上的人相比，患结肠癌风险高出48%。男性，每日肉量100克或以上患癌风险较不足35克的人高出44%。

（3）美国科罗拉多大学癌症中心发现，高纤维饮食可以阻止癌肿生长。食用全谷物和植物性食物有可能在前列腺癌早期控制病情的发展。研究证实，蔬菜——尤其是十字花科蔬菜可能降低罹患前列腺癌的风险。

（4）美国罗格斯大学发现，咖喱粉中的姜黄素与西兰花、菜花等十字花科蔬菜中的异硫氰酸盐相结合，能增强抗击前列腺癌的作用。每周在菜里放一次咖喱就能见效。

（5）美国波士顿一研究小组对20885例美国男性医师进行了长达11年的随访调查，食用的奶制品主要包括脱脂奶、全脂奶和乳酪等，其中有1012例男性发生前列腺癌。在排除了年龄、体重、吸烟、体育锻炼等影响因素后发现，每天进食奶制品2.5份以上（每份相当于240毫升牛奶）的男性与进食奶制品0.5份以下的相比，发生前列腺癌的危险上升34%。国内也有研究发现牛奶摄入量与前列腺癌发病率显著相关，其原因可能是某些品牌的牛奶中雌激素含量较高。

（6）《欧洲营养学杂志》研究报告，每周吃3次以上胡萝卜的男士，更不易患上前列腺癌。

2. 大豆

大豆的主要作用成分异黄酮与人体内雌激素的结构类似，对雌激素受体有很高的亲和性，表现为类雌性激素样活性，可降低前列腺癌的发生。

3. 番茄是每日必须吃的食物

（1）因为番茄中含有的番茄红素是目前公认的预防前列腺癌的首选。番茄高温后细胞壁被打破，番茄红素更易被机体吸收利用，并能增强免疫力、延缓皮肤老化等。生吃可获得较多维生素C。

（2）番茄是目前自然界中发现抗氧化能力最强的天然食品和具有多种生物活性，有益于健康的植物化学物，如番茄红素、类黄酮、叶黄素、酚酸、异硫氰酸盐、植物固醇等。哈佛大学研究：每周吃10份番茄、番茄酱、番茄汁，甚至是比萨的人，罹患前列腺癌的风险比每周只吃两份以下的人少45%。

（3）番茄不仅各种维生素含量比苹果、梨高2～4倍，且具有提高机体抗氧化能力，消除自由基等体内垃圾的功效。

（4）临床试验也表明辅食西红柿1年后可显著降低前列腺癌患者体内前列腺

特异性抗原的浓度。

4. 绿茶

绿茶中含有茶多酚，能有效地清除自由基，因此能够降低罹患前列腺癌的风险，并可抑制前列腺癌的生长与扩散。

5. 维生素A

维生素A有一定预防前列腺癌的作用。因胡萝卜富含β-胡萝卜素，能够保护基因结构，所以经常吃胡萝卜可以预防细胞癌变。科学饮食忌偏食，经常食用以下食物：蘑菇、卷心菜、南瓜、豌豆、菠菜、紫菜、牛奶、蜂乳、杂粮和粗粮。

6. 加糖类饮品

瑞典一项研究显示，一天喝330毫升汽水或其他加糖饮品的男性患前列腺癌的概率比一般人高出40%。

7. 别胡乱吃补药

切忌吃含有雄激素或“壮阳”的食物、中药或中成药，以免刺激发病。

（二）积极锻炼身体，避免久坐不动，保持规律的作息时间，减轻心理压力等

研究报告

美国加州大学旧金山分校研究发现，每周高强度运动3小时可延缓早期前列腺癌发病进程，降低前列腺癌死亡风险。

伦敦大学研究发现，50岁以上男性每周骑车超过9个小时，患前列腺癌风险将增加5倍。

加州大学研究建议，日常多食用核桃，核桃油能减缓前列腺癌的增长。核桃中一些非omega-3的成分，可引起抗前列腺癌的保健功效。以往的研究显示，坚果的摄入与降低心血管疾病以及癌症的风险相关。

链接

前列腺增生与前列腺癌，是两种疾病，没有必然的联系，也不存在转化关系。前者是良性肥大，后者是肿瘤。

（三）定期体检

40岁以上男性一年进行一次前列腺检查，如无问题，之后可两年检查一次。

第八章　良性前列腺增生症防治综述

第一节　概　念

良性前列腺增生（BPH）简称前列腺增生，俗称良性前列腺肥大。病理学表现为细胞增生，而不是肥大，故应命名为前列腺增生。

前列腺增生是老年男性的常见病，是一种良性疾病，临床症状往往使患者十分痛苦。由于增生的前列腺挤压了走行其中的尿道，所以会造成尿液流出时阻力增高，临床上表现为排尿费力、排尿间断、尿线变细、尿后滴沥等。

第二节　并发症

前列腺增生继续发展，便会引起更加严重的并发症。如急性尿潴留、肾脏积水、肾功能损害、膀胱结石、尿路感染、反复血尿等。

前列腺增生的任何阶段中，可因气候变化、劳累、饮酒、便秘、久坐等因素，使前列腺突然充血、水肿导致急性尿潴留，病人不能排尿，膀胱胀满，下腹疼痛难忍，需去医院急诊处理。

前列腺增生合并感染或结石时，可出现明显尿频、尿急、尿痛症状。增生腺体表面黏膜较大的血管破裂时，亦可发生不同程度的无痛性肉眼血尿，应与泌尿系肿瘤引起的血尿鉴别。梗阻引起严重肾积水、肾功能损害时，可出现慢性肾功能不全，如食欲缺乏、恶心、呕吐、贫血、乏力等症状。长期排尿困难导致腹压增高，还可引起腹股沟疝、内痔与脱肛等。

第三节 诊 断

50岁以上男性出现典型的排尿不畅的临床表现，需考虑有前列腺增生的可能。需作下列检查：

（1）直肠指诊。指检时多数病人可触到增大的前列腺，表面光滑，质韧、有弹性，边缘清楚，中间沟变浅或消失，即可作出初步诊断。

（2）彩超。可经腹壁、直肠进行。经腹壁超声检查时膀胱需要充盈，扫描可清晰显示前列腺体积大小，增生腺体是否突入膀胱，还可以测定膀胱残余尿量。经直肠超声扫描对前列腺内部结构分辨度更为精确，目前已普遍被采用。彩超还可以了解膀胱有无结石以及上尿路有无继发积水等病变。

前列腺增生合并慢性前列腺炎。排尿症状较单纯前列腺增生重。肛门指诊，可感觉到前列腺明显变硬（前列腺单纯增生则很软）；彩超检查腺体显示为慢性炎症不均匀回声增强。

（3）尿流率检查。可以确定前列腺增生病人排尿的梗阻程度。

（4）前列腺特异性抗原（PSA）测定。对排除前列腺癌，尤其前列腺有结节或质地较硬时十分必要。血清PSA正常值为4纳克/毫升。PSA敏感性高，但特异性有限，许多因素都可影响PSA的测定值，如前列腺增生也可是PSA增高。

（4）放射性核素肾图。有助于了解上尿路有无梗阻及肾功能损害。

有血尿的病人应行静脉尿路造影和膀胱镜检查，以排除合并有泌尿系统肿瘤的可能。

第四节 治 疗

一、观察等待

良性前列腺增生病人若长期症状较轻，不影响生活与睡眠，一般无须治疗，可观察等待，做好预防保健（见本章第五节）。但需密切随访，如症状加重，应到医院的泌尿外科就诊。

二、药物治疗

（一）α受体阻滞药物

这类药物能够有效缓解尿频、尿急、急迫性尿失禁等症状，起效较快，适用于前列腺体积增大不明显的患者。

（1）随着病情的进展，前列腺增生患者的前列腺体积会不断变大，前列腺和膀胱颈部位的平滑肌的张力也会逐渐增加。α受体阻滞剂可选择性地作用于前列腺和膀胱颈部位的平滑肌，使这些平滑肌保持松弛的状态。因此，此类药物主要适合前列腺体积不大但摸上去较坚实（由平滑肌张力增加所引起），急需缓解尿潴留等症状的前列腺患者使用。

（2）α受体阻滞剂主要有3类，即非选择性α受体阻滞剂、选择性α受体阻滞剂和高选择性α受体阻滞剂。药物的选择性越高，说明其靶向性越“准”，出现不良反应的几率也越低。

（3）非选择性α受体阻滞剂（如酚苄明等）导致体位性低血压的几率是α受体阻滞剂中最高的。

（4）选择性α受体阻滞剂（如特拉唑嗪、多沙唑嗪等）导致体位性低血压的几率约为10%。

（5）一些选择性α受体阻滞剂已经被制成缓释剂（如可多华）在临床上使用。可多华的副作用较小，适合肾功能不全及年龄较大的前列腺增生患者服用。

（6）高选择性α受体阻滞剂的副作用很少，主要包括坦索罗辛等。坦索罗辛（哈乐）对前列腺和膀胱颈部平滑肌的扩张能力具有高选择性的阻断作用，对尿道内压力上升的抑制作用非常好，可有效地改善由前列腺增生引起的排尿障碍。

（7）一般来说，前列腺增生患者在服用α受体阻滞剂48小时后症状即可取得明显的改善。如果在用药的最初2天没有出现不良反应（如头晕、头疼、无力、困倦等），就可长期服用此类药物进行治疗。但若连续使用α受体阻滞剂1个月后仍未取得明显的疗效，应及时停药。在第一次服用此类药物时，患者应服用常用剂量的一半，随后可根据症状逐渐增加药量，以取得最大的疗效。有些患者在服用此类药物一段时间后其病情会突然复发，这属于正常现象，只需继续服药即可恢复药效。

（二）雌激素转化酶抑制药物

这类药物虽然起效较慢，但长期服用可以缩小前列腺体积，并减少前列腺增生的并发症。医生会根据不同患者的病情决定不同的药物治疗方案，以达到减轻症状，延缓疾病的进展，降低并发症的发生率。

雌激素转化酶抑制剂包括非那雄胺（保列治）和依立雄胺（爱普列特）等，在此重点介绍非那雄胺。

（1）非那雄胺主要用于治疗前列腺体积较大的。前列腺容积若超过了30毫升，并在进行直肠指诊时发现前列腺的质地不太坚硬，就可以使用此药进行治疗。

（2）约半数的前列腺增生患者在使用非那雄胺进行治疗后均可取得显著的效果。非那雄胺能明显改善患者的临床症状，缩小其前列腺的体积。据国外资料显示，患者在服用非那雄胺1年后，其前列腺的体积可缩小20%左右，在服用此药2~4年后发生急性尿潴留的几率可降低57%，被迫进行前列腺手术的几率也可下降55%。

（3）用法：每次服1毫升（1片），每日服1次。

（4）缺点：见效的时间较长。前列腺增生患者在服用此药3~6个月后才能见效，至少用药1年才能获得明显的疗效。在取得较好的疗效后，此病患者仍需终身服用非那雄胺，以免病情复发。

（5）年龄较小的此病患者在使用此药后有可能出现性欲低下及乳房女性化、乳腺疼痛等不良反应（在长期服用此药后可逐渐恢复性能力）。

（6）60岁以下、前列腺体积不太大的患者不宜使用非那雄胺进行治疗。

（三）植物类药物

（1）具有消炎、抗水肿作用的植物制剂如舍尼通、前列康、通尿灵等，含有花粉提取物、南瓜子、棕西米果及一些中药成分。

（2）具有阻止前列腺继续增生、降低发生并发症和需要进行手术治疗的几率等作用。

（3）此类植物制剂的价格较低、药效缓和，且药效持续的时间较长，副作用非常小。适合同时患有心血管病，病情较轻的老年前列腺增生患者使用。近年来，不少欧洲学者都认为，前列腺增生患者（尤其是病情属于轻中度、临床症状不明显的老年前列腺增生患者）可大量使用植物制剂进行治疗。在欧美国家，这类药物还被当成预防前列腺增生的保健药品来使用。

（四）补肾类中成药

（1）补肾类中成药具有调整全身的健康状态、增强膀胱肌的力量和神经系统的功能和调整内分泌的作用。因此，前列腺增生患者若在辨证施治理论的指导下服用一些补肾类中成药进行治疗，可明显地改善其生活质量，取得很好的辅助治疗效果。

（2）癃闭舒是一种对前列腺增生有确切疗效的中成药。此药具有温肾化气、清热通淋、活血化瘀、散结止痛的功效，适合有尿频、尿急、尿赤、尿痛、尿细如线、小腹拘急疼痛、腰膝酸软等肾气不足、湿热瘀阻症状的前列腺增生患者服用。癃闭舒的用法是：每次服3粒，每日服2次。

（五）联合用药

（1）前列腺体积明显增大且已经出现了排尿困难的症状，或疾病发展很快的前列腺增生患者在单用上述一种药物进行治疗时，效果可能并不理想。临床医生会建议他们采取联合用药的方法进行治疗。

（2）联合用药法主要是指联合使用雌激素转化酶抑制剂和α受体阻滞剂。此疗法的意义在于：前列腺增生患者若使用雌激素转化酶抑制剂进行治疗，在短期内一般不能见效，而加用了α受体阻滞剂后，其排尿困难等临床症状很快就可得到缓解。在联合使用这两种药物治疗一段时间后，患者的前列腺体积若明显缩小了，就可以撤掉其中一种药物。在联合使用上述两种药物的同时，还会根据辨证施治的理论，让患者加用一种中成药或植物制剂进行治疗。

三、介入治疗

就是搁支架的方式。心脏可以搁支架，尿道同样也可以搁。另外还有激光治疗和射频消融等，使闭塞的尿道通畅。

四、手术治疗

手术治疗前列腺增生效果显著，起效快，可以免除每天服药的麻烦，而且对于因为前列腺增生已经导致严重并发症的患者，手术治疗几乎是唯一的选择。

效果最好的是经尿道前列腺电切手术，这种手术是一种典型的微创手术，目前已经成为前列腺增生治疗的金标准。

第五节　预防保健

（1）饮食选择清淡、易消化的食物，多吃蔬菜水果，少吃辛辣刺激性食品，以减少前列腺充血的机会。

多吃含锌食物，锌可增强前列腺的抗感染功效，海产品、瘦肉、粗粮、豆类植物、白瓜子、花生仁、南瓜子、芝麻中都含有大量的锌。

（2）不纵欲，不禁欲，根据年龄和健康状况安排性生活。规律性生活可以缓解前列腺疾病。

（3）不长时间憋尿，否则会损害逼尿肌功能，加重病情。

（4）少骑自行车，因为自行车座会压迫尿道上段的前列腺部位，加重病情。

不久坐，久坐会压迫会阴部，使得血液微循环受阻，继而导致体内各种有害物质排泄不畅，瘀积在前列腺中。

（5）保持心情舒畅，避免忧思恼怒，不过度劳累。

（6）进行适度的体育活动，提高机体抵抗力，改善前列腺局部的血液循环。延迟睾丸功能的衰退，减少尿道炎、膀胱炎及前列腺炎的发病机会。

（7）多喝水就会多排尿，浓度高的尿液会对前列腺产生较多的刺激。

（8）洗温水澡：洗温水澡可以缓解肌肉与前列腺的紧张，因此可以减缓症状。

（9）临睡前做自我按摩：取仰卧位，左下肢伸直，左手放在神阙穴（肚脐）上，用中指、食指和无名知指三指旋转按摩，同时再用右手三指放在会阴穴部旋转按摩，一共100次。

（10）多喝点绿豆粥。对膀胱有热，排尿涩痛者尤为适用。

（10）慎用药物：有些药物会加重排尿困难，剂量大时可能引起急性尿潴留，有阿托品、颠茄片及麻黄素片、异丙基肾上腺素等。近年来又发现钙阻滞剂和异搏定，能促进泌乳素分泌，并可减弱逼尿肌的收缩力，加重排尿困难，所以这些药物应慎用或最好不用。

（11）长期吸烟、酗酒都会使前列腺长期充血水肿，加重症状。

附

前列腺炎

症状：

一是排尿异常，造成尿频、尿急、尿不尽、尿无力等；

二是出现围绕生殖器的疼痛，包括小肚子、阴茎、阴囊、会阴、腰骶部等处的疼痛；

三是精神系统出现问题，表现为乏力、睡眠障碍、腰酸腿软、烦躁易怒等。

诊断标准：

（1）一年中症状累积时间达到1个月以上；

（2）症状持续3个月以上。

专家指出

前列腺炎不能以前列腺液中白细胞的多少作为诊断标准，也不能以前列腺液中白细胞的多少作为判断病情严重程度和治疗效果的标准。

第九章 骨质疏松症防治综述

10月20日是世界骨质疏松日。

全世界每年因骨质疏松而导致骨折的病例有890余万起，据估计有2亿人罹患骨质疏松，其中大约80%为50岁以上女性。

骨质疏松是老年人死亡和患病的一大重要原因，对女性的影响尤其明显。

调查显示，骨质疏松症已成为全球性健康问题。我国是骨质疏松症患者最多的国家，总数超过9000万。近年来呈现骨质疏松症的发病率不断攀升，不断年轻化的趋势，整体形势严峻。

防治骨质疏松的目标是避免初次骨折和再次骨折。即当骨密度降低但无骨折时要进行干预，防止发生第一次骨折；第一次骨折后要防再次骨折。预防和治疗方法包括三个部分，即基础措施、药物干预和康复治疗。

第一节 概 念

骨质疏松症Osteoporosis（OP）是一种以骨量降低和骨组织微结构破坏为特性，导致骨脆性增加和易于骨折的代谢性骨病。

世界卫生组织（WHO）将骨质疏松症定义为因骨量低下、骨微结构破坏，导致骨脆性增加、易发生骨折为特征的全身性骨病。

美国国立卫生研究院（NIH）于2001年提出骨质疏松症是以骨强度下降、骨折风险性增加为特征的骨骼系统疾病。骨强度反映骨骼的两个主要方面，即骨矿密度和骨质量。

第二节　病因分类

Ⅰ型原发性OP即绝经后骨质疏松症（PMOP），发生于绝经后女性。

Ⅱ型原发性OP即老年性OP，见于老年人。

继发性OP的原发病因明确，常由内分泌代谢疾病（如性腺功能减退症、甲亢、甲旁亢、库欣综合征、1型糖尿病等）或全身性疾病引起。

第三节　病因和危险因素

正常成熟骨的代谢主要以骨重建形式进行。女性更年期后，骨密度（BMD）下降速率一般快于男性，是因为除增龄外，还有雌激素缺乏因素的参与。凡使骨吸收增加和（或）骨形成减少的因素都会导致骨丢失和骨质量下降，脆性增加，直至发生骨折。

（一）骨吸收因素

1. 性激素缺乏

雌激素缺乏使破骨细胞功能增强，骨丢失加速，这是PMOP的主要病因；而雄激素缺乏在老年性OP的发病中起了重要作用。

2. 活性维生素D缺乏和甲状旁腺素（PTH）增高

由于高龄和肾功能减退等原因致肠钙吸收和1，25-（OH）$_2$D$_3$生成减少，PTH呈代偿性分泌增多，导致骨转换率加速和骨丢失。

3. 细胞因子表达紊乱

骨组织的ⅠL-1、ⅠL-6和TNF增高，而护骨素（OPG）减少，导致破骨细胞活性增强和骨吸收。

（二）骨形成因素

1. 峰值骨量降低

青春发育期是人体骨量增加最快的时期，约在30岁左右达到峰值骨量（PBM）。PBM主要由遗传因素决定，并与种族、骨折家族史、瘦高身材等临床表象，以及发育、营养和生活方式等相关联。性成熟障碍致PBM降低，成年后发生OP的可能性增加，发病年龄提前。PBM后，OP的发生主要取决于骨丢失的量和速度。

2. 骨重建功能衰退

骨重建功能衰退可能是老年性OP的重要发病原因。成骨细胞的功能与活性缺陷导致骨形成不足和骨丢失。

（三）骨质量下降

骨质量主要与遗传因素有关，包括骨的几何形态、矿化程度、微损伤累积、骨矿物质与骨基质的理化与生物学特性等。骨质量下降导致骨脆性和骨折风险增高。

（四）不良的生活方式和生活环境

1. 蛋白质摄入过高

常吃肉等高蛋白食物，会使血液偏酸性，人体会消耗血液中的钙来维持酸碱平衡，这样就会使钙的消耗大增。建议中老年人每天吃50~75克肉类为宜。

2. 摄入盐多

腌制食品一般都添加了大量的盐，吃盐多排出的钙也会增多，一般人体每排泄1克钠（2.5克食盐中约含1克钠），同时就要排出26毫克钙。因此少吃盐有助于防止钙流失，每日吃盐量不要超过6克。

3. 饮浓茶、咖啡

咖啡、茶叶中的咖啡因，可明显遏制钙在消化道中的吸收和增加钙从尿中排出。茶叶中还含有鞣酸，鞣酸可阻碍钙离子在胃肠中的吸收，引起人体钙吸收障碍。长期喝浓茶，增加钙流失，因此每日喝茶不宜超过5克茶叶。

4. 吸烟过量

烟草中的尼古丁等有害物质会导致钙流失，并且抽烟越多，骨钙流失越严重。

5. 过量饮酒

过量饮酒会促使体内的钙从尿中排出，每天喝150毫升酒的人，骨钙流失率比不喝酒的人高41%。既抽烟又喝酒的人，骨钙流失更快。

6. 常吃粗粮

适量吃粗粮对健康有益，但天天吃粗粮不利于钙的吸收。粗粮中含有丰富的膳食纤维，会加快食物通过肠道的速度，使食物中的钙来不及吸收就被排泄，最好粗细粮搭配食用，比例为4∶6。

7. 菠菜不焯

菠菜中含有大量的草酸，草酸容易与钙结合，形成草酸钙，影响钙的吸收和利用，除会引起多系统出现结石外，还会导致钙的流失。因此，菠菜最好先在开水锅焯1分钟，能把菠菜中80%以上的草酸除掉。另外，小白菜、空心菜、油菜等草酸含量也较多，吃之前同样要焯一下。

8. 进食过饱

经常吃饭过饱的人，体内甲状旁腺激素含量明显增加，使骨骼中的钙更多地返回血液之中。也就是说，甲状旁腺激素增多容易使骨骼过分脱钙，造成骨质疏松。年轻时经常饱食的人，到了老年因甲状旁腺激素增加，即使补充再多的钙，也难以沉着于骨骼之中，所以患骨质疏松的风险明显增加。因此，吃饭千万不要过饱，每餐七分饱即可。

9. 滥用抗生素

维生素K能激活骨钙素，有助于防止钙流失。维生素K主要由肠道内的一些细菌合成，而滥用抗生素，则会破坏肠道菌群，导致合成维生素K不足而引起钙流失。

10. 运动出大汗

很多人认为运动后大汗淋漓才是最佳的结果，其实这样会导致大量的钙随汗液从毛孔流失。因此运动以微微出汗为宜。

11. 天天洗头

洗头过于频繁会使头皮皮脂厚度增加，皮脂加速分泌，就会出现头皮干燥、头皮屑过多的现象，从而使更多的钙随头屑流失。因此建议夏季2~3天洗1次，秋冬季3~5天洗1次为宜。

第四节　临床表现

1. 骨痛和肌无力

轻者无症状，仅在X线摄片或BMD测量时被发现。较重症患者常诉腰背疼痛、乏力或全身骨痛。骨痛通常为弥漫性，无固定部位，检查不能发现压痛区（点）。乏力常于劳累或活动后加重，负重能力下降或不能负重。四肢骨折或髋部骨折时肢体活动明显受限，局部疼痛加重，有畸形或骨折阳性体征。

2. 骨折

常因轻微活动、创伤、弯腰、负重、挤压或摔倒后发生骨折。多发部位为脊柱、髋部和前臂，其他部位亦可发生，如肋骨、盆骨、肱骨，甚至锁骨和胸骨等。脊柱压缩性骨折多见于PMOP患者，可单发或多发，有或无诱因，其突出表现为身材缩短；有时出现突发性腰痛，卧床而取被动体位。髋部骨折多在股骨颈部（股骨颈骨折），以老年性OP患者多见，通常于摔倒或挤压后发生。第一次骨折后，患者发生再次或反复骨折的几率明显增加。

第五节　并发症

驼背和胸廓畸形者常伴胸闷、气短、呼吸困难，甚至发绀等表现。肺活量、肺最大换气量和心排血量下降，极易并发上呼吸道和肺部感染。髋部骨折者常因感染、心血管病或慢性衰竭而死亡；幸存者生活自理能力下降或丧失，长期卧床加重骨丢失，使骨折极难愈合。

第六节　骨密度检测的9类人群

哪些人该去检测骨密度？

鉴于原发性骨质疏松在人群中的多发性和普遍性，因此建议符合以下任何一项者到医院就诊，行骨密度测定。

（1）女性65岁以上和男性70岁以上，无论是否有其他骨质疏松危险因素。

（2）女性65岁以下和男性70岁以下，有一个或多个骨质疏松危险因素。

（3）有脆性骨折史或脆性骨折家族史的成年人。

（4）各种原因引起的性激素水平低下的成年人，绝经后或双侧卵巢切除后女性。

（5）X线片已有骨质疏松改变者。

（6）接受骨质疏松治疗、进行疗效检测者。

（7）有影响骨代谢疾病或使用影响骨代谢药物史。

（8）不明原因的慢性腰背疼痛。

（9）身材变矮或脊椎畸形。

第七节　诊断标准

OP性骨折的诊断主要根据年龄、外伤骨折史、临床表现以及影像学检查确立。详细的病史和体检是临床诊断的基本依据，但确诊有赖于X线照片检查或BMD测定，并确定是低骨量[低于同性别PBM的1个标准差（SD）以上，但小于2.5个SD]、OP（低于PBM的2.5个SD以上）或严重OP（OP伴一处或多处骨折）。正、侧位X线片（必要时可加特殊位置片）确定骨折的部位、类型、移位方向和程度。CT和MRI对椎体骨折和微细骨折有较大诊断价值。CT三维成像能清晰显示关节内或关节周围骨折。MRI对鉴别新鲜和陈旧性椎体骨折有较大意义。

第八节　老年患者应及时评估骨质疏松风险

美国国家骨质疏松症基金会（NOF）专门发布了《骨质疏松症预防与治疗临床指南》，其中着重强调了对高危人群的危险评估。

临床上对所有绝经后妇女及老年男子都应评估其骨质疏松症的风险，以确定是否需要做骨骼矿物质密度（BMD）检查。一般说来，危险因素越多，罹患骨折的危险越大。骨质疏松症是可以有效防治的，但由于骨折前没有预警征兆，所以很多人不能在疾病早期及时诊断和接受积极干预。

由于多数骨质疏松症相关骨折是跌倒引起的，所以评估跌倒的危险因素也至关重要。除肌肉、步态、平衡和视力缺陷外，最重要的就是个人跌倒史。WHO在建立的10年骨折危险模型中，其危险因素包括：年龄、性别、骨折史、股骨颈BMD、体质指数及是否用口服糖皮质激素，其中还包括有无继发性骨质疏松症、父母髋关节骨折史、吸烟史、饮酒史。WHO指出，此危险因素可与BMD测量相结合，用来评估病人的骨折危险。

如果考虑病人存在可以治疗的继发性骨质疏松症病因，在开始治疗前应做相应的血、尿检查。对最近发生骨折的老年病人，应评估其继发性原因，如果考虑骨软化症或维生素D不足，应测定血清25-（OH）D_3水平。一般说来，确诊的骨质疏松症病人在开始治疗前应考虑做常规生化检查，例如血清钙和肌酐等。

临床防治骨质疏松症的五大要素：

（1）建议摄入足量的钙和维生素D。

（2）推荐50岁以上妇女每天至少摄入1200毫克钙。而摄入量大于1200~1500毫克/天可能好处有限，还可能增加肾结石或心血管相关疾病的发病危险。NOF建议大于50岁的成年人每天摄入800~1000国际单位（IU）的维生素D_3，这将使成年人的平均血清25-（OH）D_3浓度升至理想水平≧30纳克/毫升（75纳摩尔/升）。

（3）经常从事负重运动。

（4）预防跌倒。

（5）不吸烟，不过度饮酒。

第九节　鉴别诊断

1. 老年性OP与PMOP的鉴别

在排除继发性OP后，老年女性患者要考虑PMOP、老年性OP或两者合并存在等可能，可根据既往病史、BMD和骨代谢生化指标测定结果予以鉴别。

2. 内分泌性OP

根据需要，选择必要的生化或特殊检查逐一排除。甲旁亢者的骨骼改变主要为纤维囊性骨炎，早期可仅表现为低骨量或OP。测定血PTH、血钙和血磷一般可予鉴别，如仍有困难可行特殊影像学检查或动态试验。其他内分泌疾病均因本身的原发病表现较明显，鉴别不难。

3. 血液系统疾病

血液系统肿瘤的骨损害有时可酷似原发性OP或甲旁亢，此时有赖于血PTH、PTH相关蛋白（PTHrP）和肿瘤特异标志物测定等进行鉴别。

4. 原发性或转移性骨肿瘤

转移性骨肿瘤（如肺癌、前列腺癌、胃肠癌等）或原发性骨肿瘤（如多发性骨髓瘤、骨肉瘤和软骨肉瘤等）的早期表现可酷似OP。当临床高度怀疑为骨肿瘤时，可借助骨扫描或MRI明确诊断。

5. 结缔组织疾病

成骨不全的骨损害特征是骨脆性增加，多数是由于Ⅰ型胶原基因突变所致。临床表现依缺陷的类型和程度而异，轻者可仅表现为OP而无明显骨折，必要时可借助特殊影像学检查或I型胶原基因突变分析予以鉴别。

第十节　治　疗

按我国的OP诊疗指南确定治疗病例，OP的长期持续治疗是非常必要的。强调综合治疗、早期治疗和个体化治疗。合适的治疗可减轻症状，改善预后，降低骨折发生率。

（一）基础措施

1. 改善营养状况

补给足够的蛋白质有助于OP和OP性骨折的治疗，但伴有肾衰竭者要选用优质蛋白饮食，并适当限制其摄入量。多吃富含异黄酮植物雌激素类食物对保存骨量也有一定作用。

2. 补充钙剂和维生素D

不论何种OP均应补充适量钙剂，使每日元素钙的总摄入量达800~1200毫克。除增加饮食钙含量外，尚可补充碳酸钙、葡萄糖酸钙、枸橼酸钙等制剂。同时补充维生素D 400~600国际单位/天。非活性维生素D主要用于OP的预防，而活性维生素D可促进肠钙吸收，增加肾小管对钙的重吸收，抑制PTH分泌，故可用于各种OP的治疗。骨化三醇［1, 25-（OH）$_2$D$_3$，钙三醇］或阿法骨化醇的常用量为0.25微克/天，应用期间要定期检测血钙、磷变化，防止发生高钙血症和高磷血症。

3. 纠正降低OP的危险因素

及时纠正降低OP的危险因素，对治疗OP有积极作用。

4. 避免使用致OP药物

如抗癫痫药、苯妥英、苯巴比妥、卡巴马嗪、扑米酮、丙戊酸、拉莫三嗪、氯硝西泮、加巴喷丁和乙琥胺等。

5. 对症治疗

有疼痛者可给予适量非甾体抗炎药，如阿司匹林，每次0.3~0.6克，每日不超过3次；或吲哚美辛（消炎痛）片，每次25毫克，每日3次；或桂美辛（吲哚拉新）每次150毫克，每日3次；或塞来昔布，每次100~200毫克，每日1次。发生骨折或遇顽固性疼痛时，可应用降钙素制剂。骨畸形者应局部固定或采用其他矫形措施防止畸形加剧。骨折者应给予牵引、固定、复位或手术治疗，同时应辅以物理康复治疗，尽早恢复运动功能。必要时由医护人员给予被动运动，避免因制动或废用而加重病情。

6. 纠正调整

骨质疏松防治的基础措施包括调整生活方式和给予骨健康基本补充剂。骨质疏松的可控危险因素包括缺乏锻炼，应用影响骨代谢的药物，性腺功能低下，吸烟，过量饮酒或饮咖啡，低体重，钙摄入不足，维生素D缺乏，饮食中营养失衡，蛋白质摄入过高或过低。通过调整生活方式，做到均衡膳食、饮食补钙、避免烟酒、慎用药物、加强锻炼、防止跌倒等，可以把骨质疏松的危险因素降至最低。

（二）三药联用

药物干预："三药联用"效果好。

具备以下情况之一者，需考虑药物治疗：

（1）确诊的骨质疏松症患者（骨密度T值≤-2.5），无论是否有过骨折。

（2）骨量低下患者（骨密度T值≤-2.5～-1.0），并存在一项以上骨质疏松危险因素，无论是否有过骨折。

（3）无骨密度测定条件时，若已发生过脆性骨折，也需考虑药物治疗。

骨质疏松症治疗常用药物有三类：

①抑制骨吸收的药物：降钙素、双膦酸盐、雌激素、选择性雌激素受体调节剂等。

②促进骨形成的药物：钙、维生素D、甲状旁腺激素等。

③其他药物有锶盐、维生素K、植物雌激素、中药等。

（三）OP性骨折的治疗

治疗原则包括复位、固定、功能锻炼和抗OP治疗。

另外，OP的治疗还有特殊治疗和性激素补充治疗两种方式。

第十一节　专家指点骨骼保健

1. 最养骨的营养素

（1）钙。人体99%的钙都储存在骨头里。骨里的钙就像银行存款，年轻时存得多，年老了能"取"的也多，就能保持较高的骨量，远离骨质疏松等。建议经常喝牛奶、吃豆制品等富含钙的食物。

(2)维生素D。能促进肠道对钙的吸收，减少肾脏对钙的排泄。90%的维生素D通过自身皮肤合成，阳光是其最好的“活化剂”。美国科学家建议，10—14点期间前往户外，让全身40%以上的皮肤暴露在太阳光下5~15分钟即可，但隔着玻璃晒太阳效果不佳。所以要多进行户外活动，接受足够多的紫外线照射，促进维生素D合成。

(3)镁。缺镁会让骨头变脆，更易断裂。坚果、紫菜、全麦面包、杏仁、花生、菠菜、燕麦等富含镁。

(4)维生素K。维生素K可以激活钙素，促进钙沉积到骨骼中。深绿色叶菜富含维生素K，比如菠菜、西兰花等。

(5)胶原蛋白。蛋白质是钙沉积的骨架，长期蛋白质摄入不足，会影响新骨形成。研究发现，不爱吃肉类、豆制品的人，容易发生髋部骨折。建议多摄入瘦肉、鸡蛋、核桃、牛奶等富含蛋白质的食物。

2. 最好的健骨方式

运动能直接刺激骨骼，推迟骨老化，对维持骨量、防止骨量丢失大有好处，也利于人体饮食中钙的吸收。

(1)健步走。每天走5000~10000步。美国疾病控制与预防中心建议，最适宜散步的速度为每小时4.8~6.3公里，也就是每分钟90~120步。散步姿势应是抬头挺胸，保持颈部与肩膀放松，双手微微握拳、手肘弯曲约90度，手臂前后摆动带动步伐。

(2)慢跑。年纪不太大的人不妨经常慢跑，每次2000~5000米。这种中等强度的耐力有氧运动更能维持和增加骨量。

(3)练握力。每天坚持做30分钟，对于防治桡骨远端、肱骨近端的骨质疏松很有效，这两处也是骨折相对高发的部位。

(4)俯卧撑。中年人每天做两三次俯卧撑，每次20~50个，能强健股骨、肱骨、桡骨。老年人可以做高位俯卧撑，也就是对着墙做。每天起床或睡前，双脚张开与肩同宽，距墙一臂远，两手撑墙，然后做肘关节屈伸运动。

3. 常见的伤骨习惯

(1)老低头。老低头驼背，会使肩颈肌肉过度紧绷，导致韧带松弛，关节退变。建议尽量让眼睛平视屏幕，尽量挺直背部，眼睛俯视电脑15~20度。

(2)久坐。诱发椎间盘突出。建议每小时做一次踮脚或扩胸运动，在腰后垫一个靠垫。

（3）半躺。建议半躺别超过15分钟。

（4）睡姿不当。最佳睡姿半侧卧（与床保持30~0度倾斜角），但要仰卧或左右侧卧轮换。

（5）背单肩包。建议尽量背双肩包，或将包斜挎在身上。

（6）起床过猛。老人起床后活动一下腿脚再走动。

（7）背着手行走。

专家提醒

（1）身体内的钙含量是决定骨骼健康的重要因素，而天天运动加常喝牛奶，是防止骨质疏松成本最低的，也是最有效的。

（2）服用维生素D或摄入钙补充剂都不能帮助老年人防止骨折。摄入太多的钙可能会导致负面影响，包括肾结石等。

（3）牛奶及钙剂同时服用，偶尔会引发奶–碱综合征，表现为高血钙、碱中毒及肾功能不全。

（4）脂肪摄入过多或脂肪吸收不良，也会影响钙的吸收。

第十二节　预　防

加强卫生宣教，早期发现OP易感人群，以提高PBM值，降低OP风险。

提倡运动和充足的钙摄入。成年后的预防主要包括降低骨丢失速度与预防骨折的发生。

妇女围绝经期和绝经后5年内是治疗PMOP的关键时段。

《中国骨质疏松防治指南》提示：

一级预防应从儿童、青少年做起，如注意合理膳食营养，多食用含钙、磷高的食品，避免不健康的生活方式；

二级预防即人到中年，特别是妇女绝经后，要定期检查骨密度，定期补钙及积极治疗与骨质疏松症有关的疾病；

三级预防是对退行性骨质疏松症患者进行抵制骨吸收和促进骨形成治疗。

第十章　阿司匹林在心脑血管病防治中的应用综述

第一节　概　念

阿司匹林是德文Aspirin的音译，亦称乙酰水杨酸，原为解热镇痛、抗炎、抗风湿药，诞生于1899年。

自20世纪60年代发现阿司匹林抗血小板作用以来，至20世纪80年代以后，陆续有多项循证医学研究证明，阿司匹林在心脑血管病预防和治疗中起到了明显而肯定的作用，可使心肌梗死、缺血性脑卒中的发生率、死亡率降低20%~30%，同时仅有轻度增加出血性脑卒中（小于1‰）的不良反应。

第二节　现状与未来

中老年人在年龄增长，循环系统功能衰退的同时，往往伴随着血脂血糖的代谢异常。在许多因素，如血压升高、动脉硬化的诱导下，会引起血管内皮发生损伤，造成局部血小板黏附、活化和聚集，从而形成血栓，诱发心肌缺血、梗死以及脑梗死等疾病。

抗血小板治疗是防治血栓形成的主要手段，指的是应用药物来阻断血小板形成危险的血凝块。目前抗血小板药应用得最多的就是阿司匹林和氯吡格雷。

氯吡格雷：相对阿司匹林而言是一种新药，1986年由法国Sanofi公司成功研制，作为一种新型的抗血小板药物用于心脑血管疾病中的抗血栓治疗。两药作用机制不同，两种药物既可互相替代，也能联合使用。

在美国，具有心血管病危险因素的成年人中有50%~60%在服用阿司匹林进行一级预防（无病预防）和二级预防（有病早防、早治），收到了良好的效果。

目前，心脑血管病居中国成年人死因的首位。但中国具有心脑血管病危险因素，适于服用阿司匹林防治的人群中，大约只有14%的人使用了阿司匹林。据估算，如果中国心脑血管病高危人群的80%服用阿司匹林等抗血小板聚集药，进行一、二级预防，中国每年可以减少20万人死亡。由于老年人更容易发生心脑血管血栓性疾病，老年高危人群，及早规范地使用阿司匹林比年轻人获益更显著。

尚在研究也许将大有作为的领域有：抗癌，抗高血压，保护肾脏，某些眼病的治疗，糖尿病的辅助治疗等。阿司匹林的未来将会有更大的作为。

研究报告

英国《每日邮报》网站6月12日报道，新研究发现，每日75毫克阿司匹林有助于抑制乳腺癌的发展。

以往的研究发现，阿司匹林有助于阻止结肠癌、胃肠癌、前列腺癌及其他癌症的扩散。

阿司匹林能降低在患者首次诊断出癌症后5至10年内出现继发性肿瘤的风险（在治疗癌症病人时，肿瘤起初会缩小，给人以希望。但问题在于，5至10年后疾病会复发）。

在化疗后让病人服用阿司匹林，以防止复发并向癌细胞持续施压。

第三节　研究报告

阿司匹林对抗血小板聚集的作用众所周知，这也是医生建议心血管疾病患者、高血压患者、糖尿病患者以及有心血管疾病家族史的人服用这种药物的原因。除了广泛用于防治血栓性疾病，阿司匹林也用于防治偏头疼、白内障等。

有四项大型循证医学研究，美国内科医师健康研究观察22071例；由26个国家参与完成的大型高血压最佳治疗研究观察18790例；美国女性健康研究观察39876例；糖尿病视网膜病变早期研究3711例，共观察近8.4万人，随访5~10年，研究结果发现糖尿病患者长期持续服用阿司匹林（75~325毫克/天），使心肌梗死发生率降低28%~44%，脑梗死发生率降低24%~58%。可使每1000例糖尿病患者中有38例得以避免心血管事件的发生（不稳定性心绞痛、急性心肌梗死、心源性猝死）。应用阿司匹林防治心脑血管病，现已被美国心脏病学会（ACC）及美国胸科医师协会（ACCP）纳入《指南》，并建议作为预防冠心病及治疗急性心肌梗死急救的一线用药。

全球已经有200多个大规模的临床研究，证明在血压控制良好的前提下，每天服用阿司匹林75~150毫克，可使心肌梗死发生率减少1/3，脑梗死发生率减少1/4。

第四节　适应证

《抗血小板治疗中国专家共识》中明确指出，有下述3项及以上危险因素者，建议服用阿司匹林。①男性≥50岁或女性绝经期后；②高血压（血压控制在＜150/90mmHg）；③糖尿病；④高胆固醇血症；⑤肥胖，即体重指数≥28；⑥早发心脑血管疾病家族史（男性<55岁，女性<65岁发病）；⑦抽烟。

心肌梗死时，阿司匹林是抗血液凝集的药物，服用及时可大大减少死亡率。在服用阿司匹林的同时，舌下含服硝酸甘油。

1. 三类高血压患者应该使用阿司匹林

患者在血压控制良好的前提下，并且没有使用阿司匹林的禁忌证才能服用，服用前一定要先征询医生的意见。

（1）50岁以上的单纯高血压患者，无禁忌证且血压控制在150/90mmHg以内；

（2）50岁以下但合并任何一项心血管危险因素的高血压患者（如糖尿病、高胆固醇血症、肥胖、糖耐量异常、吸烟以及有心脑血管病早发的家族史等）；

（3）有血栓性疾病（脑血栓、心绞痛、心肌梗死及间歇性跛行）的高血压患者。

2. 心脑血管疾病高危人群利用阿司匹林进行一级预防（无病防病）的适应证

临床推荐：合并下述3项及以上危险因素者，建议服用阿司匹林75~100毫克/天，对阿司匹林禁忌或不能耐受者，可以氯吡格雷75毫克/天口服替代。①男性≥50岁或女性绝经期后；②高血压；③糖尿病；④高胆固醇血症；⑤肥胖（体质指数≥28）；⑥早发心脑血管疾病家族史（男<55岁，女<65岁发病）；⑦吸烟。

3. 缺血性心脏病患者应用阿司匹林进行二级预防（有病早治）的适应证

（1）慢性稳定型心绞痛，既往心肌梗死史：建议口服阿司匹林，长期应用。

抗血小板药物治疗是减少慢性稳定性心绞痛患者再发事件和死亡的重要用药之一。

临床推荐

①如无用药禁忌证，慢性稳定性心绞痛患者都应服用阿司匹林，最佳剂量范

围是每天75~150毫克。

②不能耐受阿司匹林的患者，氯吡格雷可作为替代治疗。

（2）急性冠状动脉综合征。

①非ST段抬高型急性冠脉综合征：尽早、充分、持久的抗血小板治疗对于该病的进展及预后具有重要意义。

临床推荐

所有患者立即口服阿司匹林300毫克，然后每天75~100毫克长期维持。禁忌应用阿司匹林的患者，可用氯吡格雷替代。

在使用阿司匹林的基础上，尽早给予氯吡格雷负荷量300毫克（保守治疗患者）或600毫克（冠状动脉介入术患者），然后每天75毫克，至少12个月。

②急性ST段抬高型心肌梗死：无论是否接受早期再灌注治疗（包括冠状动脉介入术、溶栓等方法），尽早和充分使用抗血小板药物均可改善预后。

临床推荐

立即嚼服阿司匹林300毫克，长期维持剂量每天75~100毫克。禁忌应用阿司匹林的患者，可用氯吡格雷替代。

（3）冠状动脉血运重建术后。

冠状动脉介入手术后抗血小板治疗：双联抗血小板治疗（阿司匹林与氯吡格雷）是预防支架围术期及术后血栓事件的常规方法。

（4）年龄≥75岁的急性冠状动脉综合征患者。

临床推荐

①阿司匹林和氯吡格雷长期治疗剂量无须改变；双联抗血小板治疗时，阿司匹林剂量每天不超过100毫克。

②急性期服用氯吡格雷每天75毫克，酌情降低或不使用负荷剂量。

③使用双联抗血小板治疗合并消化道出血危险因素时，联合质子泵抑制剂（“拉唑”类药）。

词语解读

负荷剂量：是指首次大剂量应用。

4. 缺血性脑卒中、短暂性脑缺血发作，应用阿司匹林进行二级预防

（1）非心源性卒中。

临床推荐

①氯吡格雷（75毫克/天）或阿司匹林（75~150毫克/天）。对于高危患者，氯吡格雷优于阿司匹林。

②考虑出血风险，不推荐常规使用阿司匹林联合氯吡格雷；但对于急性冠状动脉综合征或1年内冠状动脉内支架置入患者，应联合氯吡格雷（75毫克/天）和阿司匹林（100~300毫克/天）。

附

阿司匹林对于房颤所导致的心源性栓塞效果不佳。

（2）卒中急性期。

临床推荐

①未溶栓治疗且无阿司匹林禁忌证的患者发病后尽早服用阿司匹林150~300毫克/天，急性期后阿司匹林75~150毫克/天。

②溶栓治疗者，阿司匹林等抗血小板药物应在溶栓后24小时开始使用。

③不能耐受阿司匹林者，用氯吡格雷代替。

④缺血性卒中再发的高危患者如无高出血风险，缺血性卒中或短暂性脑缺血发作后的第1个月内，阿司匹林75毫克/天。

研究显示

与对照组比，可使缺血性脑卒中及其再发率减少25%。

研究报告

美国预防医学工作组专家最新建议：50多岁的人在未来10年内罹患心脏病的风险会增加10%或更多，每天服81毫克的阿司匹林不会显著增加出血风险，而且受益最多。

如果60岁的人在未来10年里罹患心脏病的风险增加10%或更多，也能从中受益，但应注意权衡利弊，最好咨询医生。

小于50岁或大于70岁的人服低剂量阿司匹林预防心脏病的理由还不够充分，需要进一步研究考证。

服用阿司匹林并不是心脏病的免死金牌，饮食均衡、作息规律、合理锻炼等健康的生活方式也很重要。疑有心脏病，应及时就诊，及时治疗。

第五节　应用剂量

专家共识

100mg/天是理想分界点。

阿司匹林剂量大一点，确实对预防血栓病更有保障，但同时副作用也会随之伴随而来，所以吃药也要讲究“效率比”，怎样才能兼顾疗效和副作用，把副作用限制在一定范围内，又最大限度地保障药效的发挥呢？专家在临床观察、统计、对比后得出结论：100毫克/天可能是理想分界点。

有一些患者可能会想，既然100毫克/天就够了，为什么我还要服250毫克/天呢？其实100毫克/天只是一个相对的安全剂量，因每个患者病情不同、体质不同、危险因素以及程度不同，不能一概而论全都实施“100毫克/天”的标准。目前原则上国际通行75~325毫克/天的剂量，在这个范围内都是可行且比较安全的。

阿司匹林用于急救时，需要注意两个问题：一是剂量应该用到150~300毫克，二是一定要嚼碎服用。

第六节　晚饭后睡前空腹服用效果最佳

在临床上，目前常用的阿司匹林是肠溶性的，服药后需要3~4小时达到血药浓度高峰。如果在上午八九点服药，药效达到高峰是在中午以后了，不能提供最好的保护。有研究显示，睡前服用小剂量阿司匹林，能显著降低血浆肾素的活性和减少皮质醇、多巴胺等激素的释放，这些也是升高血压的因素。

所以，睡前服药，药效可以在清晨达到高峰，降低心脑血管急症的发生率。同时，要注意饭后用温水送服，不可空腹服用。

专家点评

空腹服用阿司匹林肠溶片：

阿司匹林肠溶片通过胃的酸性环境时并不崩解，遇到肠道碱性肠液后才崩解，然后被吸收，发挥药理效应。

受饮食习惯与食品结构影响，有时会导致胃内容物呈碱性，若饱腹时服用阿司匹林肠溶片，药片到达胃内就可能提前崩解、释放，会损伤胃黏膜。因此，阿司匹林肠溶片在空腹时服用，在胃内呈酸性环境时通过最适宜。这时，外层包裹衣在酸性环境下不会崩解，可确保药片顺利进入肠道。

服用阿司匹林肠溶片要整片服用，切勿掰开服用。掰开后药片包裹衣不完整，在胃内提前释放，损伤胃黏膜。

第七节 漏服阿司匹林的危害及其补救措施

理论上来说，除非发现病人有禁忌证、不能耐受、在使用过程中出现明显的不良反应，阿司匹林一般应长期甚至终生使用，而不能间断。病人若对阿司匹林随意服用、吃吃停停，则会险象环生。

在临床上，许多病人不能坚持长期规范服用有效剂量的阿司匹林，导致心脑血管病事件的发生和复发率明显高于规范应用阿司匹林的人群。

研究显示

漏服阿司匹林两天以上，就会影响其疗效。中断服用阿司匹林的卒中幸存者，再发生中风的风险比规律使用阿司匹林者增高约两倍。而且，再次中风发作通常发生在病人中断服用阿司匹林后的最初8~10天。

漏服阿司匹林补救办法：如果病人病情稳定，或将阿司匹林用于心脑血管病一级预防时，偶尔漏服一天不影响疗效，第二天继续服用原剂量即可。

漏服两大或两天以上者，应立即口服原剂量两倍的阿司匹林（比如原先服用100毫克，应立即服用200毫克，肠溶片应咀嚼），次日即可恢复到原来的剂量。

如果病人突发心绞痛等急性冠脉综合征的表现，应立即口服负荷剂量的阿司匹林300毫克（普通片直接口服，肠溶片应咀嚼），然后，根据病情和是否需行介入治疗，决定负荷剂量的使用时间，并逐渐过渡到小剂量（75~150毫克），再进行长期维持用药。

专家提醒

漏服或中断发生后，病人都应当在医生指导下采取补救措施，将危险性降到最小。

研究报告

研究发现，中途停用阿司匹林比从来没有用过的人导致心脑血管死亡的风险更高。

第八节　间断服用阿司匹林的危害

阿司匹林对血小板的抑制作用可以维持约7天左右。如果您停用阿司匹林超过1周，阿司匹林抗血小板的作用就消失殆尽了。在此之前的停药期间，发生脑梗的风险和没有吃药前是一样高的。但一些研究显示，阿司匹林停药几天后，体内的环氧化酶活性可能出现“报复性升高”，导致所谓的阿司匹林停药的反跳现象，血栓形成的风险会增加。因此，不到万不得已，阿司匹林是应该每天1次，不能间断的。

第九节　胃病患者服用阿司匹林的讨论

不服用阿司匹林，可能发生血栓；服用阿司匹林，可能发生严重胃肠损伤（如严重胃出血、胃穿孔等），这就需要对两种风险进行比较。

（1）如果患者正处于或者反复发生急性冠脉综合征、冠脉血管重建术后、反复短暂性脑缺血发作、可逆性缺血性脑疾病、既往发生过心脑血管血栓性事件、人工瓣膜置换术后、有多个心脑血管病危险因素（如高血压、冠心病、糖尿病、肥胖、吸烟、血脂异常等）、外周动脉闭塞性疾病，而患者的胃部病变不严重、处于稳定期、无明显胃肠道出血倾向。那么，胃病患者仍应考虑服用阿司匹林。

（2）如果患者发生心脑血管事件的风险较低，但患者本身有活动性溃疡病、反复发生大出血、难治性溃疡病、凝血障碍、严重肝病、低凝血酶原血症、维生素K缺乏、血小板减少、明显的皮肤黏膜出血倾向，则不建议服用阿司匹林。

（3）如果胃部病变和心脑血管病变都很严重，则应非常谨慎地使用阿司匹林，并同时使用针对胃病的药物，如质子泵抑制剂，代表药物有奥美拉唑、泮托拉唑等。

总体而言，阿司匹林是利大于弊，且利远大于弊。不到万不得已，一般不要排除它。

第十节 不宜服用阿司匹林的10类人群

（1）血压很高不易控制的人。

（2）有脑出血家族史的人。

（3）近3个月内有过出血性脑卒中者。

（4）对该类药物有过敏史者，常见的有药疹、荨麻疹、哮喘、神经血管性水肿，严重者可导致休克。

（5）患有活动性胃十二指肠溃疡、溃疡性结肠炎等易致消化道出血疾病者。

（6）血友病、血小板减少性紫癜及其他凝血障碍患者。

（7）孕妇、哺乳妇女、新生儿。

（8）有特异质、痛风、肝肾功能不全者慎用。

（9）阿司匹林在体内的分解产物能阻碍铁的吸收，故缺铁性贫血病人不宜服用。

（10）儿童忌用阿司匹林，可用扑热息痛代替。

第十一节 服用阿司匹林注意事项

（1）选用肠溶剂型。与非肠溶制剂比较，能减少60%胃肠反应。但肠溶阿司匹林仍有部分在胃内溶解（一般服用2小时胃内溶解率可达10%）。因此，对于有胃病、肝病、出血倾向的患者，肠溶阿司匹林仍应慎用。

为了尽量减少肠溶阿司匹林对胃的伤害，可考虑在胃内完全不溶解的另一种肠溶剂型——拜阿司匹林。

（2）有胃病注意用药剂量，每天将阿司匹林剂量控制在75~100毫克。

（3）对于有过出血情况的人来说，只要没有心脑血管疾病症状，建议可以不再长期服用阿司匹林。

（4）在服药期间注意皮肤及牙龈有无出血倾向，并定期复查血小板计数、血小板聚集率等。

（5）与其他药物合用时，注意药物之间的相互作用。

①阿司匹林一般不宜与维生素B_1、激素、消炎痛、保泰松合用，以免对消化道产生更强的刺激作用。

②与维生素A同用，能较好地减轻其对消化道的刺激。

③与维生素K同服，可防止引发出血倾向。

④与肝素、华法林合用，易增加出血风险。

（6）阿司匹林怕酸、甜、辣。如果服用阿司匹林期间吃大量酸味食物，相当于使胃遭受双重刺激，严重时可能引起出血。如果吃大量甜食，会刺激胃酸分泌，影响阿司匹林的吸收。

服用阿司匹林期间也不宜吃太辣的食物，以免刺激胃。

第十二节　服用阿司匹林的5种不良反应及防范措施

1. 胃肠反应

本药对胃黏膜有刺激作用，表现为恶心、呕吐、腹痛、上腹不适，发生率3%~9%，一般与饮食同服或饭后服，或改为肠溶片。若不能减轻，可改服噻氯匹定（抵克立德）或氯吡格雷（波立维）。长期服用本药还可引起胃十二指肠溃疡，甚至消化道出血，发生率低于1%。因此，服药时应注意观察大便颜色有无变黑，必要时应做大便潜血试验及定期做胃镜检查。若已证实有胃溃疡活动者，应即刻停用阿司匹林，并对症治疗。

2. 血液系统

长期服用本药可使凝血酶原减少，出、凝血时间延长，偶见缺铁性贫血、溶血性贫血、粒细胞减少、血小板减少及再生障碍性贫血。因此，初次用药一个月内，应复查一次凝血酶原，出、凝血时间，血常规及血小板，若正常，以后每6个月复查一次上述检验。

3. 中枢神经系统

有可逆性耳聋、听力下降、头晕、头痛。

4. 肝、肾功能损害

与剂量有密切关系，剂量过大时，可致肾乳头坏死及肾衰竭，应注意定期（半年至一年）复查一次肝肾功能及尿常规。

5. 过敏反应

常见的有哮喘、荨麻疹、血管神经性水肿，严重反应可致休克，发生率约为0.2%。一旦发现，立即停药，并用支气管扩张剂及地塞米松等脱敏。凡有特异质及有该类药物过敏史者，一律禁用该药。

第十三节　专家点评

目前网络热传，关于阿司匹林的致癌还是治癌，众说纷纭，目前还没有定论，尚需进一步研究证实。

那么，还该不该吃阿司匹林呢？由于阿司匹林在血管病的防治中具有重要作用，因此研究者并不建议患者停止服用阿司匹林。特别是对那些已经患上心脑血管疾病的人来说，有效治疗这些疾病远比防癌重要得多。是否需要服用，特别是长期服用阿司匹林，要由医生充分权衡利弊后为患者做出选择。患者服用时间过长，如超过5年，应定期监测消化道出血的风险。

研究报告

美国FDA在综合大量的研究数据后，并不推荐阿司匹林用于所有人对心脑血管事件的一级预防。

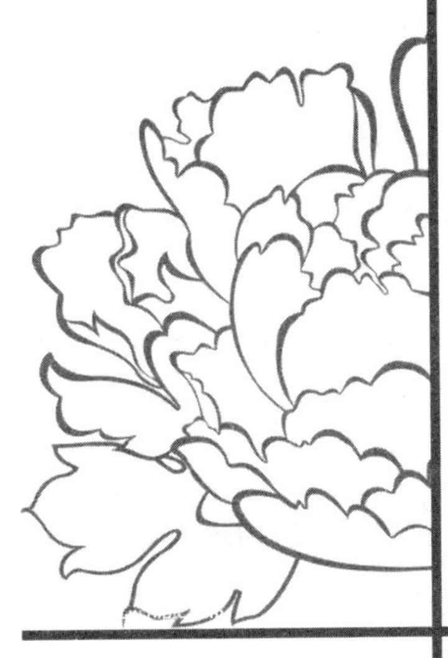

第四篇 健康计划与自我保健

健康长寿语林

要想获得健康长寿，永远都不晚！但可以肯定的是，越早关注健康，健康离你越近。

健康不是一切，但没有健康就没有一切。

世界上最好的医生是自己。

《张岳公不老歌》："起得早，睡得好，七分饱，常跑跑，多笑笑，莫烦恼，天天忙，永不老。"

人活到100岁是值得的。人活在世上就像是爬山一样，只有爬到顶峰，人的气势才会无与伦比。

〔荷〕斯宾诺莎：保持健康是做人的责任。

养生可分为养生之道与养生之术。中医将养生的方法称为养生之术。有关养生方法在养生之术的基础上，提升到哲学层次是养生之道。中国养生文化最精于养生之道，其糅合儒、释、道的思想精华，与中医精华融为一体。

年逾九旬的著名漫画家方成，在谈他的养生之道时说：“生活一向很平常，骑车作画写文章。养生只有一个字：忙。”由此看来，“忙”的确是众多“大师”级人物的养生诀窍。他们一辈子“忙”个不停，从不考虑享“清福”，才使他们神清脑健、寿达期颐。

人生不是赛跑，而是旅行。有人走快了几步，有人走慢了几步，是很正常的，不要为了让自己赶在前头不顾一切地去拼命。既然我们有机会来到这个美好的世界，就应该像一个旅行家，不仅要跋山涉水走完我们既定的旅程，更要懂得欣赏、感受、流连路边的风景。想走的时候就走，想停的时候就停，随心所欲地去发现旅途乐趣和值得珍惜的一切。

旅行是快乐的，人生也应该是快乐的，真正有意义的人生，应当是旅游心态的人生，倘若这样的话，即使到达生命终点的时候也必然是快乐的，没有什么遗憾。

——小河

经常易怒、与别人唱反调，对心脏健康的威胁不亚于吸烟及高胆固醇血症等危险因素，而且更容易诱发急性心肌梗死。而愉悦、乐观、安全感、荣誉感等正性情绪，可使体内神经内分泌系统的功能协调平衡，从而提高机体的抗病能力。

《吕氏春秋》五害说：“大喜、大怒、大忧、大怨、大哀，五者接踵，则生害矣。”

背景链接：《中国老年人健康指南》加强健康管理

每年至少体检1次。

警惕身体的异常变化。身体若有以下异常：不明原因体重下降；短暂晕厥，一侧肢体麻木、无力；痰中带血；心慌、心前区憋闷；食欲下降，大便次数或性状改变、血便、柏油样便；无痛性血尿；颈部、乳腺、腋下、大腿根部出现“疙瘩”或摸到肿块等，应及时检查诊治。

患病遵医嘱治疗。不瞒着医生采用多个治疗方案。

突发急重症及时拨打120，采取适当方法现场救助。

第一章　40岁健康计划

健康是责任，健康是能力，健康是资源，健康是尊严。

需要知识积累，需要提高自我保健能力。

健康应该从娃娃抓起（各级学校在做），40岁开始应关注自己的身体了！否则疾病就关照你了！

研究发现：中国北方健康人群衰老速度在年龄<45岁组最慢，45~59岁组迅速加快，至60~74岁组达到峰值，之后进入稳定的平台期。

第一节　衰老已经来到

人到中年，组织器官的生理功能开始减退，生命细胞的再生能力、免疫和内分泌功能开始下降，心、脑、肺、肝、肾等重要器官的功能也在逐渐进入由盛向衰的过程。人体会出现一些主观不适症状，如疲乏、倦怠、失眠、头痛、腰酸、胸闷、心悸、颈肩僵硬等症状。这些有的属于心血管等各系统的功能障碍，有的则属于某些疾病的早期表现，应到医院进行体格检查，防止疾病的发生与发展。

更明显的是内分泌系统由成熟期进入衰退期：女性由于卵巢功能减退，雌激素、孕激素分泌减少，部分女性出现月经周期不规则、月经量由时多时少逐渐减少直至闭经，多数女性平稳过渡，少数女性不能适应这种生理变化，出现面颊潮红、身体发热、出汗、心悸、胸闷、感觉异常、情绪波动、烦躁易怒等自主神经功能紊乱现象，称为围绝经期。这是人生的必然阶段，女性出现不适症状不必过分焦虑与紧张。经过二至三年，身体逐渐适应了内分泌功能的变化，症状会减轻或消失。

中年既是青年期的延续，又是老年期的前奏，是人生最宝贵又是脆弱的时期。

同时是人生压力最大、负担最重的时期。身体机能由盛转衰与生活、事业的双重担当形成反差，如仍不注意健康保健，那么英年早逝的人为我们留下多少惋惜与心痛，让我们追思吧！健康的警钟在长鸣！

第二节　迎接衰老该做的准备

1. 锻炼身体，增强体质

美国心脏学会建议每周进行两次力量锻炼，以保持旺盛的新陈代谢，同时也有助于营造良好的心理状态，为即将到来的更年期做好身心准备。要在年轻时进行负荷性的锻炼，到了中年则需要进行体质的锻炼，通过各种高强度的锻炼提高身体的耐力、力量、柔韧性和速度，例如跑步等，耐力主要训练的是心肺功能，力量主要训练的是肌肉功能，柔韧性是各个器官的协调性，速度是反应性。每天至少运动1小时，需要有规律的锻炼才能够达到锻炼的目的，这样有利于维持肌肉和骨的新陈代谢。

研究表明，不参加运动锻炼的中老年人癌症的发病率是经常参加锻炼的中老年人的2.6倍。中老年人只要每天进行30～60分钟的运动，体内的白细胞就可以增加10%～30%，从而验证了锻炼可使抗病功能增强的事实。

2. 保持健康体重

40岁以后身体新陈代谢速度放慢，所以更要严格控制体重，保护好肠胃，为健康打好基础，以降低疾病风险。坚持每日运动，注意控制饮食。

科学家在12年间对1万名成年人进行调查发现，略微超重的人比体重合格者死亡率更低。

新加坡国立大学的一项研究显示，中老年人体重减少10%以上会使髋骨骨折的风险增加56%。

3. 30～50岁要保护肠胃

这一年龄段的人工作忙、压力大，饮食不规律，如出现上腹部不适、饭后饱胀感、食欲丧失等症状，应及时就医。

4. 扩大交际圈

朋友及家人可以给您更多的鼓励和支持，帮助你做出更健康的生活选择。

5. 办公室保健的8种方法

（1）梳头。用手指代替梳子，从前额的发际处向后梳到枕部，然后弧形梳到耳上及耳后。每次梳头10～20次，可改善大脑血液供应，并可降低血压。

（2）弹脑。端坐椅上，两手掌心按两侧耳朵，用食指、中指、无名指轻轻弹击脑部，自己可听到声响。每日10～20次，有解除疲劳、防头晕、强听力、治耳鸣的作用。

（3）扯耳。先左手绕过头顶，以手指握住右耳尖，向上提拉14下；然后以右手绕过头顶，用手指握住左耳尖，向上提拉14下，可达到清火益智、心舒气畅、睡眠香甜的效果。

（4）练眼。每隔半小时远望窗外1分钟，并用力眨双眼数次，或者转眼球运动，放松眼部肌肉，促进眼部血液循环，使眼睛得到休息。

（5）转颈。先抬头尽量后仰，再把下颌俯至前胸，使颈背部肌肉拉紧，并向左右两侧倾10～15次；然后腰背靠椅背，两手颈后抱拢片刻。

（6）伸懒腰。伸懒腰可加速血液循环，放松全身肌肉，纠正脊柱向前过度弯曲，保持体型。

（7）揉腹。左手顺时针方向绕脐揉腹36周，对防止便秘、消化不良等症有较好的效果。

（8）按摩后溪穴。把手握成拳，掌指关节后横纹的尽头就是这个穴。把双手后溪穴放在桌子边沿，用腕关节带动双手，轻松地来回滚动，就可以达到刺激的效果。每过一个小时按摩3～5分钟，或空闲时就按摩，这样坚持一天，下班时你会发现腰和脖子似乎轻松了许多，酸酸胀胀的眼睛也舒服了不少。如果你能坚持半个月以上，颈椎病的症状就可以减轻甚至消失。

专家提醒

低头看手机不应超过15分钟，最好保持手机与视线齐平或稍低。

趴着午睡：许多上班族习惯中午趴在桌子上打盹，这不利于颈椎保持生理弧度，可能导致颈椎问题。有背痛或颈痛的人，尤其不能趴着睡，否则会加重病情。

头和肩夹着手机打电话：有些人工作繁忙时，习惯将电话夹在头和脖子之间。殊不知，颈椎向一侧过度用力，可能导致颈部肌肉痉挛和过度疲劳，造成脖子酸胀、疼痛，埋下颈椎病的隐患。

低头玩手机：人们低头使用手机时，颈椎往往承受着更重的头部重量，同时肩颈过度紧绷，腰椎负担加大。成为“低头族”后，仅需短短5年，肩颈肌肉酸痛、腰酸背痛、颈椎病等症状就会找上门来。长时间伏案工作、用电脑的人也会遇到这些问题。

专家建议

接电话时最好手持电话，每隔几分钟两手交替，避免一侧肌肉过度紧绷。

6. 健康体检

每年做一次全面健康体检后再加一次防癌体检，并根据年龄、性别等做些针对性检查。发现病及时治，不把小病拖成大病、重病。

（1）筛查糖尿病。美国糖尿病协会指出，40岁后患糖尿病的风险有增多趋势，应该在45岁后至少每年筛查一次。据美国心脏学会估算，在糖尿病患者（尤其是2型糖尿病）的死亡因素中，2/3~3/4与冠心病和脑卒中有关。

“吃得多，动得少”加上忙于事业，应酬多，压力大，糖尿病的发病年龄普遍提前。空腹血糖50%的糖尿病人不一定升高，应该同时做餐后血糖，或糖化血红蛋白，更加准确。

（2）检查乳房。乳腺癌已成为城市女性健康的第一杀手。

年轻女性：25岁以上的女性，要定期到医院进行临床检查，也就是每年进行一次乳腺彩超检查。如果乳腺查出有异常（乳腺肿块、结节等肿瘤性质待定的病灶），就要每半年检查一次。除此之外，有典型的家族史，比如家中曾有患卵巢癌以及乳腺癌的直系亲属（母亲、姨妈、外婆、姑姑、奶奶等），就要把关注乳房的时间提前，进行乳房检查的时间也要相应提前。

中年女性：女性可从40岁开始进行钼靶联合乳腺彩超检查。钼靶检查对于以钙化为表现形式的早期乳腺癌，诊断准确性是相对较高的。彩超看囊肿、肿块的能力比钼靶强。

绝经后的女性：乳腺癌发病一般有两个高峰，第一个高峰是45~55岁，第二个高峰是65岁以后。女性要在40岁后开始进行乳房检查，而不是等到50岁。我国从30岁开始便有零星发病，发病高峰段为40至45岁，比西方妇女早10到15年。由于乳癌隐匿性强，35%的患者就诊时已是中晚期。专家建议35岁以下女性应每年接受一次彩超检查。越早发现，治疗效果越好。

专家指出

月经来得比较早，55岁以后停经，结婚比较晚，35岁以后生孩子，从未有过哺乳的女性等容易发生乳腺癌。

研究报告

美国加利福尼亚大学洛杉矶分校的专家们发现，健康的乳腺组织的老化程度超过身体其他部位2~3年。而一个罹患乳腺癌的女性，其肿瘤附近的健康乳腺组织比身体其他部位要老12年之多。同时，生物时钟也测量了肿瘤组织，发现他比健康组织平均老36年。

研究的结果也许能解释为什么乳腺癌会成为女性最常见的癌症，同时也解释了为什么年龄增长是罹患癌症的主要风险因素。

《癌症研究》的一项研究称：服用雌激素含量较高的避孕药的女性患乳腺癌的风险会增加50%，而服用雌激素含量较低的避孕药的女性则没有这种风险。

专家建议

经期后9~11天自查乳房，平躺床上，以乳头为中心，用指腹按顺时针方向紧贴皮肤做循环按摩。以手指能触压到肋骨为宜，同时检查腋窝和锁骨位置，因为有些增生组织也可能会在乳房周围生长。如果摸到结节或包块，要去医院检查。

做家务：在家适当干体力活儿是预防乳腺癌最有效的方式之一。

（3）查C反应蛋白（CRP）预报心脑血管疾病。该指标越高表明炎症程度越高，从而患心脑血管疾病的危险就越大。正常的CRP值应低于8毫克/升，大于12毫克/升有临床意义，大于17毫克/升提示存在心脑血管危险性或心脑血管病情不稳定。

（4）关注身体质量指数、血压、血胆固醇。一旦发现其中任何一项指标异常，就应该立即看医生，以便及时控制。

（5）宫颈癌筛查。结婚一年以上，或者有性生活史两年以上的年轻女性，以及中老年女性，最好每两年进行一次宫颈脱落细胞学检查。

7. 关注秃顶

美国调查发现，在胆固醇水平相同的情况下，秃顶者死于心血管疾病的风险，比同龄头发浓密者高2~3倍，尤其是45~54岁之间的秃顶男子，更易患心脏病。

专家指点

秃顶与睾丸激素过高分泌有关，而睾丸激素指标居高不下，会导致动脉硬化和血栓，发生冠心病的几率就比较高。建议早期筛查，及时发现，尽早治疗。

美国研究人员发现秃顶男子具有独到的抵抗疾病的能力，所以寿命相对较长。究其原因，秃顶人身体内雄性激素分泌比较旺盛，而雄性激素相当于是男人的保护神。

8. 低温养身更长寿

冷水浴有良好的健身和增强免疫功能作用。

学会低热量饮食，减少动物性油脂摄入。多吃温凉食物，可使身体热量平衡，延长细胞寿命。

多吃下列养阴食物：①水生植物藕、菱角、水稻等；②越冬植物如大白菜、萝卜；③背阴处生的植物，如冬菇、蘑菇；④冬季成熟的食物，如冬梨、冬枣；⑤吃体温偏低的动物，如水鸭和鱼等。

9. 关注食品安全知识

（1）有机食品。有机食品这一名词是从英文Organic Food直译过来的，在其他语言中也称生态或生物食品。有机食品是指来自于有机农业生产体系，不使用化学合成的农药、化肥、生长调节剂、饲料添加剂等物质，根据国际有机农业生产规范生产加工，并通过独立的有机食品认证机构认证的一切农副产品，包括粮食、蔬菜、水果、奶制品、禽畜产品、蜂蜜、水产品、调料等。

（2）绿色食品。绿色食品是指无污染、安全、优质营养等食品的通称。绿色食品必须符合农业部制定的绿色食品生态环境标准和绿色食品生产操作规程，产品必须符合农业部制定的绿色食品质量和卫生标准。

（3）无公害食品。无公害食品是指产地环境、生产过程和产品安全符合无公害食品标准和生产技术规程（规范）的要求，经专门机构认定，许可使用无公害食品标志的未经加工或者初加工的食用农产品。无公害食品在生产过程中允许限量、限品种、限时间地使用人工合成的化学农药、兽药、渔药、饲料添加剂和化学肥料等。

（4）转基因食品。通过生物技术，科学家可以把某个基因从生物中分离出来，然后植入另一种生物体内。例如，北极鱼体内的某个基因有防冻作用，科学家将它抽出，植入西红柿里，于是就制造出新品种的耐寒西红柿。像这样含有转基因成分的食品称为转基因食品。

（5）天然食品。"天然"是指食品中不包含或添加任何人工或合成物质（包括所有来源的色素）等通常被认为不应出现在食品中的成分。

（6）保质期、保存期。所谓保质期（最佳食用期、最短适用日期）是指在标签指明的贮存条件下，保持品质的期限。超过此期限，在一定时间内食品仍然可以食用的。

保存期（推荐的最后食用日期）是指在标签指明的贮存条件下，预计的终止食用日期，超过此期限产品不宜再食用。

第三节　关注慢性肾炎

慢性肾小球肾炎，简称慢性肾炎，可发生于任何年龄，但以青、中年男性为主。

多数起病隐匿、缓慢，以蛋白尿、血尿、高血压、水肿为基本临床表现，可有不同程度的肾功能减退，病情迁延、反复，渐进性发展为慢性肾衰竭。

专家指点

预防慢性肾炎，保护好自己的肾脏。

（1）注意个人卫生，保持皮肤清洁，注意保暖，居室通风，适量饮水不憋尿，增强体质，预防感染。去除感染病灶以减少诱因。

（2）改变不健康生活方式，平衡膳食，戒烟限酒，劳逸结合，定时作息，保证充足睡眠。避免劳累过度及强烈的精神刺激。

（3）避免接触重金属（如汞、铅、砷等）、有毒物（如染发剂）及可能损害肾的药物。"是药三分毒"，药物的肾毒性是很常见的，因为许多药物的代谢产物要通过肾脏从尿液排出体外。

（4）避免应用容易损害肾脏的药物。

抗生素类：如卡那霉素可引起蛋白尿、血尿等，庆大霉素、链霉素也能引起肾损伤，四环素类、氯霉素、多粘菌素、两性霉素B等能使肾小管发生退行性变化，有些磺胺药还导致结晶尿和血尿。

解热镇痛药：长期服用会出现腰痛、蛋白尿、管型尿、少尿等。

其他：如巴比妥类、水合氯醛，部分抗肿瘤药、抗结核药等，对肾脏也会造成一定程度的损害。近年来研究表明，含有马兜铃酸的中草药至少有十余种，如关木通、防己、青木香、马兜铃、天仙藤等，若使用不当，可致急性肾小管坏死，引发肾衰竭，老年人禁用此类药物。

积极治疗肾炎、泌尿系统感染、结石、肿瘤等，严格控制血压、血糖，以减轻其对肾功能的损害。

研究报告

英国肾脏研究中心研究，如果每天至少喝2000毫升水，那么患肾脏病的概率就会降低80%；每天适当喝点蜂蜜，可以把患肾病的风险降低18%。

专家提醒

及时发现慢性肾炎的早期征兆，应立即就诊以明确病因。

肾脏的代偿功能极其强大，即使肾脏功能已经损失50%以上的慢性肾病病人，仍可能没有任何症状。

水肿：晨起眼睑或颜面水肿，严重时可出现在身体低垂部位，如双脚踝内侧、双下肢等。

小便泡沫多，久置不消失：常表明尿液中排泄的蛋白质较多。

尿色异常：尿呈浓茶色、洗肉水样、酱油色或混浊如淘米水。

高血压：可出现头痛、头晕、视物模糊等症状，但有些患者可以没有任何不适。经常测量血压十分必要。

腰痛：无明确原因的腰背酸痛应去医院检查肾脏。

尿量过多或过少：正常人的尿量平均为1500毫升/日。发生小便量骤减或徒然增加。

夜尿：正常人年龄小于60岁时，一般不应该有夜尿，如果年轻人夜尿增加，则可能是肾脏功能不良的早期临床表现。

附：造成老人血尿的原因

尿路感染、结石、肿瘤、肾炎、肾下垂、多囊肾、外伤、手术、化学药品或药物损害、全身性疾病、尿路邻近器官疾病等，都可能造成老年人尿血。一旦出现血尿，即使没有任何不适，也不可大意，一定要到医院检查，以免延误治疗。

专家提示

遵医嘱积极接受下列检测，以免延误诊疗的最佳时机：尿常规检查中蛋白尿的出现往往显示肾脏损害的存在，尿微量白蛋白测定则可检查出更早期的肾脏损害。微量白蛋白尿的检测可以采用24小时内尿液中白蛋白/肌酐比值等方法表示。有肾病高危因素的人群建议定期进行该项检测，以早期发现肾损害，及时干预，改善预后。

研究报告

肾小球滤过率（GFR）水平和蛋白尿都可预测心血管疾病风险，尤其是心脏衰竭和心脏病发作及脑卒中死亡风险。

第四节　WHO认定的10大类垃圾食品

世界卫生组织认定的垃圾食品有10大类。

1. 油炸类食品

（1）导致心血管疾病的元凶（油炸淀粉）。

（2）含致癌物质。

（3）破坏维生素，使蛋白质变性。

（4）升高血液中胆固醇水平，影响身体正常代谢，容易让脂肪在体内堆积。

2. 加工类肉食品（肉干、肉松、香肠等）

（1）含三大致癌物质之一亚硝酸盐（防腐和显色作用）。

（2）含大量防腐剂（加重肝脏负担）。

3. 烧烤类食品

（1）含大量三苯四丙吡——三大致癌物质之首。

（2）1只烤鸡腿=60支烟毒素。

（3）导致蛋白质碳化变性（加重肾脏、肝脏负担）。

4. 冷冻甜品类食品（冰淇淋、冰棒和各类雪糕）

（1）含奶油极易引起肥胖。

（2）含糖量过高影响正餐。

5. 饼干类食品（不含低温烘烤和全麦饼干）

（1）食用香精和食用色素过多（对肝脏功能造成负担）。

（2）严重破坏维生素。

（3）热量过多、营养成分低。

6. 汽水可乐类食品

（1）含磷酸、碳酸，会带走体内大量的钙。

（2）含糖量过高，喝后有饱胀感，影响正餐。

（3）增大骨质疏松和贫血的危险，对高血压和心脏病也有不利影响。

7. 话梅蜜饯类食品（果脯）

（1）含三大致癌物质之一亚硝酸盐（防腐和显色作用）。

（2）盐分过高，含防腐剂、香精（损肝）。

8. 方便类食品（主要指方便面和膨化食品）

（1）盐分过高，含防腐剂、香精（损肝）。

（2）只有热量，没有营养。

（3）铝会妨碍人体对多种矿物质的吸收，导致精神系统紊乱。

9. 罐头类食品（包括鱼肉类和水果类）

（1）破坏维生素，使蛋白质变性。

（2）热量过多，营养成分低。

10. 腌制类食品

（1）导致高血压，肾负担过重，导致鼻咽癌。

（2）影响黏膜系统（对肠胃有危害）。

（3）易得溃疡和发炎。

（4）是含亚硝酸盐的大户，妨碍人体的血红蛋白转运氧气，甚至形成致癌物亚硝胺。同时，它还会消耗食品中的维生素E和维生素C。

专家点评

对于饮食，人们的认识应该是世界上没有不好的食物，只有不合理的膳食。按照瑞士药物学家帕拉萨尔苏斯的说法，只有剂量能决定一种物质是否有毒。对食物而言也是如此，只有数量才能决定一种食物是否为垃圾食物。红肉、含糖饮料、高胆固醇及高盐等固然可以称为不健康食物，但只要数量有限，就不会影响人的健康。因此，与其说一些食品为垃圾食品，不如说选择食物时没有进行巧妙搭配。

研究报告

世界卫生组织下属国际癌症研究机构的报告称：

（1）任何一种经过腌制、发酵和熏制等工艺加工，以改善风味或长期保存的肉类都是加工肉制品。

（2）从劣质火腿肠到高品质火腿，只要是加工肉制品，都被归为致癌物。

（3）红肉指的是哺乳动物的肌肉，其中包括牛肉、羊肉、猪肉和马肉等。红肉也可能致癌，但危害可能低于加工肉制品。

（4）食用红肉可能导致胰腺癌和前列腺癌。

（5）是否致癌只是一个量的问题。过量食用可能有损健康，但适量食用不会带来不良后果。

专家提醒

研究发现，吃垃圾食品会杀死能抵御肥胖、糖尿病、癌症、心脏病、炎症性肠病和孤独症的肠道细菌。

科学家现在认为，以种类有限的高度加工食品为基础日常饮食，会使肠道菌群数量减少三分之一以上。

第五节　动物体上什么部位不能吃

1. 鸡头

有重金属。我国有句名谚：十年鸡头胜砒霜。因为散养的鸡在啄食中会吃进有害的重金属。

2. 猪脖里的肉疙瘩

易感染疾病。食用时应去除猪脖等处灰色、黄色或暗红色的肉疙瘩，因为含有细菌和病毒，若食用则易感染疾病。

3. 禽尖翅

鸡、鸭、鹅等禽类的尖翅（屁股）是淋巴腺体集中的地方，是个藏污纳垢的"仓库"。

4. 鸡脖、鸭脖

有淋巴器官，可能是各种病毒聚集处，不宜食用。同时，鸡脖、鸭脖处的皮肤含有较多的胆固醇和脂肪，也不宜多吃。

5. 鱼"黑衣"

有害物质汇集层。鱼体腹腔两侧有一层黑色膜衣，这层黑膜是鱼腹中各种有害物质的汇集层，是最腥臭的部位，含有大量的类脂质、溶菌酶等物质。

6. 羊悬筋

是羊蹄内发生病变的一种组织，又称蹄白珠，一般为圆珠形、串粒状。

7. 畜三腺

猪、牛、羊等动物体内的甲状腺、肾上腺、病变淋巴腺是三种生理性有害器官，内部含有大量激素，进入人体后，会扰乱人体的激素平衡，危害健康。

8. 鱼胆

位于鱼的腹腔，一般呈淡淡的青黄色或青黑色。鱼胆汁会使人体出现恶心、呕吐、腹痛等症状。

第二章 50岁健康计划

第一节 呵护心脑血管健康

50~80岁是动脉粥样硬化、冠心病、脑卒中高发年龄段。

心脑血管一直默默地工作着，到了50岁左右，血管已经逐渐硬化，血管壁上布满斑块。如果不多加保护和关注，它就会面临危险。虽然心脑血管病发作比较突然，但之前身体发生的一些变化，比如高血压、高胆固醇、肥胖、糖尿病，就是在发出信号，提醒你注意呵护心脑。

四五十岁的人处于事业的上升期，工作、家庭都给他们带来很大压力。如果心脏问题不能早发现早诊治，突然出现急性心梗，其猝死率反而比习惯了防患于未然的老年人更高。

1. 呵护心脑健康应从20岁开始

（1）少喝含糖饮料。很多年轻人每天都要喝几罐饮料，常喝含糖饮料会增加肥胖症、高血压和糖尿病的风险，这些都会进一步增加患冠心病、脑卒中的风险。

（2）远离烟草。这个年龄段的人保护心脏的首要任务就是远离烟草。美国麻省总医院专家伍德博士表示，从20岁开始吸烟的人，平均死亡年龄比非吸烟人群小12~14岁。戒烟后，心脑血管病危险会立即下降。

（3）知晓家族病史。如果你的父亲55岁前或母亲65岁前患上冠心病或脑卒中，或者祖父母、叔叔、姑姑在此年龄段发生冠心病或脑卒中，那么你从20岁开始就有必要注意预防冠心病、脑卒中。

（4）少吃肉类。尤其是红肉类，可以把患心血管病的风险降低29%。

2. 控制热量

50岁以后人体新陈代谢变慢，控制热量摄入更加重要。

3. 心脏不适做运动平板试验

这一年龄段的人，如果出现心脏不适的症状，最好能做个运动平板试验。此试验通过走路或骑车运动时监测心电图或血压的变化，来评估心脏的健康情况，有助于早发现隐匿性冠状动脉粥样硬化病变。

4. 骨矿物质密度（BMD）检查

波士顿哈佛医学院的一项实验表明，骨矿物质密度（BMD）低是女性亚临床冠状动脉钙化的标志，因此也可以作为冠心病的一种标志。

50岁的人，如果出现浑身疼痛、易骨折等情况，就该考虑患有骨质疏松症了。

第二节　筛查结肠癌

结肠癌的高发年龄段为四五十岁，能够在癌变前及时发现息肉，并进行治疗。肠镜检查是最好的筛查方式。如果检查结果正常，且没有家族病史，可以每隔5~10年检查一次。肥胖、习惯性便秘、有家族性息肉者是高危人群。

关注便秘防治：多喝水，多吃流质饮食和膳食纤维，多运动，养成定时排便习惯。

研究报告

华盛顿大学研究证实，每周步行1小时可减低患结肠癌的风险达30%。

一项研究结果显示，长期食用红色肉类和加工肉可能会使患直肠癌和结肠癌的风险增加。

根据美国人体营养研究中心的研究，每天进行一定时间的有氧运动，尤其是慢跑，可以防止大便在身体里逗留过长的时间，从而减少患结肠癌的概率。

专家指出

50岁以上的人最好对主要癌症进行筛查，男性尤其是长期酗酒、吸烟者应筛查肺癌、胃癌、肝癌、食管癌等，对有家族史者每隔半年要做针对性检查。

第三节 围绝经期症状

绝经综合征是指女性绝经前后出现性激素波动或减少所引起的一系列躯体及精神心理症状。我国女性更年期大概在45~55岁。

当你开始感觉到潮热、情绪波动时，最好在医生指导下积极治疗。

1. 最好就诊于正规医院相关门诊

性激素水平的测定，查卵巢功能是否衰退，甲状腺有没有问题（甲状腺功能及甲状腺超声检测）；再做妇科彩超检查，看看子宫、附件有没有问题；了解目前血脂、血糖的情况。通过相关检查，确定没有激素治疗的禁忌证，便可在医生的指导下进行激素补充治疗。合理的个体化的激素补充，可以改善全身多种症状。

2. 调整心态

可以培养一些兴趣爱好，比如练瑜伽、听音乐、看书、种花、养鱼等。应该各种各样的东西都要吃，吃得越杂越好。晚饭可以少吃，但不能不吃，每天晚饭一小时后，要活动1~2小时。

3. 更年期高血压

少数女性更年期会出现内分泌失调，易出现睡眠不好、情绪不稳、烦躁不安等症状，引起血压波动。更年期高血压一般是收缩压上升，舒张压改变较少或没有改变，眼底、心脏和肾脏没有受累表现。如果患者收缩压为140~159mmHg，舒张压为90~99mmHg时，先不要用降压药，可以用一些调节内分泌、自主神经、睡眠的药物，观察3个月到半年，更年期的症状缓解后，血压也会降下来。这样不用降压药，血压也可在更年期末恢复正常。如果患者的血压收缩压为160~179mmHg，舒张压为100~109mmHg，且患者有吸烟、高血压家族史、糖尿病、高血脂等其中任意两项，那么就需要加入降压药治疗。

4. 围绝经期心脏问题

心律失常、假性心绞痛、心脏神经官能症。要及时看医生。

第四节　关注用药知识

1. 药物的慎用、忌用、禁用有什么区别

“慎用”是指该药可以谨慎使用，但必须密切观察用药情况，一旦出现不良反应立即停药。

“忌用”是指不适宜使用或应避免使用该药。提醒某些患者，服用此类药物可能会出现明显的不良反应和不良后果。

“禁用”是指禁止使用。某些病人如使用该药会发生严重的不良反应或中毒，如心动过缓、心力衰竭的病人应禁用心得安；青光眼的病人应禁用阿托品；对青霉素过敏的病人就应禁用青霉素，否则将引起严重的过敏反应，甚至死亡。所以，凡属禁用的药品，绝不能贸然使用。

2. 购药时切记不能只看药名

药品一般有三种名称，即化学名、通用名和商品名。西药和中药不同，不同厂家生产的中药都是同一个通用名。而西药则不同，各个厂家生产的同一种化学药品一般都有自己的商品名，这样同一种药品可能就有几个甚至十几个商品名。所以，无论是到医院看病还是自己到药店买药，都必须分清药名和成分，弄清自己现在正在服的药及新购买的药是不是存在名字不同成分相同的现象。否则，很容易造成重复用药，导致药物中毒等严重后果。常用药物中存在的“同一化学名，不同商品名”的药品例如：

头孢拉定（抗生素），泛捷复、克必力、赛福定、君必清、菌必清、先锋霉素Ⅳ等。

罗红霉素（抗生素），罗力得、迈克罗德、严迪、朗素、罗西红霉素、红霉素肟、罗迈新、任苏、蓓克、罗利宁、红比霉素等。

扑热息痛（解热止痛药），必理通、百服宁、泰诺、安佳热、静迪等。

3. 药名差一字，药效大不同

近几年，患者吃错药、买错药的事屡有发生，其中因药名一字之差造成吃错的占有一定比例。吃错药不仅耽误治病，严重者还将危及生命。常用药物中药名一字之差但药效各异的药物有：

氟哌酸与氟哌醇：前者为第三代喹诺酮类药物，应用于敏感菌所致泌尿道、肠道细菌感染及耳鼻喉科、妇科、外科的感染性疾病；后者为抗精神病药，主要用于各种急慢性精神分裂症、焦虑性神经官能症、呕吐及顽固性呃逆。

安定与安坦：前者是抗焦虑药，适用于焦虑症及各种神经官能症、失眠、癫痫等；后者为中枢性抗胆碱药，主要用于治疗各种震颤麻痹症，能改善运动障碍等症状。

消心痛与消炎痛：前者为防治心绞痛药物，如舌下含服可用于急性心绞痛发作，口服用于预防发作；后者为抗炎镇痛药，具有解热、镇痛及消炎作用，可用于急慢性风湿性关节炎、痛风性关节炎、癌性疼痛等。

大活络丸与小活络丸：前者主治中风瘫痪、痿痹等，后者主治风寒湿痹所致的肢体疼痛。

胃复安与胃复康：前者为止吐药，后者为胃肠道解痉药。

利血平与利血生：利血平是降血压药；利血生是补血药，适用于贫血病人。

磺胺嘧啶与乙胺嘧啶：磺胺嘧啶是消炎药，乙胺嘧啶是抗疟药。

鱼油和鱼肝油：鱼油是软化血管药，适用于动脉硬化的病人；鱼肝油是维生素类药。

灭滴灵与灭吐灵：灭滴灵是抗滴虫药，适用于滴虫病和牙周病的治疗；灭吐灵又叫胃复安，适用于胃部不适及各种呕吐的病人。

阿糖胞苷与阿糖腺苷：阿糖胞苷是抗癌药；阿糖腺苷为抗病毒药，用于治疗带状疱疹。

氟胞嘧啶与氟尿嘧啶：氟胞嘧啶是抗真菌药，适用于各种癣症；氟尿嘧啶是抗癌药。

罗红霉素与柔红霉素：罗红霉素是广谱抗菌药，柔红霉素是抗癌药。

4. 学会看药品说明书

在服药前不看或者看不懂药品说明书，会给安全用药带来隐患。服药前，应当充分了解药品的成分、适应证和禁忌证、用量和用法、药物的不良反应、注意事项等内容。如有些药物在饭前用更好，而有的药在饭后服用更好；有的使用后要定期复查。同时了解服用该药与已经在用的药物是否有冲突，以免降低药物的效果和可能导致药量过量。

5. 美国食品和药品管理局（FDA）发布的最新提示

药品和保健品混用不当，不仅不利于治病，还可能带来危险。

服华法林时用银杏叶保健品，或吃阿司匹林期间用维生素E，可能增强药物抗凝作用，增大出血甚至卒中的风险。此外，特殊时期应停服保健品。手术前、中、后同时使用保健品和某些药可能影响治疗。

6. 什么是老人用量酌减

一般情况下，应按照这样的标准酌减：从50岁开始，每增加1岁应减少成人用量的1%。也就是说，60~80岁的老年人，服用成年人剂量的3/4左右；80岁以上的老年人，服用成年人剂量的1/2即可。部分特殊药品，如强心药地高辛，仅为成年人的1/4~1/2。

第五节　关注肩周炎

1. 概念

肩周炎是一种常见的关节囊粘连性炎症，为肩关节周围炎的简称，是在无意中形成的。由于发病年龄多在50岁左右，所以又被人们称为"五十肩"或"漏肩风"。患有此症后，肩关节变得僵硬、酸痛，活动受限，如果保持原来的姿势，便不会有剧烈的疼痛。

2. 引发因素

（1）受风寒。

（2）肩部扭伤、挫伤或是腱鞘炎、滑囊炎，如搬提重物等。

（3）缺乏经常性体育运动。

（4）姿势不良。

（5）脑卒中患者也会引发肩周炎。

（6）任何能够引起胳膊或肩关节活动受限的因素都可能导致肩周炎发生。电脑一族也成为高危人群。

3. 症状与诊断

急性期患者常常会因为肩部偶然受到碰撞或牵拉，引起撕裂样剧痛。

肩痛白天轻，晚上重。多数患者常会诉说后半夜被痛醒，不能安睡，尤其不能向患侧侧卧。晚上睡觉对气温也特别敏感，一受凉就更加疼痛。

患侧肩膀酸痛，患者不敢活动，久而久之，肩关节变紧，最后无法上举，甚至梳头、穿衣服都有困难。

患侧肩关节疼痛，肩关节活动明显受限，尤其是在肩关节旋转、上举、外展等运动时更为明显，但肩关节正侧位X线片却显示关节正常，即可确诊为肩周炎（同时排除创伤骨折、风湿性关节炎等继发性的肩周炎）。

4. 分期治疗

早期即疼痛期，此期不宜过早采用推拿、按摩方法，以防疼痛症状加重，可采取一些主动运动的练习，不能用力过猛，循序渐进。

中期即冻结期，以恢复关节运动的功能为目的。此期可以采用一些理疗，如推拿、按摩、医疗体育等措施，以达到解除粘连，扩大肩关节的运动范围。

晚期为恢复期，以继续加强功能锻炼为原则，以达到全面康复和预防复发的目的。

5. 按摩疗法

用拇指或中指按揉（或针灸）肩内陵、肩贞、肩髃、肩髎、天宗等穴，各按摩2分钟，并用拿捏、搓、抖等手法配合肩关节活动，可以治疗慢性肩周炎。

6. 理疗

理疗可以起到消炎、镇痛、解痉、改善血液循环、松弛肌肉的作用。也可热敷。

7. 运动疗法

（1）摆臂。热敷和按摩肩部，上臂做内收外展，用手摸对侧耳轮，然后摆动，到有痛感时回复原位。

（2）手爬墙。双手直肩扶墙，在身体向墙壁靠近的同时，双手直臂沿墙壁向上爬，有痛感时坚持10秒钟，然后屈臂放松。

（3）直臂肩绕环。两臂自然下垂，然后伸直，从下向前、上、下做直臂肩绕环。

（4）两手抱头法。站立，两脚与肩同宽，两手手指交叉放于后脑；两肘拉开，与身体平行；两肘收拢，似夹头部，重复练习。做完之后，可以用左手捏拿右手手臂，从肩到手腕，再由手腕到肩，反复捏拿5~10遍后再换右手，对肩周炎的恢复很有效果。

（5）耸肩。稍用力做耸肩动作，左右交替进行，共做100次。

8. 药物治疗

消炎痛、扶他林等消炎止痛药，也可服用活血通络止痛的中药。

9. 预后

是一种自限性疾病，一般持续1~2年。

10. 调护与预防

（1）坚持体育锻炼，如打太极拳、做操等。

（2）平时注意肩部保暖，夏天睡觉不要露肩，风扇、空调不要对着肩部吹。

（3）冬天睡觉时可在肩部戴护肩。

(4)防止肩部慢性劳损，不可在无准备的情况下突然做强力劳动或双手搬卸过重的物体，以防肩部发生扭伤。

(5)经常进行弯腰、垂臂、摆动、旋转等肩关节功能锻炼。

链接

肩袖是包绕肩关节周围的4条肌肉的腱性组织。当外伤、增生、骨刺等诸多原因导致肩袖损伤或发生退变时，肌腱会发生水肿和炎性改变，甚至产生断裂，从而导致肩关节疼痛、力弱及活动受限，这类病症称为肩袖损伤。

可伴发有活动时疼痛，甚至夜间痛，影响睡眠质量。60岁以上的患者大约有30%有肩袖损伤。

肩袖损伤时，需要保持肩部绝对休息，不能活动，注意养护。建议人们平时不要过度使用肩关节，尤其是甩膀子运动要注意分寸，最好以上肢不过顶运动为宜，以免对肩部造成损伤。需要专科医生通过专业手法体检和影像资料加以鉴别，以免延误患者最佳治疗时间。

第六节　正确认识体检报告异常

发现疾病，及时治疗；可疑问题，明确诊断；未下结论时，要定期复查；保存好每次体检资料，听从医生指导。

1. 尿酸高就会发生痛风

有些人一看到化验单血尿酸超标，就认为是高尿酸血症，会发生痛风。虽然高尿酸血症病人发生痛风的可能性大，且大多数痛风病人的血尿酸值均超过420微摩尔/升，但是并非尿酸高就一定会发生痛风。

2. 脂肪肝就会肝硬化

一看到彩超检查结果提示脂肪肝，有些人就认为是肝硬化。其实这是两码事，是可逆的。通过生活方式的改变，如低脂饮食、增加运动量、忌酒等，早期脂肪肝能够逆转，不留后遗症。

3. 血糖高就是糖尿病

影响血糖的因素比较多，比如紧张、应激、剧烈运动、进食等。连续检测三天，空腹血糖大于或等于7.0毫摩尔/升，餐后2小时血糖大于或等于11.1毫摩尔/升，或在一天任何时候（不管进食与否）血糖大于或等于11.1毫摩尔/升时；方可确诊。偶尔的血糖升高或单一的尿糖阳性，不等于糖尿病，但应进一步复查。

第七节　关注脂肪肝

1. 概念

轻度脂肪肝患者肝功能表现为基本正常，腹部彩超可见脂肪肝的改变。轻度脂肪肝一般无需药物治疗，可通过改善生活方式痊愈，且一般没有明显临床症状。若因此对其掉以轻心，任其发展，有可能会进一步发展为中度脂肪肝，中度脂肪肝再转变为重度脂肪肝，甚至出现肝纤维化、肝硬化，甚至肝癌。

2. 诱发因素

缺少锻炼、久坐不动、高脂饮食等不良生活习惯，尤其是长期大量饮酒者、肥胖者、2型糖尿病患者、高脂血症患者，以及使用如四环素、肾上腺皮质激素、嘌呤霉素、环己胺、吐根碱、砷、铅、银、汞等可通过干扰脂蛋白的代谢而形成脂肪肝。

（1）快速减肥。禁食、过度节食或其他快速减轻体重的措施导致体内没有足够的糖提供能量，进而引起脂肪的分解量短期内大量增加，肝脏“工作量”激增，损伤肝细胞，影响脂蛋白合成能力，导致脂肪肝。

（2）营养不良。营养不良导致体内蛋白质缺乏，不能形成足够的载脂蛋白，脂类物质不能变成脂蛋白进入血液，而沉积于肝细胞内，最终形成脂肪肝。

相关链接

非酒精性脂肪肝是一种与胰岛素抵抗相关的代谢应激性肝损伤，所以治疗的首要目标是改善胰岛素抵抗、防治代谢综合征。

中成药胆宁片对非酒精性脂肪肝患者的临床症状有显著的改善作用。很多患者在服用了胆宁片后，体重减轻，血脂和肝功能趋于正常。在6个月疗程的长期治疗后发现，胆宁片对改善胰岛素抵抗、防治代谢综合征、修复受损肝细胞具有良好的作用。

胆宁片虽然是治疗胆囊炎、胆石病的常用药物，但它在针对非酒精性脂肪肝治疗方面同样发挥着不可低估的作用。

非酒精性脂肪肝患者需注意预防胆石病。因为非酒精性脂肪肝患者极易发生胆石病，而胆石病患者又通常伴有非酒精性脂肪肝。

胆宁片以疏肝利胆、防石排石、抑制炎症、理气化瘀的独特功效。

专家提示

肝癌的高危人群：慢性乙型、丙型肝炎患者和肝炎病毒携带者；40岁以上男性或50岁以上的女性；有长期嗜酒史和糖尿病病史人群；临床诊断为肝硬化者；有肝癌家族史者。

研究报告

美国伊利诺伊大学的一项新研究发现，每周吃西兰花3~5次可显著降低肝癌风险，同时还可控制脂肪肝。研究者指出，西兰花可减少肝脏脂质摄入和增加肝脏脂质输出，进而防止肝脏摄入过多脂肪。

资料显示

少饮酒，包括啤酒，可以把患肝病危险降低85%，如果在10年中每天都喝750毫升的啤酒，那么肝炎、脂肪肝一定在劫难逃。许多男人喜欢在夏天喝冰镇啤酒解暑，一个夏天（3个月）的豪饮，肝脏就需要10个月进行自我修复。

第三章　60岁健康计划

进入老年阶段，机体的生理功能逐渐下降，组织器官逐步发生退行性改变，并最终走向衰老的过程。衰老与老化并没有严格区别，只不过老化的退行性改变较轻，发生的时间可以更早。

第一节　老年真的来了

一、生理衰老

也称正常衰老，是一个生理过程，具有普遍性、累积性、渐进性和不可逆性，直至生命的终点，这是最理想的过程，国外称之为健康老化。

1. 人体结构成分的改变

（1）体内水分和组织器官的细胞减少，脂肪明显增加。水分由年轻时占身体的60%下降到50%左右，肌肉由年轻时占50%下降至25%左右。

（2）基础代谢率较年轻人降低15～20%，促进人体衰老的自由基和过氧化物在体内堆积，细胞活力明显降低。

（3）由于性激素分泌减少，蛋白质合成能力减弱，体力明显下降，衰老体征明显。

（4）由于免疫器官功能减退，特别是胸腺萎缩，分泌减少，制造免疫细胞的能力减退，免疫力降低，抗病能力下降，易受到感染。

2. 体内电解质的变化

（1）体内钾含量降低，导致肌肉无力，肠蠕动功能降低，出现排便困难。

（2）钙丢失加快，特别是绝经后的女性，易出现骨质疏松、骨折等。

3. 内脏器官的生理功能发生变化

（1）由于储备力降低，适应能力和抵抗力减弱。心血管功能逐渐减退，心脏的搏血量明显减少，每分钟泵出的血量由3.4升下降到2升左右；心跳次数由运动时每分钟最高200次下降到140次左右。

（2）由于肺泡间质纤维量增加，小支气管的口径扩大，肺的扩张能力下降，呼吸时进气量减少，肺活量降低，运动或劳动时感到气促。

（3）肾脏的功能有多种，但主要的功能是产生、排出尿液，即排出代谢过程中产生的废物。老年人肾脏的肾小球滤过率降低，只相当于30岁时的一半。所以留存于体内的废物相对较多，而这些物质又对人体造成不良影响。

（4）膀胱的容量也由30岁时的0.5升减少到70岁时的0.25升，因而小便次数增多，尤以夜尿增多明显。

（5）随着医学的发展，隐藏在老年斑后面的诸多健康问题逐渐被揭示，它不只损害皮肤，还可沉积于心、肝、脑、肾等生命器官与组织中，成为看不见的“体锈”，进而干扰细胞的正常代谢，加速衰老。

二、病理生理衰老

尽管正常衰老是生理性的，但衰老的生理改变和病理变化并无明确的界线。有研究认为，老年人出现某种程度的动脉粥样硬化和轻度脑萎缩是“正常”的，一旦出现临床症状或严重的功能障碍，上述生理过程即可转变成为病理生理过程。

（1）由于胃壁的腺体功能减退，胃液、消化液分泌量下降，易出现胃酸缺乏，消化功能低下，导致贫血和萎缩性胃炎，也是诱发胃癌的一种因素。

（2）由于胰腺功能减低，胰岛素分泌减少，糖的耐量差，加之胰腺周围组织胰岛素受体数量减少，糖尿病的患病率明显增加。

（3）由于胆固醇积聚在动脉壁上，管壁变厚，管腔狭窄、硬化，弹性下降，对血压的调节能力减退，容易发生血压波动和高血压。如果冠状动脉被堵塞，就会发生冠心病及心肌梗死；脑血管被堵塞或破裂就会发生脑卒中。应该指出，某些衰老的病理生理改变（如动脉粥样硬化等）是可逆的，这在临床应用上有积极意义，希望是存在的。

（4）衰老是由于基因调控障碍和“微损伤”等引起，可无任何主观感觉和客观信号，具有很大的隐蔽性。在临床上，亚健康和亚临床状态虽有某些病理生理改变，但不表现临床症状。因此，切不可忽视“正常衰老”的病理生理。

（5）患病时病理生理改变对衰老有明显的加速作用，因此“病理性衰老”具有更大的危害性。

(6)衰老的病理生理机理是生命科学中一个庞大的课题，它涉及生命过程的方方面面，尚无定论。有如下学说：基因调控障碍、细胞凋亡、自由基损伤、物质代谢失衡、抗氧化酶活性降低、免疫功能紊乱、神经内分泌失调、组织细胞退行性改变、生理功能下降等。

第二节　迎接老年需要做的准备

60岁是老年生活的开始，有些人以为，好不容易熬到退休，该过过清闲、舒适、安逸的生活了。于是，饱食终日，无所事事，进而产生孤独、无聊、抑郁、失落、自卑等心理症状，导致身体健康状况迅速下降，使衰老来得更快。

老年人退休后，首先要做到善于用脑。人的衰老是从大脑开始的，因此，要通过读书看报、研究养生、学习新知识、写作、书画等兴趣爱好和生活目标来动脑筋，使脑机能经常得到锻炼。只有大脑功能健全才能健康长寿。老人们要做好下列事项，从而达到防患于未然，延长无病期：

1. 关注心脏

警惕信号。冠心病的最常见症状是胸痛、胸闷、心慌等。此外，头晕、下巴不适、极度疲劳、用力时气短等也可能是冠心病症状。

2. 关注记忆力

如果记忆力大不如前，可能与缺乏维生素B_{12}有关。美国“国家健康与营养调查”的数据表明，很多60岁以上的人缺乏维生素B_{12}。这种储藏在海鲜、牛肉中的营养，可以制造健康的血红细胞，保护神经系统，防止记忆力减退。同时要积极参加社交活动和经常用脑。

3. 关注运动

积极锻炼，心脏更年轻。到了50岁以后，身体的各种功能下降了，就需要功能的锻炼，锻炼的目的不再是增强体质了，而是保持较好的身体功能。关注关节和肌肉，一些老人会出现关节炎和背痛等疾病，这时可以选择散步、游泳等运动。一周两次的力量训练还应继续，这有助于保持身体肌肉群。

关注锻炼骨盆肌肉，做提肛运动，有助于防治尿失禁。每天至少3次，动作重复10次。

加拿大麦吉尔大学的研究者发现，老人手劲大小、蹲下再起身的敏捷程度、走路速度跟长寿都有一定关系。握力越大，死亡风险越低；起身越敏捷、走路步速快的人也往往更长寿。

4. 关注练好平衡

多项研究表明，太极拳不仅有助于缓解压力，而且有助于锻炼身体平衡，减少老人摔倒跌伤危险。

5. 关注骨质疏松、骨关节

美国国家骨质疏松基金会建议，最晚65岁时要开始检查骨密度，尤其是女性。40岁后骨量开始下降，骨质逐渐变脆，人的关节软骨退化，关节间隙越来越狭窄。退行关节炎的形成是膝关节疼痛的主要原因。

走路改善退行性关节炎就是要“动”，很多人会问，关节已经在痛了，怎么动呢？就是因为已经在痛了，如果再不多活动锻炼肌肉，肌肉会变得更加虚弱，造成更多的关节伤害，疼痛感变得更加剧烈。可多走路，至少一周3~5次，每次30分钟的运动量。

专家提示：保护膝关节

（1）尽量放慢上下楼梯及上下坡时的速度，可以尝试侧身45°~90°；下坡时尽量使用扶手；老人可以多用拐杖。

（2）尽量不要跪着擦地板。

（3）有盘腿习惯的人，可以只弯一条腿，自然放松就好，不要把两条腿都弯曲盘在一起，更不要用力将腿下压。

（4）骨性关节炎患者应多吃富含蛋白质、钙质、胶原蛋白、异黄酮等的食物，如牛奶及乳制品、豆类及豆制品、鱼虾、海带、黑木耳、鸡爪、猪蹄、羊腿、蹄筋等。

（5）走路时间太长。很多人以为走路是万能的，事实上，长期超量走路会导致软骨磨损，往往就需要换膝关节来解决了。

研究报告

美国贝勒医学院研究发现，无论年龄大小，只要进行有规律的跑步锻炼，出现膝关节疼痛的概率就会明显降低，而且不容易患上退化性关节炎。

英国伦敦大学的调研显示，常吃大蒜的中老年人，很少表现出关节炎的早期征兆。

6. 关注呼吸系统

肺炎是威胁65岁以上老年人生命的重要隐患，而注射肺炎菌苗可大大降低患肺炎的风险。

7. 关注带状疱疹

带状疱疹是由水痘病毒引起的，但却比儿时的水痘症状要严重得多。带状疱疹会造成剧烈疼痛，甚至神经疼痛和损伤。患过水痘的人要更加留意此种风险。60岁以上老人在医师指导下进行带状疱疹疫苗注射，以降低患病风险。必要时，每十年接种一次百白破疫苗。

8. 关注流感

60岁后发生流感并发症的风险大大增加，有时甚至威胁生命，流感病毒每年变异，因此每年注射流感疫苗是最好的防护方法。流感的高发季节是每年的11月到次年2月，在此高峰前一个月左右接种流感疫苗，能在未来的一年内起到较好的预防效果。

资料显示

连续接种流感疫苗5年，可使脑卒中的风险减低42%。

9. 关注糖尿病

确诊后应尽快接种乙肝疫苗。因其乙肝病毒可通过血液传播，检测手指血糖、注射胰岛素等操作都会增大感染风险，加之糖尿病会削弱患者的免疫力，更易感染。

10. 关注动脉硬化的先兆征象——老年斑

老年斑系皮肤血管供血不足，致使上皮细胞角化过度、肥厚、坏死和乳头样增生所致。以往认为，老年斑只发生在面部、颈部、手足背部。

现代研究表明，老年斑不仅发生在皮肤表面，而且还会集聚于心脏、血管、肝、肾上腺及脑等重要组织中，导致这些组织和脏器功能退化；如果沉积在血管壁上，会导致动脉硬化、高血压、心肌梗死、老年性痴呆。防治措施：多用脑，常吃黄花菜；每天食100克芦笋或50克燕麦片，能有效减少脂质在心血管内沉积；每天食用10克芝麻，还可用山楂片泡水饮用，增强肝的免疫力及解毒能力；或服用葡萄籽粉等。

敬请老年人千万不要轻视老年斑，它是动脉粥样硬化的先兆表现。

11. 关注肿瘤

50岁后是癌症向人体“发难”的集中年龄段。随着年龄增长，内外各种致癌因素的累加，就容易导致细胞的癌变，防癌体检至少要提早10年，尤其是有肿瘤家族史的人。

12. 关注有些药物在长期使用后有致癌性

流行病学调查有关资料表明，有些药物在长期使用后有致癌性。

解热镇痛药：如安乃近与亚硝酸盐反应可生成亚硝酸，后者有致癌性；保太松能抑制骨髓造血功能，可能造成白血病。

激素：甲基睾丸素、去氢甲基睾丸酮、庚酸睾丸酮可能引起肝癌，激素如苯丙酸诺龙、康力龙等长期使用易诱发肝癌。

抗癌药：抗癌药物引起继发性癌，最应引起注意的是继发性白血病和继发性膀胱癌，诱发白血病的潜伏期随剂量增高而缩短。长期使用甲氨蝶呤、氟脲嘧啶有潜在的继发性肿瘤危险，服用环磷酰胺易引起膀胱癌。

其他药物：长期使用硫唑嘌呤、环磷酰胺，其癌症的发生率比一般人群高，以淋巴瘤、皮肤肿瘤为多见。

13. 关注张嘴呼吸加速衰老

张嘴呼吸是人体老化的原因之一。鼻子和嘴巴的一大差异就在于异物防御系统的有无。鼻腔有鼻毛和黏膜，能起到防御外界异物的作用，张口呼吸会吸进混杂细菌病毒的空气，令拥有免疫机能的扁桃体直接受到攻击，降低免疫力，从而让各种有害微生物侵入人体，在细胞内引起感染，降低线粒体的机能。

线粒体是人体恢复年轻的关键，在细胞内起到能量生产工厂的重要作用。因此线粒体机能下降，就会导致细胞产能不足，降低人体新陈代谢。

日常生活中，尤其是夜间睡觉时用鼻呼吸。顺畅进行鼻呼吸有三个要点：一是闭上嘴；二是挺直背，端正姿势；三是尽量提肛（收紧肛门，嘴巴就能自然闭上）。另外，如有鼻病，积极治疗。

14. 关注静脉曲张

下肢静脉曲张俗称“蚯蚓腿”，病发率比较高，病症血管像蚯蚓一样曲张，腿部有酸胀感，晚上重，早上轻，渐渐地皮肤有色素沉着，颜色发暗，脱屑，瘙痒，足踝有水肿。不少静脉曲张患者不了解病患血管里可能形成静脉小血栓，小血栓会随着静脉血液流到肺动脉，阻塞了肺动脉，就会阻挡心脏血液的回流，使人体出现咳嗽、胸痛、胸闷的症状。若不及时抢救，会有生命危险。临床统计，肺栓塞的栓子约90%来源于下肢静脉，故静脉曲张有“病在腿，险在肺”的说法。

预防静脉曲张发生发展：

（1）不要按摩，错误的按摩会损伤本来就脆弱的静脉。

（2）避免长时间站立。

（3）穿戴医用弹力袜。

（4）步行或跑步，定期锻炼提高下肢的肌力，促进血液循环。活动程度以个人能承受为宜。

(5)保持理想体重。

(6)坐位时大腿不要交叉压迫(跷二郎腿)。

15. 关注天气变化谨防“天气病”

健康管理从天气预报入手。

头痛、关节痛、花粉过敏、白内障、脑卒中和心肌梗死，这些病症乍看毫无关联，但其实它们有一个共同点——都属于“天气病”，是与天气变化相关的病症，所以要做好防护或躲避等应对。

16. 关注药物依赖

长期服用安眠药会导致头昏、嗜睡、乏力等不良反应，甚至还会出现药物依赖。

服用止痛药可能会延误病情，而且阿司匹林、炎消痛、布洛芬等药会对胃黏膜产生不良影响，可能引起上消化道出血。

如果不在医生指导下有针对性地适当服用，轻易吃抗菌素，会产生耐药菌群，导致菌群失调，甚至双重感染，加重病情。

第三节　关注用药安全

1. 服药前后需要注意什么

(1)服药之后不能马上睡。服完药马上就睡觉，特别是当饮水量少的时候，往往会使药物黏在食管上而不易进入胃中。有些药物腐蚀性较强，在食管溶解后，会腐蚀食管黏膜，导致食管溃疡。

(2)服药之后不能马上运动。因为药物服用后一般需要30～60分钟才能被胃肠溶解吸收，发挥作用。

(3)服药前后少食水果。蔬菜和水果中含有一些化合物和生物酶，这些物质可以和药物发生化学反应，使药物作用发生改变。一些水果与抗生素相互反应，使抗生素的疗效大大下降。

(4)用醋吃药要不得。服用某些药物时必须禁忌食醋。如服用红霉素、螺旋霉素、链霉素、庆大霉素等药物时吃醋，会使这些抗生素在酸性条件下降低作用。当醋与磺胺类药物合用时，药物在酸性环境下，容易在肾脏结晶，损坏肾小管。

（5）服药勿饮酒。酒中含有的酒精（乙醇）可与多种药物发生反应，会降低药效或增加药物的毒副作用。服药时一定不能用酒来送服药物，在服药前后也不能饮酒。

2. 千万别这样服药

（1）干吞药片。干吞药物易卡在食管中刺激食管黏膜，引起食管炎、食管溃疡等病症。

（2）用饮料送服。茶水、可乐、豆浆、咖啡、牛奶等饮料中有多种化学成分，易与药物发生反应而影响药效。除非有特殊要求，否则最好用白开水吃药。

（3）对着瓶口喝药。一方面容易污染药液，加速其变质；另一方面不能准确控制摄入的药量，要么达不到药效，要么服用过量增大副作用。

（4）躺着服药。躺着服药会使药物粘附于食管壁上，在食管中慢慢下行或滞留，不能及时进入胃部，造成呛咳和食管炎，甚至灼伤食管，形成溃疡。正确的姿势应该是站着或坐着服药并保持约2分钟。

3. 老年人需要科学掌握吞服药片的方法

端正坐着、站着服药，专心服药，不要分散注意力，冲服的水量要够，一次不宜吞服过多药片。药片、药丸不要随意掰开或碾末后服，应询问医师。

4. 吃错药怎么办

（1）如果错服的是一般药物，如维生素、滋补药、抗生素等，副作用小，不必做特殊处理（除非大量服），但应观察病情变化。

（2）误服或多服了巴比妥、氯丙嗪、阿品托、颠茄、东莨菪碱等药物易造成中毒。若是服用量在正常用量范围内，只需多饮开水促进其排泄即可，但必须注意观察病情变化，及时送往医院观察病情。

（3）如果误服剧毒药品，则应采取紧急措施。首先应把剩余的剧毒药品收集起来，供医生参考。呼叫急救车，医师到来之前，尽快将胃内毒物吐出是抢救成功与否的关键。可用手指、汤匙柄或筷子刺激咽后壁（舌根）引起呕吐，从而将误服的毒物吐出。接着再让病人喝下500毫升凉开水（可加入25克食盐），再用上述方法催吐。

（4）误服强酸、强碱或腐蚀性药物，如来石碳酸苏儿、石碳酸等，呼叫急救车，医师到来之前，应让病人喝生鸡蛋清、牛奶、豆浆等，能保护消化道黏膜及中和毒性，禁用催吐和洗胃等方法。

5. 记住最佳服药时间

许多药物的疗效与用药时间密切相关。选择最佳服药时间，能够达到最佳疗效。

铁剂：贫血患者补充铁剂，如果晚上7点服用，比早上服用在血中的浓度增加4倍，疗效最好。

钙剂：人体的血钙水平在午夜至清晨最低，故临睡前服用补钙药可使钙得到充分的吸收和利用。

降血压药物：根据人体生物钟的节律，服降血压药如一日3次，宜分别于早上7时、下午3时和晚上7时服用，早晚两次用药量比下午用量要适当少些。如一日2次宜分别于上午7时、下午3时。晚上临睡前不宜服用降压药，以防血压过低和心动过缓，导致脑血栓形成。

降糖药：糖尿病患者在凌晨对胰岛素最敏感，这时注射胰岛素用量小、效果好。甲糖宁（D860）宜上午8时口服，作用强而且持久，下午服用需要加大剂量才能获得相同的效果。

解热镇痛药：如扑热息痛在上午7时左右（餐后）服用疗效高而持久，若在下午6时和晚上10时服用，则效果较差。

降胆固醇药：由于人体内的胆固醇和其他血脂的产生在晚上会增加，因此病人宜在吃晚饭时服用降胆固醇药物。

6. 人参、银杏影响抗凝剂

人参、当归、银杏等中药是保健品、补品中的“常客”，但要注意，这些有益气活血作用的中药与阿司匹林或华法林等抗凝剂同用可能造成流血不止，银杏和某些止痛药合用还可能引起脑出血，和利尿剂合用会使血压上升。

7. 钙剂影响强心药

患有心脏病的老人可能会用到洋地黄等强心药，最好不要同时用含钙和维生素D的保健品，否则容易诱发洋地黄中毒。如果老年人骨质疏松非常严重，必须补钙，应在严密监测条件下应用钙剂，最好定期监测血钙水平和洋地黄的不良反应。如果仅是常规补钙，最好通过食疗补钙，比如多摄入牛奶、豆制品等。

8. 蛋白粉影响抗过敏药

患有过敏性疾病如鼻炎、湿疹等的患者，要注意控制蛋白质的摄入。蛋白粉是保健食品中的“老牌主力军”。如果我们摄入富含组氨酸的蛋白质，就会产生大量组氨，此时抗过敏药往往争不过组氨，难以占据受体的位置，也就不能很好地发挥作用，常会令过敏症状去而复返。

第四节　关注反流性食管炎

1. 概念

反流性食管炎是由胃、十二指肠内容物反流并进入食管引起的食管炎症性病变。临床上主要表现为反酸、烧心和胸痛。最大危险还在于可能导致巴雷特食管（食管的癌前病变）。

2. 胃食管反流病的诱发因素

（1）饮食过饱增加胃内压力，胃气上递导致反流。

（2）过度食用辛辣酸甜等刺激性食物，可引起胃酸分泌增加，降低食管下段括约肌的张力，使其抗反流的防御机制下降。

（3）长期便秘。胃肠动力下降，排空功能障碍，肠蠕动减缓等。而用力排便，又会增加腹腔压力，所以进一步诱发反流。

（4）某些物理、化学因素对胃食管黏膜的损害，甚至引起溃疡、出血等。

（5）进食烧烤、油炸类食物，进食过烫的食物，这些饮食及饮食习惯可直接灼伤胃、食管黏膜，诱发本病。

（6）精神因素与消化道的分泌功能及运动有密切关系。在恐惧与焦虑的状态下胃酸分泌减少，而愤怒时胃液分泌增加，抑郁、绝望时胃酸分泌率降低，影响消化功能。

（7）身体屈曲、弯腰、头低位、仰卧等姿势时，均可诱发或加重反流。因此，晚上烧心，胸脘痛发作容易在睡眠时发作。

（8）肥胖。

（9）多在秋冬寒冷干燥季节发生，避免食用过冷、过热食物。

（10）吸烟，饮酒，大量饮咖啡、浓茶和吃巧克力均对食管、胃黏膜有损害。

（11）硝苯地平、非乐地平、安定均可促进胃食管反流的发生。

3. 防治措施

（1）避免消除诱发因素。

（2）患者平时注意少量多餐，忌烟忌酒，吃低脂饮食。

（3）餐后不要立即平躺，保持直立体位至少30分钟；避免腰带过紧；睡前3小时勿进食。

（4）肥胖者腹腔压力增高，可促使胃液反流，特别是平卧位更明显，应该控制体重。

（5）夜间休息时，头侧抬高20厘米，睡觉时把枕头适当垫高一些，可减少胃酸反流。

研究报告

日本研究人员发现，戒烟能改善胃食管反流病的症状，缓解“烧心”等不适感。

第五节　关注体位保护关节

（1）研究表明，平躺时膝盖的负重几乎是零，站起来和平地走路时负重是体重的1~2倍，跑步是4倍，而蹲和跪是8倍。临床上关节病患者女性多于男性，就是因为生活中女性蹲着洗衣服、择菜、擦地等易致膝关节疾病。

老人和肥胖人群尽量不要深蹲或减少深蹲时间，尽量不超过20分钟。老人下蹲最好扶着桌子或椅子，减少膝关节压力。

（2）窝在沙发上或床上看电视、玩手机，对骨头来说是很煎熬的，久而久之可能导致肌肉劳损、脊柱侧弯，甚至诱发腰痛、颈椎病和腰间盘突出。

正确的坐姿时腰背挺直，含胸收腹，两腿平放，小腿与大腿呈90°，坐在椅子正中间，也可稍前倾，但上半身别向左右两边倒。休息时腰后最好加个靠枕，让其支撑住后腰，利于腰椎放松。

澳大利亚学者们研究发现，把遥控器藏起来，经常起身手动调台及边看电视边运动，以增强身体活动量，可以使腰围缩小16%。

（3）站姿不仅影响形象，还与健康直接相关。很多人喜欢稍息站姿，把身体重心放在一条腿上，短时间可以放松身体，长时间如此，就会因腰椎两侧受力不均导致盆骨歪曲、脊椎弯曲，出现腰背疼痛。

应注意保持正确站姿，做到挺胸、抬头、双臂自然下垂，让全身重量均匀分布在两条腿上，利于骨骼舒展和呼吸通畅。

（4）总是跷二郎腿，骨盆和髋关节由于长期受压，容易酸疼，还可能出现肌肉劳损，以及易造成腰椎与胸椎压力分布不均，引起脊柱变形，诱发椎间盘突出，导致慢性腰背疼痛。

保持正确坐姿，尽量不要跷二郎腿。如果一时改不了，每次跷腿不超过10分钟。

（5）提重物时应屈膝下蹲，使物体尽量靠近自己的身体，让脊柱保持垂直状态，用腿部肌肉力量支撑身体缓慢站起来，避免突然用力。

第六节　关注功能性消化不良的用药选择

一、概念

功能性消化不良是指由胃和十二指肠功能紊乱引起的症状，而无器质性疾病的一组临床综合征。在我国该病占胃肠病专科门诊患者的50%左右。

消化不良是最常见的老年人病症。消化不良一般分为两大类：一类是由于老年人胃肠动力减弱使胃内食物排空减慢导致消化不良，称为机械性消化不良；另一类则是由于各种肝胆胰等消化腺分泌的胆汁、消化酶不足而引起的消化不良，称为化学性消化不良。

二、治疗

治疗消化不良的药物可分为4类，应根据不同情况对症选择，如不好确定，请咨询医师。

1. 增加食欲

维生素B_1、维生素B_6，口服，每次10毫克，一日3次。或干酵母片口服每次0.5～2克，一日3～4次。也可选用中成药，如香砂积术丸每次10克，一日2次；人参健脾蜜丸，每次2丸，一日2次；保和丸，每次6克，一日2次。

2. 帮助消化

乳酶生为活肠球菌的干燥制剂，能在肠内分解糖类，生成乳酸，使肠内酸度增加，促进消化和止泻。用于消化不良、腹胀及小儿饮食失调所引起的腹泻、绿便等。

胰酶片在中性或弱酸性环境中可促进蛋白质、淀粉及脂肪的消化。可用于消化不良、食欲缺乏，以及肝胰腺疾病引起的消化障碍。

胃蛋白酶合剂能在胃酸参与下使凝固的蛋白质分解。用于消化功能减退引起的消化不良。

多酶片由胰酶与胃蛋白酶组成。用于消化不良、食欲缺乏。

复方消化酶胶囊，其成分为胃蛋白酶、木瓜酶、淀粉酶、熊去氧胆酸、纤维素酶、胰酶。能促进各种植物纤维素分解，促进蛋白质、脂肪及碳水化合物的消化吸收，促进肠内气体排出，消除腹部胀满感。用于食欲缺乏、恶心、厌食、嗳气、胀气、腹满、脂肪便等各种消化不良症状，也可用于胆囊炎、胆结石及胆囊切除患者的消化不良。急性肝炎患者及胆道完全闭锁患者禁用。

此外还有大黄碳酸氢钠片、地衣芽孢杆菌活菌胶囊、复合乳酸菌胶囊、口服双歧杆菌活菌胶囊、双歧三联活菌胶囊等。

3. 增加胃动力

可增加胃排空速率，对暴饮暴食或老年人胃肠功能障碍引起的恶心、呕吐有效。

多潘立酮（商品名吗丁啉）片，能增加胃肠平滑肌张力及蠕动，使胃排空速度加快，帮助胃消化和推进食物，促进肠道粪便气体排泄，从而消除各种消化不良的症状。用于消化不良、胀气、嗳气、恶心、呕吐。口服每次10~20毫克，一日3次，饭前1小时服用。

4. 中成药消导

（1）消食导滞剂。适用于伤食停积，消化不良。常用化食中成药，如神曲茶、加味保和丸、大山楂丸。因食滞日久兼有脾虚，苔腻微黄，脉象虚弱，治宜消补兼施，健脾养胃，佐以导滞，可用香砂养胃丸、香砂枳术丸、香砂平胃颗粒等。大山楂丸主要成分为山楂、六神曲、麦芽等，可消积化食。但胃酸多、烧心者不宜服用。

（2）消痞化积剂。适用于饮食停滞，气机壅阻所致的痞满等症。症状可见胸脘痞闷，两胁胀痛，腹中结块，体倦食少等，可用木香顺气丸、养胃舒胶囊。

第四章　70岁健康计划

70～79岁这一年龄段被称为危险年龄段。所以，老年人欲获高寿，这10年的保健至关重要。

1. 医生指点渡难关

进入70岁衰老进一步加快，到80岁时是老年病的高发年龄段，衰老的生理过程和病理生理表现一般不是孤立的，有些疾病与老化过程同步发生、发展、恶化，如动脉粥样硬化性疾病（冠心病、脑卒中等）、退行性关节病、老年性肺气肿、骨质疏松等；而有的疾病则随增龄而增多，如高血压、老年痴呆、肿瘤、自身免疫疾病等。

70～90岁是痴呆高发年龄段。心脑血管病的危险因素，也是引发老年性痴呆的因素。积极防治这些因素，不仅能预防心脑血管病，还能顺利度过或减轻老年性痴呆带来的危害。

美国每日健康网给出老年认知障碍的5个早期信号：咀嚼困难、走路变慢、睡觉紊乱、体重增加、感觉抑郁。

健康计划是综合性抗衰老方案的路径图，可推迟或减少老年病发生，并达到早发现、早治疗、早痊愈；尽量减少长期患病和需要人长期护理的时间；延长参与社会活动的时间。实现健康老龄化，提高生存质量。也是为长寿储备正能量，做好先期安排。

2. 平稳渡过多事之秋

衰老会带来一系列问题。超过70%的65岁以上的人患有两种或更多的慢性病，诸如关节炎、糖尿病、癌症、心脏病和脑卒中。研究表明，延缓一种与年龄有关的疾病或许可以使患者远离其他疾病。

医学最可贵的价值是让人不得病、晚得病、少得病，不断延长健康生活寿命，提高生活质量，最后才是治好病。随着年龄的增长，有病是不可避免的，于是与病魔作斗争也就不得不坦然面对。所以，我们一是要善待自己，定期做医学检查，了解全身健康状态和所患疾病的现状，随时接受医师的指导，实施综合治疗。特别是心理、情绪等方面进行适当调整，预防并发感染性疾病，防止意外事件，让身体的总体功能保持在最佳状态。

研究报告

以色列学者发现，70~79岁是一个危险期，各种器官衰退较快，是各种老年病的多发时段。因而，需做好这10年的保健，更要注意生活规律，呼吸新鲜空气，不要过于疲劳，戒烟少酒，以食用高蛋白、多维生素、少脂肪为原则，为长寿打好基础。

3. 为长寿储备正能量

时刻留意，每隔一段时间回忆并仔细自查身体，熟悉自己身体的每一个变化、体检的每一指标，将健康握在自己手中，适时调整不适，追思原因及时发现异常及一些疾病的先兆并做到即刻征询医生指导。健康长寿我做主。

养生专家指出：适当忙碌有助于心理健康、身体健康、生命丰盈，还能实现晚年的人生目标。人老心不老是一种智慧，老来学会“忙”、善于“忙”是一种清醒，也是一种生活情趣，一种精神寄托。让我们优雅地老去，而且老得可爱，老得有价值！

第一节　关注自查

1. 关注脉搏查心脏

静坐5分钟以上，一手手心向上取与心脏等高的位置，另一手以中指、食指和无名指抵搭在桡动脉的搏动处，取手表或闹钟，计数一分钟。正常脉搏每分钟跳动60~100次，每分钟脉搏高于100次或少于60次，称之为心动过速或心动过缓。老年人不少于55次/分，就属正常范围。如平时心率较慢，突然增快>90次，可能有潜在疾病危险。

再仔细体会一下脉搏的强弱是否均匀，节律是否整齐。尤其是本身患有心脏病、高血压、高脂血症，发生过脑梗死的老年人，如果发现脉搏越来越慢或越来越快，超出正常范围，或忽强忽弱，节律紊乱，且经过不同时间几次把脉都发现这种情况，尽快到医院就诊。

心率长期低于50次/分钟或长期超过80次/分钟都会使死亡率增高。大规模样本调查发现，心率过快的人寿命比一般人要短。相比之下，心跳60次/分钟的人寿命高于70次/分钟的人，而心跳70次/分钟的人寿命又高于80次/分钟的人。

心率加快是健康不佳的危险信号。正常休息状态下的心率为每分钟60～80次，若长期平均心率>80次/分钟，便可认为是慢性心率增快，是影响健康的危险因素。研究发现，平均心率79次，寿命80岁；平均心率60次，寿命95岁。老年人平均心率增加5次，心梗、猝死率增加14%。

长期心率过慢，可能导致猝死，甚至死于睡梦中。因此，如果心率及脉搏少于50次/分钟，应去医院做详细检查，严重者要安装心脏起搏器来加快心率。

长期心动过速会导致心脏扩大、心力衰竭，有冠心病史的会直接诱发心梗甚至猝死，尤其是高血压患者，心率最好不要超过80次/分钟。一旦心率超过100次/分钟应及时就医。

减慢心率措施：减轻工作压力及精神负担，超重者要减重，多运动，低盐饮食，戒烟忌酒等。

静止心率加快无疑是健康状况不佳的一个标志。体育运动有助于降低静止心率。

导致心率过快的病理性原因有感染、发热、贫血、甲亢、心功能不全等，出现这些情况要及时就医。

2. 关注心脏功能

老年人可使用6分钟步行法测试：在30米距离间，往返步行6分钟，速度快慢可由自己体能决定，最后计算出步行距离。一级为少于30米，二级为300～374.9米，三级为375～449.5米，四级为超过450米，级别越低表明心脏的功能越差。特别是老年患者，初次测试时最好在医护人员指导下进行。如出现胸闷、气促等不适，不宜勉强坚持。

如果出现低于正常活动量及感到胸闷、气短或心慌；或是出现夜间不能平卧，平卧即感到胸闷、气短，需垫高枕头或取半卧位才舒适等，就要警惕心脏功能衰竭。

3. 紧握拳头测血管硬化

将手紧握30秒，打开后观察，如果手掌很快恢复原来的颜色，说明血管健康、弹性好，血管内皮功能好；如果需要10秒以上肤色才能恢复，表示血管内皮功能可能不完整、血管弹性差、血液流动不顺畅，可能为动脉粥样硬化或自主神经异常。

4. 无脉症

单侧锁骨下动脉狭窄或闭塞后，对侧椎动脉血液会反流至患侧锁骨下动脉，导致健侧大脑供血不足，而引起眩晕、眼花、复视、走路不稳，甚至会出现轻度偏瘫、失语等。若双侧肱动脉血压差>20～30毫米汞柱时，会出现桡动脉搏动消失，称无脉症。

5. 关注皮肤查皮肤癌

（1）要熟知全身胎记、斑点都位于何处，以便有新变化时能很快发现。

（2）注意新生斑点。

（3）注意两三个月不能痊愈的疼痛点。

（4）注意增大或颜色发生改变的斑点（皮肤癌早期斑点呈扁平或凸起状，有时轻微刺激就会出血）。

（5）注意痣的变化，如增大、发痒、颜色改变，有否出血、脱毛等，及时看医生。

6. 关注淋巴结

正常的淋巴结像米粒一样大，质地较软，光滑且可移动，很难触摸到。如果突然发现淋巴结明显肿大或迅速变大，要及时就诊。

7. 关注排尿查前列腺

（1）尿频是前列腺增生的最早表现，先为夜间尿频，随后白天也出现尿频（日间平均排尿超过6次，夜间超过2次，可算作尿频）。

（2）梗阻性排尿困难为排尿间断、尿线细而无力、排尿不尽等，刺激性排尿困难为尿频、夜尿多、尿急、尿痛。

（3）出现血尿，含隐血，及时就医。

第二节　关注体检报告中三个“术语”

复查：指某一项检查指标此次出现异常，如尿酸偏高，可能与检查前饮酒有关，应在一周内进行第二次检查。

定期复查：指体检的结果已有结论，为了观察其变化，就必须定期复查。如在体检中发现胆囊息肉、胆结石等，一般需要3个月至半年检查一次，看看大小、形状是否发生改变，如有变化就应及早手术治疗。

进一步检查: 指在体检中发现问题又不能确诊, 医生就会建议你进一步检查, 进一步检查的部位和方法不同于体检, 需要到医院找专科医生。

第三节　关注体检报告中应警惕的问题

1. 长期存在脂肪肝

长期疲劳工作的人群是高发人群, 可做肝脏彩超(特别关注门静脉流速)、胰腺彩超、肝功能、血脂等相关检查。

若有肝病史, 需要做甲胎球蛋白检测。同时生活上必须注意饮食规律, 杜绝饮酒、熬夜等不良习惯, 并定期复查肝功能、遵医嘱。

2. 胆囊隆起样病变

这是一种良性病变, 但同时也是癌前病变。每隔三个月至半年复查一次腹部彩超, 尤其提示 "宽基底的隆起样病变" 时应尽快再做一个敏感性强的彩超, 以观察有无血流信号。

3. 宫颈息肉

该病是癌前病变的一种, 应及时手术, 并进一步做病理检查。

第四节　关注体检报告中提示的阳性指标

1. 尿常规可见少量蛋白

蛋白尿——提示肾功能的关键指标, 不管是几个 "+" , 都应去肾病科筛查。这是肾炎的标志之一, 很多体检者因为没有任何感觉, 并不当回事, 照此发展下去, 若干年后可能会出现肾脏衰竭等严重情况。做肾脏彩超(特别要提醒医生注意检查肾的血流灌注), 以及再做肾功能、血脂等相关检查。若连续三年以上体检报告均提示 "尿常规有少量蛋白" , 即使随后检查发现肾功能正常, 也应该做肾脏穿刺检查。同时, 生活上必须注意休息, 严禁疲劳工作, 饮食上应加强营养, 适度补充丢失的蛋白。

2. 尿隐血

尿隐血一两个"+"没有红细胞，问题不大。如果长期阳性（3次以上），不管几个"+"，都要引起重视。

3. 白细胞

指标减少多见于某些杆菌、病毒或原虫感染。指标增高多见于细菌感染，特别是化脓性球菌感染，如败血症、脓肿；各种恶性肿瘤也会导致白细胞增多。如果不是生理性波动导致的白细胞计数异常，最好在一个星期后到体检医院复查。

4. 血红蛋白

血红蛋白降低，称之为贫血。如果是临界或者轻度的话，可以通过多吃含铁的食物调节，中度以上的建议咨询医生。

5. 血小板

血小板减少多见于再生障碍性贫血、急性白血病、过敏性紫癜等，增多多见急慢性炎症、缺铁性贫血、急性失血、癌症患者等。

第五节　关注体检报告中的几个指标

1. 阳性指标

体检中数值高于上限，但没有超过太多时，可近期到相关专科复查，如果指数依然高，那么一个月后再去检查。注意观察动态的数据，体检数据超过上限，但是进一步检查却没有发现明显问题的，一定要注意相关的症状。

2. 注意观察动态指标

空腹血糖连续几年持续升高，即使每次都在正常范围，不及时干预，下一年可能就查出糖尿病。

3. 体检指标现状

目前大部分体检指标是根据疾病标准而非健康标准来设定的，体检指标正常只能说明身体状况达到60分的及格标准，不能说明身体是健康的。

4. 历史性地看体检报告

查看这些年体检报告有哪些变化，如果发现某些指标在持续升高，或者突然增高，要及时咨询医生。

5. 肝功能

蛋白、总胆红素、谷丙转氨酶、谷氨酰转肽酶。其中，过度疲劳、剧烈运动等也会导致肝酶升高。不过，一般低于2倍正常上限，且呈一过性，很快恢复。

6. 体检指标因人因病而异

详细叙述见第六节。

第六节　关注老年人血脂范围

见第一篇第四章第四节《中国健康老年人标准（2013）》注解中（3）老年人血脂范围。

胆固醇水平不能过低或过高。

低：总胆固醇低于3.64毫摩尔/升时，脑出血的风险增高。

高：高胆固醇血症是动脉硬化的重要原因，是心脑血管病的危险因素。

理想值：HDL-C>1.3毫摩尔/升，LDL-C<2.6毫摩尔/升。这样有利于清除血管中的胆固醇。

第七节　关注体检报告中与衰老有关的指标

1. 从贫血看衰老

对于70岁以上的老人，贫血是衰老的标志。男性的血红素如果低于12克，或血球容积比小于40%；女性的血红素低于11克，或血球容积比小于37%（高龄阶段贫血指标相应降低：男性11克，女性10.5克），就是存在贫血现象。同时，贫血可能隐藏很多疾病，发现贫血一定要彻底检查其原因。同时应适量体力活动，每日进食富含铁、维生素B_{12}、叶酸等的食物，以缓解造血器官的老化和充实造血原料。

2. 从发炎反应看衰老

许多慢性病，如高血压、风湿病、关节炎、白血病、肝癌、肺癌、动脉粥样硬化、糖尿病、肾脏病、肝病及衰老过程，都是一种发炎反应过程。所产生的炎性物质也很多，最主要的反应物质是C反应蛋白（CRP）。高敏感度的C反应蛋白在0.65

以内，相对危险性是1；若是1.15~2.10，相对危险因素就超过2，其危险性是一般人的两倍；如果超过2.11，相对危险因素就接近3，已是非常危险的状况，表明一个人衰老程度严重或者患有相关疾病。同时，发生脑卒中和心肌梗死的概率会明显增加。

3. 从凝血试验看血管老化

检验凝血因素也可以显示目前肝脏的衰老及受损情况，也间接表明了肝脏的年龄。

另外，凝血试验包括一项名为“D-二聚体”的测定，它只有在血栓形成后才会在血浆中增高，是诊断血栓形成的重要分子标志物，从它可以直接判断血管是否老化。

4. 从尿蛋白看肾脏衰老

正常人24小时小便中，尿蛋白的量必须小于30毫克，如果是在30~300毫克，则称之为微量蛋白尿；如果超过300毫克，则表示是显性蛋白尿。

微量蛋白尿不仅是肾脏受伤、衰老早期的指标，同时也是高血压、糖尿病的一个独立且重要的危险因素，也是预测脑卒中、心肌梗死、肾衰竭及死亡率早期的独立危险因素。

当一个人年龄越来越大时，就会对肾脏组织形成负担，导致肾功能衰退，而多摄取碱性食物可减轻伤害，对肾脏有保护作用。同时要戒烟、戒酒，控制血压和血糖。

5. 从肌酐指标看衰老

长寿老人肌酐平均值83毫摩尔/升，尿素氮5.8毫摩尔/升。

6. 血脂值

研究者通过对“100例长寿老人16年纵向研究（全部死亡）”及“150例福利院老人20多年纵向观察（死亡146例）”进行综合分析发现：血脂与老化及寿命有一定关系。凡胆固醇值偏低者（3.8毫摩尔/升以下），在观察的前5年死亡；而胆固醇偏正常值上限者（5.0毫摩尔/升以上）则耐老而长寿，进入100岁的11例胆固醇均值为5.4毫摩尔/升。另一项研究也表明，在344例90~109岁长寿老人中，在第5观察年度进入100岁的16例中，胆固醇均值为5.03毫摩尔/升。

第八节　关注感冒

常感冒者免疫系统处于警戒状态，德国科学家发现，平均每年感冒少于1次者比感冒几次者患癌的概率高5～6倍。感冒可以唤醒免疫系统，强化免疫功能，增强自我调节功能，激发并帮助人体恢复到正常的免疫功能，快速识别并杀灭肿瘤细胞。

洛杉矶凯泽医学中心通过研究发现，过敏性鼻炎患者较正常人的急性心肌梗死风险降低25%，脑血管事件风险降低19%，各种原因死亡风险降低49%。

第九节　头发变白与癌症的关系

哈佛大学皮肤系主任戴维·费希尔指出，白发的生成其实是身体的一种自我保护机制。长白发表明生成黑色素的干细胞基因遭到了破坏，并且被清除了。如果这些被破坏了的干细胞没有被清除的话，就会疯狂复制从而形成癌细胞。

第十节　温馨居家对身心的影响

在衰老过程中，外部因素对身心健康会产生巨大影响。这意味着我们可以通过自身的努力控制我们的身心。

为了减少与衰老有关的环境因素，我们应该减少直接暴露在阳光下的时间，同时减少与污染物的接触机会。

2010年10月，美国心脏协会（AHA）公布的《颗粒物空气污染与心血管疾病科学声明》中，强调了环境污染与导致心血管疾病的关系。可吸入颗粒物是空气污染物的主要组成部分，主要来源于化工石油燃料的燃烧物，同时也包括生物燃烧、采暖、烹饪、室内活动等。

研究认为

（1）暴露于可吸入颗粒物环境中数小时至数周，可引发心肌梗死、心力衰竭、心律失常和脑卒中。

（2）空气污染导致的相关性心血管疾病，主要影响老年人、冠状动脉疾病和糖尿病患者、女性和肥胖者。

（3）周围生活环境若可吸入颗粒物浓度升高将减少预期寿命数月或数年；可吸入颗粒物与心血管疾病病死率有直接关系。

（4）长时间受噪音污染，减1岁；居住的地方视野开阔，加2岁。

资料显示

美国一位医生提出，每天一个猕猴桃可以把患肺癌的风险降低36%；每天服用120毫克的维生素C制剂可以把空气污染对肺的损伤降低一半；经常吃坚果可以把患肺癌的风险降低48%。

第十一节　关注二级预防

预防为主是应对疾病最好的办法。所谓预防，并非仅指无病之时，也包括已病之后。例如，患高血压、糖尿病就要积极坚持综合治疗，防止并发症并使其危害性降到最低；防止发生脑卒中，已发生脑血管疾病，再次发生脑血管意外的概率为12%，应积极促进康复并防止再发。

患有冠心病应积极防止出现心绞痛和心肌梗死，已有心肌梗死，尽最大可能减少梗死范围并防止再梗死。

如发现肿瘤，应及早确诊，积极治疗。“谈癌色变”的时代已经成为过去。

总之，要推动二级预防，防止患者疾病复发，指导改变生活方式，调整药物和关注心理疏导等。

第十二节　关注人体免疫力

免疫力不是越强越好。

免疫力是人体自身的防御机制。

免疫力过强的人，经常出现过敏反应，比如鼻炎、过敏性哮喘、荨麻疹等。同时会导致一些自身免疫疾病，比如类风湿关节炎、系统性红斑狼疮、慢性甲状腺炎、青少年型糖尿病、慢性活动性肝炎等。

没有先天性免疫缺陷的人，没有必要通过各种营养品大补特补。

饮食均衡合理、经常锻炼、不熬夜、保持积极乐观的心态等，免疫力自然会调节到一个理想状态。

免疫力低下是由于各种原因导致免疫系统不能正常发挥保护作用，因而极易招致感染。最直接的表现是容易生病，而且反复发作，每次均需较长时间才能恢复。因经常患病，加重了身体的消耗，所以一般有体质虚弱、营养不良、感冒频发、精神萎靡、伤口愈合延迟且易感染、食欲降低、肠胃易得病、多有失眠等表现。

增强免疫力的措施：

（1）免疫力是可以吃出来的。美国营养学专家称，橙汁、胡萝卜、大蒜等含有的营养成分，能够刺激免疫系统工作，增强人体免疫力，如果缺乏这些重要的营养成分，身体免疫机能将会受到严重影响。

日常生活中多吃一些提高免疫力的食物，如豆类、菌类（香菇、灵芝、茯苓）等食物，富含维生素A、C、E的果蔬，如红薯、胡萝卜、南瓜、土豆、菠菜、香蕉、苹果等。

（2）尽量少吃或不吃扼杀免疫力的食物，如高脂肪食物、高糖食物，不酗酒，不嗜饮咖啡，不吸烟（含二手烟）。

（3）避免和排除损伤免疫力功能的行为因素，如熬夜、暴饮暴食、心理压力、情绪波动、缺乏运动等。

（4）根据自己的健康状况适当应用一些增强免疫力的保健品。需要知晓的是：芬兰和美国的一项最新联合研究表明，长期服用一些营养保健品不但不能起到健身防病的作用，反而会增加死亡风险。长期服用任何一种维生素及铁、镁、锌、铜等保健品都有可能增加死亡风险。专家主张，各种维生素和矿物质是人体必需的营养物质，最好从多样化的日常饮食中摄取。

当前有些养生专家主张对一些体质虚弱的中老年人，尤其是高龄老人和患病者，应当在医师的指导下，服用一些能够提高免疫力的保健药物。补益类中药，如黄芪、淫羊藿、黄精、女贞子、首乌、狗脊、人参、枸杞子；小剂量维生素类。

（5）穴位按摩。大量的科学研究和临床实践证明，针灸能够增强机体的免疫功能。中老年人自我保健可用手指按压穴位。穴位选择：可以使白细胞总数上升者：足三里、肾俞、哑门等，能明显增加T细胞数者：足三里、命门、筋缩等。长寿保健穴：合谷、内关和足三里。

（6）增强“心理免疫”。爱心能使人康复，有一定科学道理。因为，人的情绪是由神经系统所支配，大脑皮质对情绪起着控制作用，下丘脑、边缘系统及临近部位存在着“快乐”和“烦恼”情绪中枢。当爱心给患者温暖，可在下丘脑、垂体作用下，使人们兴奋性增强，肾上腺分泌增加。各器官彼此协调，心理平衡恢复正常。因此，充满爱心能使免疫系统得到加强，这是被临床实践反复证明的。

（7）在医师指导下药物康复调理。免疫调节剂中转移因子、胸腺素、干扰素、左旋咪唑、免疫核糖核酸等对正常免疫功能不产生影响，但可增强低下免疫功能，调节免疫反应。

（8）防病在先，定期体检，无病至少一年一检。如有不适及时请医师指导，有病早发现、早治疗，最好的医生是自己。

第十三节　关注营养补充剂

只有适合它们的人做出正确选择，才能发挥营养素的最佳效果。

每个人的身体都有一套合理的运行机制，都有维持自我平衡的能力，不是所有的人都需要保健品。如果是一个健康的人，而且在正常的生活条件下，他可以保持健康，就不必要服用保健品，否则反而可能会对身体造成伤害。

钙剂：要想知道自己是不是缺钙，首先要确定饮食中是否有奶、豆制品和绿叶蔬菜。吃够这三类食物，一般不必担心缺钙。然而钙代谢是一个复杂又受多种因素影响的过程。

蛋白粉：健康人通过饮食，一般都能摄取充足的蛋白质，不必要通过蛋白粉补充。吃不下肉、蛋、奶的老人，可在医生的指导下，适量服用蛋白粉。

维生素：复合维生素含有多种维生素和矿物质，最适合高龄老人和由于工作和生活习惯，饮食不规律者。

我的维生素处方

维生素AD胶丸　1粒

维生素B_{12}片　1片

复合维生素B片　1~2片

维生素C 1~2片

天然维生素E胶丸 1粒

每晚随饭顿服，后改为善存银片。

专家提示

(1)应在医生指导下安全地摄取，不能自作主张。

(2)合理饮食是获取营养素最简单、有效的途径，补充剂只能起到补充作用，不能代替新鲜食物。

(3)对于大部分常见的维生素，不管合成，还是发酵提取，最后得到的维生素分子结构是完全一样的，人体对它们的吸收利用没有太大差别。

(4)天然维生素E的人体利用率更高，抗氧化活性更强。

研究报告

没有什么临床研究显示维生素E补充剂有益健康。近期开展的临床实验大多得出负面结论或者没有结论。

(1)近几十年来，多项研究发现，长期大剂量服用维生素补充剂弊多利少，会阻碍人体自身抗击自由基的能力。

(2)服用维生素时切忌空腹，最好与食物一起吃，吸收更好，还可避免胃肠不适。

(3)药补不如食补，因为食物中所含营养成分是具有天然生物活性的物质，易于被机体吸收。食物中不含有或量很少，那就只能补药了，但要注意不要过量，最安全的方式还是通过食物来获取。例如，补钙过量会增加前列腺癌风险。因此，如果想补钙多吃含钙食物。

(4)老年人对钙、维生素D、维生素B_{12}等营养素的需求更多。建议老年人多吃富含这类营养素的营养食物或以药物补充。

(5)为了确保身体摄入各种所需的营养物质，你需要提高食物的品质，而不是依赖补充剂。

(6)经常按摩以下5个常用的穴位，能起到很好的保健作用：

足三里，在外膝眼向下量四横指处。

三阴交，在内踝向上量四指处。

神门，在手腕的腕横纹尺侧端稍上方凹陷处。

关元，位于脐下四指处。

气海，位于脐下两指处。

1. 维生素D

研究报告

（1）英国一项研究发现，维生素D对于维持细胞内线粒体活性十分重要，适度补充维生素D有助于提高肌肉效率，有效缓解肌肉疲劳等症状。

（2）美国一项研究表明，维生素D含量高于正常值时同样损害心脏，可加快心脏跳动节律，增加心房颤动的发生率。

（3）美国夏威夷大学研究表现，体内维生素D浓度最低的人，出现缺血性中风的概率要比维生素D最多者高22%。食用富含维生素D的食物对预防缺血性中风具有明显的益处，并且其他流行病学研究也认为高浓度的维生素D或补充剂有助于预防缺血性中风。

（4）多项研究表明，缺乏维生素D会增加心脏病或中风发作风险。

血液维生素D水平至少保持在15纳克/毫升的水平最有益心脏健康。

人体可通过多晒太阳自然合成维生素D。

专家提醒

人体内维生素D的正常范围在41～80微克/分升。服用补充剂时应定期检测血液中维生素D含量，如果高于80微克/分升，则要停服。

专家提示

（1）维生素D是人体骨骼中不可缺少的营养素，一般而言，维生素D可经由太阳光照射皮肤，在人体中自行合成，满足人体需要。但是，皮肤合成维生素D的能力，会随着年龄递增而逐年减弱，所以，为了维持骨骼的需要，必须注意维生素D的摄取。下列为富含维生素D的食物：鱼类的肝脏及脂肪组织、蛋黄、乳品、奶油、猪肝、鱼子。

（2）鱼肝油的制作原料是鱼的肝脏，主要成分是维生素A和D。

2. 叶酸

叶酸归属于维生素家族的B族维生素，维生素B_{11}，无毒副作用，多吃也会自然排泄。

（1）防治心脑血管病。对于预防机体血管硬化有重要作用。

（2）叶酸和维生素B_{12}合用可预防老年性痴呆，60岁以上老人应该补充，避免不可逆的神经细胞损害，从而降低发生痴呆的危险。

（3）预防食管癌、胃癌等癌症。其机理是大剂量叶酸能抑制细胞发生突变。

（4）预防和治疗巨幼红细胞性贫血（恶性贫血），预防胎儿畸形，促进乳汁分泌，治疗腹痛，防白发（与泛酸及对氨基苯甲酸同用），促进食欲。

（5）防治口腔黏膜溃疡。

（6）防治皮肤瘙痒和出血。

叶酸存在于下列食物中：深绿叶蔬菜首选芦笋（芦笋中含有菊粉，可促进大肠益生菌生长。研究表明，一种芦笋提取物有助于防治糖尿病），菠菜、胡萝卜、动物肝肾、蛋黄、酵母、甜瓜、橙子、杏、番茄、鲜梨、豆类、全麦。

（7）从食物里提取的叶酸，是以多谷氨酸叶酸的形式存在的。人体要先把它分解为单谷氨酸叶酸才能吸收。而合成叶酸，本来就是单谷氨酸叶酸，它的生物利用率比天然叶酸高。

（8）叶酸和维生素B_{12}：叶酸是人体利用糖分和氨基酸的必需物质，是机体细胞生长繁殖的必需因素，而我们的脑组织主要依靠糖分供能。因此，叶酸对脑细胞的正常运作非常重要。此外，维生素B_{12}和叶酸还能降低血液中高半胱氨酸的含量，从而抑制脂质过氧化，防治动脉粥样硬化斑块形成，改善脑部供血，延缓记忆力下降。除上述食物外还有油菜、猕猴桃、草莓、香蕉、牛肉、羊肉、鸡肉、紫菜、海带。也可服此类保健品。

3. 维生素B_{12}

维生素B_{12}能推动人体中重要的酶的循环，辅助叶酸构建红细胞，使神经冲动的传导准确、畅通，人的反应更快。

如果明显缺乏，则会引起恶性贫血、神经损伤，还会增加患心脑血管病、老年痴呆等疾病的风险。

维生素B_{12}的吸收主要与胃液中的内因子有关。年纪一大胃液分泌不足，小肠对维生素B_{12}的吸收能力下降，容易发生维生素B_{12}不足。

维生素B_{12}缺乏。老年人消化吸收能力下降，易导致维生素B_{12}缺乏。典型症状是昏昏欲睡、浑身乏力，建议老人接受维生素B_{12}血检。如果偏低，应根据医嘱改善饮食，给补充剂。

补充制剂的选择，有口服的，也有舌下含服的，前者仅有1%入血液，而后者经口腔黏膜吸收，可大幅提高血液中维生素B_{12}水平，更为有效。

只有吸收困难或严重缺乏者，才通过短期肌肉注射予以补充。

4. 维生素A

维生素A为促进生长的必需成分，缺乏时可造成生长停止，皮肤粗糙、干燥，并发生干燥性眼炎及夜盲症。存在于动物肝脏、蛋类、乳类、肉类中。它的前身存在于胡萝卜、番茄等中。只要合理膳食不会缺乏。如患有干燥性眼炎、夜盲症、早起白内障可以小剂量服用一阶段。

如果大剂量长期使用，可引起厌食、腹泻、感觉过敏、头痛、头晕、呕吐、毛发稀少、血中凝血酶原不足及维生素C的代谢障碍，直至中毒。为安全起见，最好通过β-胡萝卜素补充维生素A。

资料显示

维生素A对人体免疫系统有重要意义。在机体免疫功能低下时，不能及时把突变的细胞消灭在初级阶段，导致肿瘤发生。

把胡萝卜煮熟，胡萝卜素才能够释放出来，只有充分接触到油脂，才能为人体真正消化吸收利用。

5. 维生素C

研究报告

（1）每天服用维生素C120毫克或者吃1个猕猴桃可以把空气污染对肺造成的损害降低50%，吃1个猕猴桃可以把肺癌风险降低36%。

（2）维生素C可以抑制细菌在膀胱组织附着繁殖。

（3）维生素C可减轻空气污染影响。加拿大不列颠哥伦比亚大学环境健康科学的研究成果进一步证明了抗氧化物质可以减轻空气污染的影响。维生素C等抗氧化物质可以保护机体不受一种名为“自由基”的有害化合物的影响，自由基能够破坏细胞。一旦空气污染物进入肺部，就会导致自由基的形成。有证据表明这些自由基会造成心脏病、癌症及呼吸系统疾病。抗氧化物质能够附着在自由基上，除掉自由基的毒性，保护细胞不受破坏。

（4）2型糖尿病患者补充维生素C、维生素E、镁、锌能显著减少感染的发生率。

专家提醒

大剂量长期服用，在突然停服时，可出现维生素C停药综合征，有食欲减退、乏力、精神困倦等。老年人如大剂量服用维生素C，会影响钙和铜的吸收，故维生素C不宜与饭同服。

专家提示

维生素C与多种药物同时服用时会影响其他药物的吸收利用，其功效也受到其他药物的影响。

磺胺类药：维生素C属酸性物质，磺胺类药在酸性环境中易形成磺胺结晶盐，从而造成泌尿系统结石，导致肾脏受损。

叶酸：叶酸在酸性环境中分解更快，从而导致药效减弱。

某些抗凝血药：维生素C具有对抗肝素和华法林的抗凝作用，可引起凝血酶原时间缩短，减弱抗凝药物的作用。

碱性药物：氨茶碱、碳酸氢钠及治疗溃疡病的碱性药物等与维生素C配伍应用时，自然发生酸碱中和反应，使两药都失去药效。

其他维生素类药：维生素K_3有氧化性，与维生素C合用可产生氧化还原反应，使两者疗效减弱或消失；维生素C还可影响维生素B_{12}的吸收作用，从而造成维生素B_{12}缺乏；还可增加维生素B_1的需要量。

因此，以上药物应用时均须间隔2小时服用，以避免相互影响。

阿司匹林：阿司匹林与维生素C同时服用会增加维生素C的排泄，从而影响人体对维生素C的吸收利用，但维生素C不影响阿司匹林的药效。因此，应先服维生素C，然后至少间隔1个小时以上再服阿司匹林；如必须同时服用，可以加大维生素C的剂量。

第十四节　关注如何预防药物副作用

一些慢性病治疗往往需要长期服用一种药物，这又很容易产生副作用。那么，该如何克服这一矛盾？

长期服用复方新诺明，容易引起结晶尿、血尿、尿闭等肾脏损害。克服的办法是加服等量的碳酸氢钠，同时，还要注意多喝水。

长期服用呋喃妥因或呋喃唑酮，易导致周围神经炎等严重反应。克服的办法是注意补充适量的维生素B_6。

长期服用四环素类广谱抗菌素，会因肠道内部分细菌受抑制，而使维生素B和维生素K合成不足。克服的办法是同时适当补充维生素B和维生素K。

长期服用降压药肼苯哒嗪，容易发生缺铁性贫血。早期主要表现为无力、心悸、眼花、耳鸣、头晕、失眠等症状。克服的办法是适当补充铁剂，如硫酸亚铁、肝铁胶丸等。

长期服用排钾利尿药，如速尿、速尿酸、双氢克尿噻、乙酰唑胺等，会引起低血钾症。克服的办法是同时加服适量的氯化钾。

研究发现，痛风与长期应用某些药物有关。

降血压药：部分β受体阻滞剂，如美托洛尔，钙离子拮抗剂如硝苯地平、氨氯地平等。

降糖药：如双胍类。

降血脂药：他汀类药物，如普伐他汀。

长期服用这些药物的患者，如果突然出现了关节疼痛等症状，应及时到医院查血尿酸。即使没有出现明显症状，长期服药者也应当每三个月查一次血尿酸。

第十五节　关注疝气的预防与注意事项

预防疝气的动作：

仰卧在床上，双臂平放在躯体两侧，两腿并拢上抬30°～90°，再放平，最好稍悬空，再放平，一般反复做30次。然后双手交叉放在胸前，仰卧起坐动作，反复做8~10次。

疝气患者的注意事项：

（1）经常保持乐观愉快的心情，注意休息，避免重体力劳动。

（2）咳嗽对疝气的发展及恶化有加速作用。研究显示吸烟会导致腹壁胶原纤维代谢紊乱，使腹壁强度降低。

（3）少吃易引起便秘和腹内胀气的食物，多吃高纤维食物，适当多喝水，以保持大便通畅。

（4）积极治疗老年病，如前列腺增生、慢性支气管炎、支气管哮喘等，其目的就是尽可能去除能增加腹内压力的因素。

（5）坚持适宜的锻炼，避免做蹦、跳、伸、拉、持重等能增加腹压的剧烈活动，从而减轻症状、避免加重病情、防止或减少反复发作。

第十六节　关注耳的保健

听力好老人更长寿。

美国一项研究发现，听力好的老人比听力受损的同龄人更长寿。听力受损的人在未来6年内死亡的风险比听力正常者高。

专家指出

高血压会导致全身血管病变，包括内耳微循环受阻，造成内耳血氧缺乏，导致听力减退。

长期高血糖会导致血管受损，高血糖会损害内耳神经和组织，破坏听力。

高血脂可引起内耳脂质沉积，过氧化脂质增加，直接导致内耳毛细胞损伤，血管萎缩，导致内耳供血不足影响内耳的听力，并伴持续性高调耳鸣。

突发性耳聋治疗越早，效果越好。发病一周内及时治疗的，约80%的病人可以恢复听力，发病两周后再治疗效果就差一些。故发现听力障碍，应及早治疗，以免耽误最佳治疗时间，导致永久性耳聋。

耳朵保健操：鸣天鼓、扫耳廓、摩耳轮、揉耳垂、按听宫、按鼓膜等。

第十七节　关注体质变化

男人体质下滑的信号：

视力：50岁以后会逐渐出现视力明显衰退和聚焦不准。

头发：随着年龄的增加，头发越来越稀，头发的生长速度也越来越慢。

听力：鼓膜变厚，耳道萎缩变窄，对音调的辨别能力尤其是高频声音的辨别越来越困难。在60岁以后变得日益明显。

肌肉与骨骼：肌肉逐渐萎缩软弱，骨骼发生退行性变化。

当心患上少肌症。

缺乏合理膳食、适当运动而出现的“老来瘦”，很可能是体内缺乏蛋白质，带来骨质疏松甚至骨折、肿瘤风险增加、代谢异常等问题。如果老人有力量下降、运动功能障碍等表现，最好到医院就诊。

消化系统衰退到蛋白质缺乏，没有科学指导的节食减肥、手术、慢性病，都可能导致体内缺乏蛋白质，带来肌少症等疾病。这些人群要科学补充优质蛋白质，如乳清蛋白、动物蛋白、大豆蛋白（黄豆、青豆、黑豆）等。

第十八节　关注日常生活细节与牢记警示语

（1）时刻保持良好的体态，不良体态可减寿两年。

(2)尽量避免或减少接触X线，如少在安全门停留。

(3)手不离健身球、按摩捶、木梳。

(4)昂首挺胸是心理健康的表现。

(5)老人过分依赖更易衰老，切记自助养生。

(6)研究显示80岁以上的老人约半数患肌少症，跌倒风险增加。预防：食用牛奶等优质蛋白，必要时口服氨基酸等，配合适量运动。

(7)大脑严重缺氧。大脑长期缺氧除可引起困倦、乏力、嗜睡外，还可产生一系列的精神、神经症状，如记忆力下降、行为异常、个性改变等，有时候看起来还有点“呆”，反应迟钝。

(8)将音乐调到一个合适的音量，用来锻炼听力。

(9)伸伸腿给膝盖做润滑。

(10)闻苹果消除焦虑情绪。

(11)常做深呼吸，尤其是腹式呼吸。

(12)卧室夜间最好不放大量绿色植物，它们会消耗很多氧气。白天在阳光照射下，绿色植物发生光合作用时，会吸收二氧化碳，释放氧气。但是到了晚上没有阳光，植物就要吸收氧气，释放二氧化碳。

(13)水杯不要离手，切忌不渴不喝水。

(14)茶叶中的茶多酚易与食物中的铁质、蛋白质等产生络合反应，从而影响人体对铁质和蛋白质的吸收。要喝茶宜在饭后一小时饮杯淡茶。

(15)老年认知障碍的早期信号：咀嚼困难、走路变慢、睡眠紊乱、体重增加、感觉抑郁。

(16)保持自信、乐观、时髦。

(17)不要轻信包治百病的“神药”或保健品，要征询医生意见。

(18)愤世嫉俗(认为没人真正关心自己，不相信任何人)的人罹患老年痴呆症的危险更大。

(19)养成助人为乐的习惯是预防和治疗忧郁症的良方。

(20)再烦也别忘了微笑，再急也要注意语气。

(21)在成年期的任何时间减轻体重都有益于心血管健康。

(22)顺应自然，养生不必太刻意。

(23)少吃或不吃垃圾食品。

(24)关注健康食品。

(25)老年人要尽量避免独处。

（26）陪伴是最好的孝心。

（27）流感发生时或自己感冒时，要用淡盐水在三餐刷牙之后，含漱一分钟以清除口腔病菌。

（28）WHO数据显示，“懒”已成为全球4大死亡风险因素。

（29）自得其乐，知足常乐，助人为乐。

（30）快乐一点，潇洒一点，糊涂一点。

（31）忘掉年龄，忘掉疾病，忘掉恩怨，忘掉名利，忘掉悲伤。

（32）宽容是美德，克制是高尚，理解是幸福，沟通是快乐，忍让是宁静。

（33）过度安逸伤老人，勤奋才是保持身心健康的良方。

（34）人生最大的财富是健康，人生最大的幸福是放得下，人生最大的可怜是嫉妒。

（35）不急不恼，百岁不老。

寄语

祝愿老人们获得事业和生活的成功

人到老年，才知道珍惜生命，才开始关注养生。人们在中青年时，多忙于学习工作，忙于建功立业，而忽视了对健康生活的关注，因此需要提醒中青年读者，要趁早关注养生。其实，养生本来就没有过时了、太晚了、太早了！

生命是一种积累，我们应该从现在开始积累健康！我们应顺应自然规律、生理规律、适应环境。依据个人体质状况、健康情况，养德养心在先，遵循科学的生活方式。建议同志们多读些权威性的医学科普书报，在科学理论指导下的养生行为，才能真正给你带来健康。并请参考本书介绍，采用适合自身的保健养生措施，制定自己的作息时间表并坚持下去，则疾病无以生发，就一定能延缓衰老。相信我们一定能越过73，闯过84，活到100岁，对于我们来说，这也许并不遥远。

第五章　80岁健康计划

祝福我们走进80岁高龄老人行列。

80岁之后，由于较好地适应了年龄变化带来的一些不利条件，能够抵御来自身体及外界条件变化的挑战，患病的比例迅速降低。

老年人的健康状况并不是随着年龄的升高而线性地减弱。70~79岁这段时期各种器官衰退较快，是各种老年病的多发时段，常易出现高血脂、动脉硬化、高血压、糖尿病等。而进入80岁以后，这些疾病就会出现下降趋势，精神和机体的健康有可能恢复到60～69岁的水平。如您的情况如此，那么长寿就要拥抱您了。

人老了是好事，这是人生走向成熟，走向睿智，走向圆满的标志。难怪有人说，从70岁往后一直活下去，多数人能成为“圣人”。然而随着岁月的流逝、机体的老化，人体的生理功能会进一步衰退，增龄性疾病会明显增多。莫悲观，这是自然现象，无法避免。但是通过体质与精神方面的历练，当代人类正在向健康百岁的目标迈进。日本有百岁老人4万多人，日本国民的平均寿命达83岁。我国的百岁老人也已达2.5万人，其中上海市居民的平均寿命达81.08岁，已快赶上日本。这些事实给我们展示了抗衰老延年益寿的光明前景，每个老年人都应保持健康百岁的信心，继续研究养生，落实健康百岁的行动。

现综合养生专家的理念、研究报告和我的一点体会供老人们参考。

向健康百岁迈进

老年人的天地是非常广阔的。不是老而无用，而是大有用武之地。不是无所作为，而是大有作为。我们应追赶寿逾百岁的新潮流，有一种老“不服老”的时代精神。在百岁的旅途上，还有走不完的路程。

第一节　长寿来源于健康积累

树立了寿逾百岁的观点，坚定了寿逾百岁的信念以后，我们便要下定决心、百折不挠地与影响自己健康长寿的诸多不利因素作斗争，从而不断积累、增进健康因子，为自己打下健康长寿的基础。

长寿是由日常生活中的健康细节一点一滴地积累而成，这包括饮食、运动、心理、防治疾病等。当然越早开始越好，即使从现在起就开始你的健康积累大计，你的寿命也将比你想象的要长很多。

专家指出

从走路就可以判断人的健康状况。以70~79岁的老人为例，如果一次可步行约400米，说明其健康状况至少能多活6年。老人每次走的距离越长，速度越快，走得越轻松，寿命也就越长。这就是聚正能量圆长寿梦。

第二节　继续关注危害健康的因素

WHO曾列出了全世界普遍存在的十大健康危险因素：体重过轻，不安全的性行为，高血压，吸烟，酗酒，不安全的水和卫生设施及不卫生习惯，缺铁，固体燃料释放的室内烟雾，高胆固醇，肥胖。如果要认真地去找，每个人身上都会有一个以上不利于健康的因素。健康管理就是要找到自己身上的危害健康的因素，通过科学方法来干预清除，让自己保持健康，或者小病康复、大病不恶化。

第三节　继续关注延缓衰老及推迟老年病的发生发展

当我们一天天老去时，患多种疾病的风险也在增加，为预防疾病，必须先要延缓衰老。

有效干预可通过自我保健来消除和阻断衰老加速因素，衰老助推老年病的发生发展。

（1）自由基损伤细胞，加速老化进程。

（2）维生素、微量元素缺乏影响新陈代谢。

（3）总胆固醇、低密度脂蛋白、甘油三酯过高，导致动脉硬化，加速衰老和引发心脑血管疾病。

（4）高血糖加速衰老和并发多种疾病。

（5）高热量摄入加速机体衰老。

（6）高血压损害心、脑、肾。

（7）高糖摄入加速衰老和诱发多种老年病。

（8）体内同型半胱氨酸含量过多，助推衰老并促使血栓形成，导致心脑血管病。

（9）C–反应蛋白含量过多，助推血管老化、斑块形成，并发多种疾病。

（10）爱赖床会破坏人体正常的生物钟规律；渴了才喝水（要定时喝水）会加速衰老进程。

（11）运动过少加速器官老化。

第四节　继续关注防治老年病

老年人对待疾病常表现出两种不正确的态度：一种是不服老，不重视防治疾病；另一种态度恰好相反，是异常敏感，担心受怕。

老年人应采取积极乐观、顺其自然的心态对待晚年生活，根据自己的健康状况采取积极的治疗与防护措施，才能在与衰老和疾病的斗争中赢得健康和长寿。

专家指出

腹部胀气是万病之因，疲劳是万病之源。我们必须做到当天的不适当天除，当天的疲劳当天消。

一、关注心脏健康

（1）增加心肺活动量。每天至少练习20分钟的游泳或是步行30分钟以上，都有助提高心脏耐力。

（2）了解“五项”指标。保持心脏健康，就必须关注血脂、血压和血糖水平，以及同型半胱氨酸和C–反应蛋白。

（3）抑郁症患者患心脏病的风险会增加4倍。

（4）常吃护心饮食。

（5）如果父母或兄弟姐妹中有人患冠心病，那就应该接受冠心病筛查。

（6）有益心脏的营养补充剂。

（7）保证充足睡眠。

（8）定期看医生和体检。

二、关注心率

研究报告

研究证实静息心率（人在安静、空腹、清醒状态下，不受外界环境影响而测量出的心率）增快，是心血管疾病发病与死亡的一项独立危险因素。

专家建议

养成经常摸脉搏的习惯：早晨醒来时、胸闷心悸时、剧烈运动后。如果频繁出现心率过快的情况或慢于55次/分钟要及时就医。

专家指点

（1）放慢心率是一项需要在生活中长期积累的“工程”。首先就是要运动。虽然运动时心率加快，但运动能使心功能得到锻炼，从而使静息心率减慢。

（2）避免经常处在高压环境、紧张状态下。

（3）保持适当体重。肥胖会使心脏负担加重。

（4）熬夜、吸烟、饮酒均可使静息心率加快。少喝浓茶，睡好觉，保持排便顺畅。

（5）心态要平和，不要总着急、生气。如果因为紧张、生气等情况出现心率过快，可以通过听音乐、静心冥想等方式恢复平静。

（6）锻炼腹式呼吸。

（7）高血压和冠心病的患者要坚持服用β受体阻滞剂（如倍他乐克）使心率减慢，减少与控制心肌缺血的危险。

三、关注心力衰竭

心力衰竭是各种心脏结构或功能性疾病导致心室充盈和（或）射血功能受损，心排血量不能满足机体组织代谢需要，以肺循环和（或）体循环瘀血，器官、组织血液灌注不足为临床表现的一组综合征，主要表现为呼吸困难、体力活动受限和体液潴留。心功能不全或心功能障碍理论上是一个更广泛的概念，伴有临床症状的心功能不全称之为心力衰竭（简称心衰）。

研究报告

住院心衰患者中49.4%有冠心病，11.2%有陈旧心肌梗死，扩张型心肌病占19.9%，瓣膜性心脏病占17.6%，近三成患者存在房颤。感染、劳累过度或应激反应、缺血是急性心衰发作的前三位诱因。

专家指出

我国心衰患者平均发病年龄为66岁，比欧美、日本等提早至少4岁，主要是因为我国心衰危险因素控制较差，诊断不及时，冠心病患者药物应用依从性不佳。

老年人如何自我判断心肺功能：

登楼试验：能用不紧不慢的速度一口气登上三楼，不感到明显气急与胸闷，则说明心肺功能良好。

吹气试验：距离一尺左右点燃一根火柴，使劲吹口气，能将火焰熄灭，则心肺功能不错。

憋气试验：深吸气后憋气，能憋气30秒以上，表示心肺功能很好，能憋气到20秒钟以上也不错。

防控：

控制好心力衰竭的危险因素，如控制好血压、血糖，积极治疗冠心病，减肥，避免酗酒和控制风湿热等，避免由此导致的心脏结构改变。

四、关注衰弱综合征

衰弱是指老年人在神经肌肉、代谢及免疫系统方面的生理储备能力的衰退，从而使老年人对抗应激的能力下降。衰弱的老人可以没有失能和多种疾病，而仅表现为衰弱，其发生不良事件的风险显著增加。

诊断：

（1）不明原因的体重下降（没有主动节食、锻炼或外科手术）。

（2）疲劳感。

（3）无力。

（4）行走速度下降。

（5）躯体活动能力降低。

具有三条即可诊断。尤其出现情绪低落、兴趣减退时更应警惕。

这是把衰弱综合征作为临床事件（如跌倒、损伤、感染及死亡）的前驱状态，可帮助诊断老年人衰弱综合征，便于采取措施预防不良事件。

防治：

（1）特护预防意外事件。

（2）全面体检并排查器质性疾病（如肿瘤）。

（3）识别导致衰弱的可逆性因素，如抑郁、营养不良。

（4）制定营养和运动方案、治疗抑郁和睡眠障碍、合理补充维生素D_3等，衰弱能得到不同程度的纠正。

五、关注预防癌症的好习惯

癌症不是空穴来风的事情，它产生于日常生活不良习惯一点一滴的积累。

美国《读者文摘》杂志总结了一些预防癌症的好习惯：

（1）吃泡菜。芬兰研究发现，泡菜在发酵过程中能够产生一些抗癌成分，不过为了减少钠含量，食用前可先用清水漂洗一下。

（2）多吃西兰花。其具有黄酮类抗癌成分。

（3）多吃富硒坚果。硒能够杀死肿瘤细胞并帮助细胞修复受损的遗传基因。癌症总体死亡率则降低39%。

（4）吃饭就瓣大蒜。大蒜中含硫化合物，能够刺激免疫系统对癌细胞进行天然防御，尤其可降低胃癌的发生率。

（5）维生素D与钙同补。结肠癌风险较高的人，服用这个“黄金组合”可降低其发病率。

（6）吃点哈密瓜。其富含类胡萝卜素和植物抗癌成分，能够显著降低肺癌发生的风险。

（7）每天喝足6杯水的男性，患膀胱癌的风险降低50%；多喝水也可将女性结肠癌风险降低45%。

（8）养成喝茶的习惯。绿茶既能预防心血管疾病，又能抵抗各种癌症，可抑制肿瘤血管的形成，而抑制肿瘤生长。

（9）适量喝啤酒。啤酒能够抵抗幽门螺杆菌，减少胃溃疡及胃癌风险。但啤酒喝得过多也会增加癌症风险。

（10）每天晒15分钟太阳能满足正常需要。维生素D水平不足可增加多种癌症风险，过度暴晒则会增加皮肤癌的风险。

（11）多吃猕猴桃。这种水果含有一些抗癌的氧化剂成分，包括维生素C、维生素E、叶黄素及微量元素铜等。

（12）少吃高脂肪的动物蛋白。美国耶鲁大学一项研究发现，食用大量动物蛋白的女性，淋巴瘤的发生风险增加70%。建议用家禽或鱼类取代牛肉或猪肉，以橄榄油取代黄油。

（13）常吃葡萄。红葡萄皮中的白藜芦醇具有抗癌、抗衰老作用，对肥胖具有免疫作用，能降低糖尿病、癌症及老年痴呆症的发病率。另外，葡萄籽含有卓越的抗氧化成分——花青素。

14. 晚饭后散步。美国的研究者发现，每天晚餐后步行30分钟，可以降低乳腺癌风险。

15. 处理干洗衣物。干洗店仍利用一种化学物质四氯乙烯。吸入这类物质，能够造成肝肾功能的损伤甚至癌变。必须置于空气中晾半天。

16. 与家人搞好关系。纽约州立大学的研究发现，压力大且同朋友和家庭成员关系紧张的男性，患前列腺癌的风险会增加。

摘录自《健康指南》2012.1臧恒佳/文

第五节　继续保持积极的心态

老人积极心态指遇事总能想得开，并感觉与年轻时同样快乐；消极心态包括紧张、害怕和孤独等。

我们每天的开始，一定要感恩大自然给我们安排的日出日落、春夏秋冬，从而开启一天情景交融的快乐生活，学会崇敬它，才晓得它的可贵。

一、保持怡然自得慢生活和积极的精神状态

知足常乐，自得其乐，助人为乐，没乐找乐，不温习烦恼，能引发开怀大笑的事情要重温，天天有个好心情，延缓心理衰老。

人老了就要把生活节奏慢下来，不急、不躁以适应自己的生理功能状态。

耐心是美德。一项新研究指出，耐心也可能使人更长寿。

人的很多烦恼都是自己给自己的。不良情绪也是健康的大敌，与其不停地怨天尤人，不如忘记不好的事情，让心情舒畅。

多阅读，看书读报，让人心绪安定，活跃脑细胞，犹如穿越时空，与智者先贤对话，与其思想一起交流，尽情享受前人用智慧与思想设下的盛宴。书是灵魂的居所，书是精神的家园，书是深情的朋友，我们可以从中追求优雅和舒适的生活。

读到感兴趣处可记录下来作为自己写作的素材，从事写作，能开拓思路，使精神生活丰富多彩，神愉则体健，体健则延年，现实证明爱好写作者多长寿。

当我们遇到烦恼、忧愁和不快乐的事时，应首先学会自我解脱，去读一读喜欢的书报杂志，分散心思，冷静情绪，减少甚或忘却精神痛苦。

书是养生的良方，书也是疗伤的良药。

宋代诗人陆游就说过："病须书卷作良医。"

清代萧抡说："人心如良田，得养乃滋长，苗以水泉溉，心以理义养。一日不读书，胸臆无佳想，一月不读书，耳目失清爽。"

清代秦子忱患恶疮，天天伏枕呻吟，苦不堪言，但一部《红楼梦》竟然使他忘却病痛，全书读毕，恶疮不但奇迹般痊愈，还写出《秦续红楼梦》一书。专家指出，读书疗法属于心理治疗领域，其治疗对象主要是心理疾病患者。它对生理疾病的治疗能起辅助作用，通过作用于心理，再由心理影响生理缓解了病情。

多聆听音乐。在生理上，音乐可激发机体的自然活力；在心理上，人们在舒缓的音乐声中或起步慢舞，或和以掌声，可以休养气度，从而消除疲劳、舒缓神经、解除抑郁、增进食欲、增强自信。

当我们心情沮丧、闷闷不乐时，不妨听听歌曲，优美旋律的感染力，不经意间，会激发出热情，使你胸怀开阔，豁然无忧；高歌，又能气舒胸畅，使你从中获得生活的力量和勇气。

您在忧郁烦恼时，可以听一些意境广阔、充满活力、轻松愉快的音乐，如《渔舟唱晚》、《春江花月夜》、《蓝色多瑙河》等；情绪浮躁时听听宁静舒畅的乐曲，如《小夜曲》及各类古筝演奏的曲目；若失眠，可以听禅宗音乐等优雅舒缓的乐曲。

高雅的休闲有助于提高生活质量乃至生命质量，有助于身心健康。让我们优雅地老去。

研究报告

B型性格的人生活节奏较慢，喜欢从容不迫、悠闲自得、随遇而安的生活节奏，为人处事比较随和，是一种"长寿性格"。上海一项调查显示，90岁以上的长寿老人中，B型性格的占83%。

心理学家贝卡利维研究了600名老年人的死亡原因，发现心态良好、性格开朗者比其他老年人多活了7.5岁。

心态悲观的人实际寿命与预期寿命相比，死亡的时间提前了19%。

卢森堡科学家研究认为，长寿的重要秘诀不在于药物，而在于"慢生活"。

加拿大学者研究发现，生活有目标的人更长寿，尤其是老人，更需要生活的方向感。

美国一项研究发现，与正常妇女相比，恐惧、焦虑严重妇女的端粒长度缩短，程度相当于早衰6年。

美国斯坦福大学研究发现，认真的人更长寿，这类人有合理的生活规划，并能付诸实施。

《英国医学委员会公共健康》杂志刊登的一项研究称，接受良好教育有助于平稳血压，降低患心脏病、脑卒中的概率。人在一生中都要积极学习新知识和技能，这样才能在工作和生活中得心应手，就不会产生悲观、焦虑、烦躁等负面情绪。

美国韦恩州立大学研究发现，爱笑的人平均寿命是79.9岁，比美国人均寿命多2岁，而不爱笑的人平均寿命只有72.9岁，比美国人均寿命少5岁。这是因为爱笑的人更容易建立积极的人际关系，利于身心和谐。研究发现，笑能降低肾上腺素水平，缓解疲劳，降低血压。

美国德克萨斯大学研究发现，看喜剧片捧腹大笑可以使血管扩张1/5，效果可持续24小时，而观看严肃的纪录片则会导致血管收缩18%。

心理学家的研究表明，老年人只要对自己逐渐地"变老"持积极乐观的态度，那他们会比那些对"变老"持消极悲观态度的同龄人至少多活6年甚至更长的时间。

暮年，老年人务必以清醒的头脑微笑看人生。给他人的印象：心胸坦荡，内涵丰韵。年事虽高，风采怡然。

英国《每日邮报》报道，一项研究显示，阅读能增加人的脑容量，还可以帮助维持身心健康。

首先，读书能满足人的归属感，让人融入社会圈子，较少感到孤独。每天仅阅读6分钟就能减少2/3以上的压力，效果比听音乐或散步还好。这是因为在阅读时精神集中，肌肉紧张可以得到有效缓解。每天阅读半小时还可以有效预防老年痴呆。

专家提示

每次阅读不超过半小时，每日不要超过3~4次。心理上年轻，体力上服老。

二、保持有目标追求的健康生活

每一个人都应该有自己追求的目标（不苛求，改变能够改变的，接受不能改变的），一切为实现这个目标而服务，那么周围一些烦恼的事情也就不以为然了。

我的追求是研究养生，快乐长寿的同时让更多的人知晓养生。

专家指出

钟南山院士指出"生活有目标，长寿概率高"。

奥地利心理学家、精神分析学派创始人弗洛伊德的观点：健康就要实现心理健康，要学会追求、学会包容、学会忍耐、学会糊涂、学会平衡、学会珍惜、学会感恩、学会生存等等。

研究报告

韩国曾对4.3万名年龄分布在40～90岁的受试者，分两组观察7年进行研究，有一组是有明确生活目标的，比如说要带大孙子等，有一组是没有明确生活目标或是不确定的。经过7年，没有明确生活目标的这一群人，有3000多人病死或自杀，比有明确目标的多一倍。

三、保持健康生活方式

影响心脏的7大因素：吸烟、体重指数（BMI）、每日运动时间和运动强度、每日饮食情况、血脂水平、血压和空腹血糖。如果把这些因素控制好，让每个指数都达标，那么健康寿命平均可以达到80岁。也就是说，在80岁的时候，依旧是耳聪目明、生活自理、生活质量高，从而为挺进长寿老人（90岁）打好基础。

学会自己测量体温和脉搏。

每年至少体检1次，有基础疾病或者健康风险的老人，在医生的指导建议下，每半年或三个月体检1次，咨询医生成为习惯。需要做的事，有计划、有安排，要有张有弛。过好休闲每一天。

勤洗手。美国疾病控制与预防中心认为，洗手如同人体“自动产生”的疫苗，可以有效去除手部病菌，减少传播感染腹泻和呼吸道疾病的风险。

适度接触阳光照射有助于延缓肥胖症和糖尿病的发病进程，有助于降低流感病毒及其他常见呼吸道疾病的危害。

睡好觉。要想长寿，应“不觅仙方觅睡方”。最佳睡眠时间23:00～6:00。提倡慢条斯理地入睡，一夜安眠，第二天一觉醒来容光焕发、精力充沛，良好的睡眠至关重要。

研究报告

随着入睡时间的延长（超过30分钟）和睡眠效率的下降，死亡率会增加。

一天的不健康饮食也会导致入睡时间从17分钟增加至29分钟。膳食纤维摄入少而高饱和脂肪摄入多可能会导致慢波睡眠（体力和精力恢复阶段）时间减少。高糖饮食会导致更多的睡眠干扰问题。

侧卧有助大脑排毒。一项研究显示，大脑中废物的积累会导致阿尔茨海默症等疾病的发生。而相比仰卧或者趴卧而言，侧着睡觉能更有效清除大脑废物，从而减少患老年痴呆症、帕金森症及其他神经系统疾病的风险。

美国的学者用CT检查饮酒者发现，长期酗酒的人大脑萎缩，神经细胞受到损害，记忆力下降。其中患肝硬化者占58%，脂肪肝占17.6%，两者均存在者占24%。

加拿大麦吉尔大学精神病学研究人员最新发现，长期吸烟会增加大脑皮层变薄和脑萎缩风险，导致认知功能减退。如戒烟有助于恢复至少部分大脑皮层的厚度。

四、保持运动适度

以自然化、兴趣化自发的自己希望的慢运动为主。

选择适宜老年人的项目。如散步、慢跑、太极拳、门球、跳舞、游泳。

爬山是一项心脏负荷过大的运动，容易导致严重后果。也会加重关节负荷，损伤关节功能。所以不提倡老年人参加爬山、爬楼梯等运动。

研究发现，运动过量者发生心肌梗死的可能性比中等运动量者高2~4倍。

运动强度是否合适可做自我检测。呼吸频率以每分钟不超过24次为宜，60岁以内的中老年人，运动中脉搏每分钟不超过120次；60岁以上的老年人，每分钟不超过110次，运动后3~5分钟，最多10分钟，脉搏应恢复正常。

剧烈运动后的免疫力降低要持续1小时左右，经过24小时以后才能恢复到原来的水平。此时遇到病菌、病毒侵袭便容易罹患感冒、肺炎、胃肠道感染性疾病。因此，老年人体育锻炼要适度，以锻炼后精神饱满、不感到疲劳为标准。

运动时间要适中。

运动时间适中有两层意思，一是运动的时间不宜过长，速率不宜过快。步行30分钟至1小时，每周5~6次，只要长期坚持，就可提高机体的免疫力，使多种慢性病发病率降低。二是运动时间选择要适宜。老年人晨练起得太早容易引起血管痉挛而发生意外，要等太阳出来再进行锻炼。另外，运动要在感觉良好时进行，身体不适时应暂缓运动。

迈开腿有前提条件——要有好的精神状态，只要精彩，不求速度。如散步、慢跑、太极拳、游泳、跳舞等有氧运动，可以提高自己的反应能力，增强心肺功能，使身心得到全面放松，延缓筋骨衰老。

专家提醒

老年人千万要注意，日常生活中不要太逞强，要记住自己的年龄，劳动、运动或娱乐要量力而为，这样才能保证身体的健康。

研究报告

世界卫生组织指出，每天坚持步行可有效预防心脏病、大脑萎缩、糖尿病、下肢静脉血栓、颈椎病等疾病。

德国一项研究发现，经常运动能降低一半死于心脏病发作的风险。即使人们从70岁开始锻炼，在80岁时患上房颤的概率，在同龄人群中也只占1/10。

最新研究表明，一个人每天步行30分钟，其长寿的概率是不运动者的4倍。

美国南卡罗来纳大学的研究者对17000人进行了跟踪调查，结果表明，不参加体育锻炼的2500人中，患心血管病的比例明显高于经常参加体育锻炼的人，其死亡率高2倍，寿命缩短4~5年。

英国《每日邮报》报道，散步能刺激大脑生长。研究者证实，一周进行3次足够强度的步行锻炼，大脑负责记忆的海马体体积会增长。而阿尔茨海默症发病后，首先破坏的就是大脑的海马体。

美国匹兹堡大学的研究者要求120名年龄在55~88岁的男女志愿者每周散步3次，每次40分钟。受测者在坚持锻炼一年后，包括海马体在内的大脑关键部位增大了2%。

研究人员发现，无论什么时候开始进行体育和脑力锻炼都不会太迟，越早改变日常习惯，好处就会越大。

五、保持膳食合理

继续低温养生让男人更长寿，延缓生理功能衰老。最好的医生是自己，最好的医院是厨房。

老年人，每口饭菜应咀嚼25~30次，每顿饭吃30分钟左右，才可以给饮食中枢足够的兴奋时间，吃得尽兴。多咀嚼，帮助消化，还可以消除食物中的致癌物质。

资料显示

男性的饮食习惯常常是狼吞虎咽，由此男人胃病的发病率比女人平均高出6.2倍。

饮食少量多餐，食物多样，谷类为主，粗细搭配；多吃蔬菜（含海藻类、菌菇类）、水果和薯类；每天吃奶类、大豆或豆制品；常吃适量的鱼、禽、蛋和瘦肉；减少烹调油用量，吃清淡少盐膳食；食不过量，天天运动，保持健康体重；三餐分配要合理，零食要适当；每天适量饮水，合理选择饮料；饮酒应适量；吃新鲜卫生的食物。

药食同源。常用药食两用中药有：蜂蜜、山药、莲子、大枣、龙眼肉、枸杞子、核桃仁、茯苓、生姜、菊花、绿豆、芝麻、大蒜、花椒、山楂等。

研究报告

科学家在英国和日本对百岁老人进行的一项研究显示，保持低炎症水平即防止免疫反应长期过度激活或许是关键所在。要活得久和更长时间保持健康，抑制炎症可能是最关键的因素。

抗炎症饮食和生活方式会是一个好的开端。避免摄入过多糖和加工食品，避免压力与睡眠不足，食用天然健康食品，锻炼并保持积极情绪能有效控制慢性炎症。

专家指出

营养是生物赖以生存及延长寿命的基本条件。合理的营养，应当是获取的各种营养素种类齐全，数量满足机体的生理需求，保持营养的相对平衡。营养摄取不足或摄入过多，均可加速衰老引起多种疾病，缩短寿命。

长期进食高脂肪食物者，易患高脂血症、动脉硬化、高血压病、心脑血管疾病等；饮食不科学还可导致糖尿病、骨质疏松症、癌症等疾病。这些疾病大多和膳食不合理、营养不均衡有关。

自然衰老导致的死亡极少见到，绝大多数人的死亡是衰老导致疾病所致。

六、保持积极参加社会活动

子女孝顺，邻里融洽，不为生活琐事而烦恼，善于自我培养情趣，要继续自己的兴趣爱好。老年人有“玩心”能帮老人摆脱孤独，心里通达敞亮，自然有利于延年益寿，比如剪报、书法、下棋、种花、养鱼、逛市场、参观博物馆等，是适宜的“慢式”休闲活动，使身心活动处于最佳和谐状态。

研究报告

爱情可以使一个人的寿命平均延长5年，因此爱自己的配偶也有助于延年益寿。

英国伦敦大学研究发现，无论内心是否孤独，只要没有社交就会增加老人死亡风险。相反，人际交往可带来好心情，能增寿。

澳大利亚学者研究证实，社交广泛的人比缺少朋友的人平均多活10年。

真心实意地帮助他人可以增寿4年，但是如果是为了个人利益而帮助他人，则没有增寿的效应。

研究显示，没有兴趣爱好的老人和有两种兴趣爱好的老人相比，患认知障碍风险高6.3倍。

美国一项研究表明，好邻居可使心脏病发病风险降低50%。

研究人员指出，随着年龄的增长，富有同情心的行为与健康和幸福程度更高之间存在着相关性，缺乏同情心会让他们变得孤独寂寞。如果能够对老年人的同情心进行培养，就有望改善他们的健康和幸福程度，甚至是促进长寿。

美国一项调查显示，乐于助人者预期寿命显著延长。

七、保持增强健康百岁的信心

熟悉延缓衰老、预防疾病的各种知识和方法，科学用药，维持亲身实践的能力，关注健康信息，能够获取、理解、甄别、应用健康信息，保持积极的心态生活在快乐中。人要有一种进取精神，进取性养生，每项研究活动都会带来新鲜感、成就感与快乐，使我们有一种“借天再活500年”的感觉。人的健康、寿命受很多错综复杂的因素影响，任何单一因素都难以成为决定性的因素，因此，应该从综合、理性的角度来看待健康长寿的有利因素和不利因素。读懂自己，晓得自我健康管理才是最好的自己。

建立起这样的5步计划和7个保持的良好生活习惯，就能够有效地减缓自然衰退的速度，从而延长寿命，增进脑力，提高免疫力，有效预防或推迟老年疾病的发生、发展。

让《老医生养生手记》陪伴大家走在健康长青的大路上，为社会家庭发挥我们的余热，谱写我们老年人的辉煌。

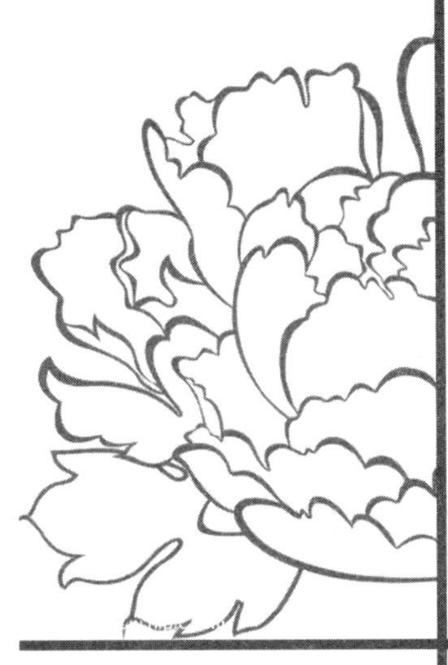

健康生活方式与合理膳食

第五篇

世界卫生组织证实:“个人的健康和寿命15%决定于遗传, 10%决定于社会因素, 8%决定于医疗条件, 7%决定于气候影响, 60%决定于自己。”行为和生活方式是主要决定因素, 其中饮食是决定健康和寿命的首要因素。

起居时, 饮食节, 寒暑适, 则身利而寿益。

——《管子·形势解》

第一章　中国居民膳食指南（2016）

一、食物多样，谷类为主

平衡膳食是最大程度上保障人体营养需要和健康的基础，食物多样是平衡膳食模式的基本原则。食物可分为五大类，包括谷薯类、蔬菜水果类、畜禽鱼蛋奶类、大豆坚果类和油脂类。不同食物中的营养素及有益膳食成分的种类和含量不同。只有多种食物组成的膳食才能满足人体对能量和各种营养素的需要。每天的膳食应包括谷薯类、蔬菜水果类、畜禽鱼蛋奶类、大豆坚果类等食物。建议平均每天至少摄入12种以上食物，每周25种以上。

谷类为主是平衡膳食模式的重要特征。谷类食物含有丰富的碳水化合物，它是提供人体所需能量的最经济、最重要的食物来源，也是提供B族维生素、矿物质、膳食纤维和蛋白质的重要食物来源。每天摄入谷薯类食物250~400克，其中全谷物和杂豆类50~150克，薯类50~100克。膳食中碳水化合物提供的能量应占总能量的50%以上。

二、吃动平衡，健康体重

体重是评价人体营养和健康状况的重要指标，吃和动是保持健康体重的关键。如果吃得过多或动得不足，多余的能量就会在体内以脂肪的形式积存下来，体重增加，造成超重或肥胖；反之则会造成体重过低或消瘦。体重过高和过低都是不健康的表现，易患多种疾病，缩短寿命。

目前，我国大多数居民身体活动不足或缺乏运动锻炼，能量摄入相对过多，导致超重或肥胖的发生率逐年增加。增加身体活动或运动不仅有助于保持健康体重，还能够调节机体代谢，减低全因死亡风险和冠心病、脑卒中、2型糖尿病、结肠癌等慢性病的发生风险；同时也有助于调节心理平衡，有效消除压力，缓解抑郁和焦虑等不良精神状态。各个年龄段人群都应该坚持天天运动、维持能量平衡、保持健康体重。推荐每周应至少进行5天中等强度身体活动，累计150分钟以上；坚持日常身体活动，平均每天主动身体活动6000步；尽量减少久坐时间，每小时起来动一动，动则有益。

三、多吃蔬果、奶类、大豆

新鲜蔬菜水果、奶类、大豆及制品是平衡膳食的重要组成部分，坚果是膳食的有益补充。蔬菜水果是维生素、矿物质、膳食纤维和植物化合物的重要来源。研究发现，提高蔬菜水果摄入量，可维持机体健康，有效减低心血管疾病、肺癌和糖尿病等慢性病的发病风险。奶类富含钙，是优质蛋白质和B族维生素的良好来源。增加奶类摄入有利于儿童少年生长发育，促进成人骨健康。大豆富含优质蛋白质、必需脂肪酸、维生素E，并含有大豆异黄酮、植物固醇等多种植物化合物。多吃大豆及其制品可以降低乳腺癌和骨质疏松症的发病风险。坚果富含脂类和不饱和脂肪酸、蛋白质等营养素，适量食用有助于预防心血管疾病。

目前，我国居民蔬菜摄入量逐渐下降，水果、大豆、奶类摄入量仍处于较低水平。提倡餐餐有蔬菜，推荐每天摄入300~500克，深色蔬菜应占1/2。天天吃水果，推荐每天摄入200~350克的新鲜水果。吃各种奶制品，摄入量相当于每天液态奶300克。经常吃豆制品，每天相当于大豆25克以上，适量吃坚果。

四、适量吃鱼、禽、蛋、瘦肉

鱼、禽、蛋和瘦肉均属于动物性食物，富含优质蛋白质、脂类、脂溶性维生素、B族维生素和矿物质等，是平衡膳食的重要组成部分。这类食物蛋白质的含量普遍较高，其氨基酸组成更适合人体需要，利用率高，但脂肪含量较多，能量高，摄入过多可增加肥胖和心血管疾病等的发病风险，应当适量摄入。

鱼类脂肪含量相对较低，且含有较多的不饱和脂肪酸，建议首选。禽类脂肪含量也相对较低，其脂肪酸组成优于畜类脂肪。蛋类各种营养成分比较齐全，营养价值高，但胆固醇含量也高，摄入量不宜过多。畜肉类脂肪含量较多，尤其是饱和脂肪酸含量较高，摄入过多会提高某些慢性病的发病风险，摄入红肉应适量。烟熏和腌制肉类在加工过程中易遭受一些致癌物污染，过多食用可增加肿瘤发生的风险，应当少吃。推荐每周吃水产类280~525克，畜禽类280~525克，蛋类280~350克，平均每天摄入鱼、禽、蛋和瘦肉总量120~200克。

五、少盐少油，控糖限酒

我国多数居民的食盐摄入量过高，而过多的盐摄入与高血压、胃癌和脑卒中有关，因此要降低食盐摄入。过量饮酒与多种疾病相关，会增加肝损伤、痛风、心血管疾病和某些癌症发生的风险，因此不推荐饮酒。成人每天摄入盐不超过6克，摄入烹调油25~30克。推荐每天摄入糖不超过50克，最好控制在25克以下。建议成年人每天饮水7~8杯（1500~1700毫升），提倡饮用白开水或茶水，不喝或少喝含糖饮料。儿童少年、孕妇乳母不应饮酒，成人如饮酒，一天饮酒的酒精量男性不超过25克，女性不超过15克。

六、杜绝浪费，兴新食尚

食物资源宝贵、来之不易，应勤俭节约，珍惜食物，杜绝浪费。应按需选购食物，备餐适量，提倡分餐不浪费。选择新鲜卫生的食物、当地当季的食物。学会阅读食品标签、合理储藏食物、采用适宜的烹调方式，是提高饮食卫生水平，减少消耗环节的浪费的重要措施。

第二章　中国老年人健康指南

一、健康生活习惯

（1）每天晒太阳15～20分钟。阳光强时，应佩戴太阳镜；或在树荫下停留较长时间，也可获得同样效果。

（2）勤用肥皂和流动水洗手，常洗澡，不与他人共用手巾和洗漱用具。

（3）早、晚刷牙，饭后漱口。义齿须每天摘下清洗，然后浸泡。每3个月更换1次牙刷。

（4）除雾霾等特殊天气外，每天最好早、中、晚各开窗1次，每次15～20分钟。做饭时也应及时打开窗户或油烟机。

（5）每天睡眠不少于6小时，最好有午休。

（6）咳嗽、打喷嚏时要掩口鼻。

（7）不抽烟，少饮酒（最好不喝白酒），不酗酒，不劝酒。

（8）不在强光或光线暗的地方看电视、电脑、书报，远离噪音。

（9）每天坚持听、说、读、写等多样化认知能力的锻炼。

（10）重视预防跌倒。活动时，穿戴合身、合脚，鞋应防滑。视力不良者应佩戴眼镜。

二、合理膳食规律

（1）主动饮水。一般每人每天饮水6～8杯（每杯200毫升）。运动或体力劳动时，饮水量适当增加。

（2）食品新鲜卫生。少吃隔顿、隔夜饭菜，不吃过期和腐败变质的食物。

（3）进餐定时、定量，细嚼慢咽。

（4）三餐都有米、面、杂粮等主食。提倡粗细搭配、粗粮细做。每人每天吃1～2两粗粮。

（5）餐餐有蔬菜，天天有水果。深绿、橘黄、紫色、红色等深色蔬菜最好占一半以上。

（6）适量摄入鱼、肉、蛋等高蛋白食物。有条件者，可多选海鱼和虾类。

（7）常喝牛奶。每天最好吃1次豆制品和少量坚果。

（8）饮食清淡，少油少盐。

（9）在医生指导下适当补充钙、维生素D、铁、维生素A等。体弱者补充适量的营养素补充剂。

（10）正确选择保健食品，但不能代替治疗。

第三章　我的作息时间表

日出而作，日落而息的规律是人类长期以来形成的生物钟，然而有些人强迫身体按照工作和生活需要不断改变作息。生物钟紊乱可导致肥胖或消瘦，还使患癌症和糖尿病的概率增大。起居有时，娱乐有度，不熬夜，必须养成习惯，这种好习惯让人始终处于平衡状态。尤其对于老年人，生理功能减弱，如果不严守作息习惯就很难让身体功能恢复原状，从而削弱免疫系统功能。

生物钟在颅内眼球后面被称为上交叉核的脑结构所控制，包括人体生物钟的设定，褪黑素的分泌、睡眠、神经介质的释放等。

词语解读

人体的所有机能都遵循着一定的生物周期或称生物节律，也称生物钟。例如，对每个人来说，瞌睡来临的钟点是不变的，时间一到，生物钟就会发出警告：打哈欠、眼睛刺痛、疲劳等。

一、06:30——大小便

清晨睡醒后，不要急着起床。专家推荐长寿皇帝起床程序：安静仰卧5分钟后，伸懒腰，然后先左侧卧位，再右侧卧位，其间伸懒腰2次。最后仰卧位静卧10分钟后再起床。调整睡眠和醒来模式。

世界健康生活方式促进会联合总会认为，快速起床是一种不健康的生活方式。早上起床的时候宜慢不宜快，夜间睡觉时，身体各处系统及关节都属于半睡眠状态，如果马上起床，身体尚未适应工作状态，会出现头晕、心慌，甚至四肢乏力、反应迟钝等现象。尤其是中老年人有脑供血不足、颈椎病和心血管疾病等更要注意。例如，临床上经常会遇到有的患者起床太急突发脑出血的病例，这是非常危险的。还有椎动脉型、交感神经型和混合型颈椎病患者，早上起床的时候如果突然起身，容易导致大脑供血不足发生眩晕。清晨人体的血管应变力最差，骤然活动也易引发心血管疾病。

专家提醒

起床前活动使关节充分舒展，气血顺畅，全身肌肉放松，重新适应体内生物钟，是起床的热身准备。

伸懒腰，深呼吸、扩胸、展腰、举臂、握拳、绷腿、绷脚、绷趾等动作于一身，可舒展筋骨、畅通血脉，让人神清气爽。仰卧位伸懒腰最为得气。

起床后开窗（夏季室内空气比室外脏5倍），开卫生间风扇，漱口，喝一杯温开水（如起夜已喝半杯水，此时喝半杯温开水），定时排大小便（如大便也得排小便以方便做健身操）。之后关闭卧室窗，上床做自编“健身操”半小时。

（一）关注喝水

（1）每日晨起，空腹喝一杯温开水。经过一夜睡眠，身体处于缺水状态，喝一杯温开水既可补充一夜所消耗的水分，又可滋润全身，稀释血液浓度，清爽利喉，促进毒素从尿液排出。

（2）消除疲倦感，保养皮肤，“温暖”胃肠。

（3）早上5～7点是肠道排毒的最佳时段，因为这时有胃肠大蠕动波，温开水可清洁、润滑肠道，有“洗涤”肠胃的作用；又可有效地促进肠道蠕动，有利于大便排得畅快和干净。如若不及时排便，人体就会吸收肠道中的毒素损害健康。

专家提醒

清晨空服一杯蜂蜜水是不适宜的（便秘者例外）。因为蜂蜜水中含有相应的糖分，不是以单纯水的形式存在，这样失去了清晨首杯水的洗涤胃肠道的作用。也不宜饮淡盐水、茶水。

没有喝凉开水习惯的人，凉开水会刺激胃肠道，不利于其功能的调动和恢复。所以，脾胃虚弱的老年人早上首杯水不宜喝凉开水。

（二）关注大小便

（1）规律的大便是在早饭前，必须养成习惯（一般有两个自然排便时刻，晨起后、早饭后，如前者未便，后者必须排出）。此时若无大便，可按摩天枢穴（位于肚脐两侧旁开1.5寸），对老年人来说，也可以一天两次大便，即使没有便意也要有意识地坐在便器上，久而久之则会形成条件反射，力争做到定时、定量。清晨一场酣畅淋漓的大小便，大为减负，轻松了许多。

（2）尽可能做到大便专心、少用时间，特别是不能一边看书报一边排便，这样会分散注意力，对及时顺畅排便不利。

（3）每日体内积存的有害多余物清理出肠道是消化道健康的前提。肠道是最先开始衰老的器官。其衰老带来最直接的问题就是宿便，大量的宿便堵塞在肠道里，使得毒素、垃圾无法及时排出，甚至被肠道当作“营养”重新吸收，形成慢性内源性自体中毒，加速衰老；长期便秘可导致结肠憩室、溃疡、肠梗阻、胃肠神经功能紊乱。

（4）有些粪便中还含有致癌物质，如在肠道内停留时间过长，容易导致癌症的发生。

（5）高胆固醇血症患者，粪便中会有一定量的残留胆固醇，及时排便，就可以减少胆固醇的重吸收。

（6）大便时切忌突然屏气用力，容易导致血压骤然升高，诱发心脑血管意外。特别是患有高血压、动脉硬化的老年人。

（7）大便不顺畅时，可做咬牙切齿动作：双唇紧闭，屏气咬牙，把上下牙齿整口紧紧合拢，且一紧一松地咬牙切齿。促使排便顺畅的同时，此动作能促进口腔黏膜的新陈代谢及牙齿的血液循环，锻炼咀嚼肌，增强牙齿功能，有助于坚固牙齿。

（8）大小便后要做提肛运动，吸气，用力缩肛；悬息5秒；然后呼气，放松收缩的肛门。即锻炼骨盆肌肉，与踮脚跟同步进行，动作重复10次，每天至少3次，可增强直肠和肛门部的肌肉力量，促进血液循环。既可排尽小便，按摩前列腺（有减轻前列腺充血、消退炎症的功效），又可有效防治痔疮和尿失禁，对于便秘、脱肛、尿频、尿急、阳痿、早泄等也有防治作用。

收腹提肛可随时进行，坐在办公室里也行，无论男女，都可提高生殖和肠道功能。

（9）夜间、清晨小便时应取坐位，也不宜起床即入厕，以防体位性低血压、排尿性低血压而摔倒。如有先兆患者首先蹲下或者平卧。

相关链接

体位性低血压：老年人神经调节功能低下、动脉硬化、脑供血调节机能减退的情况下，发生于由平卧位、坐位、突然起立时或者长时间站立之后，引起血压急剧下降而出现头晕、目眩、眼前发黑、畏寒、手足发冷、思维迟钝等症状。

排尿性低血压（排尿性昏厥）：多在排尿时或排尿后突然晕倒，患者一过性意识不清，可自行恢复。

研究报告

（1）防治便秘也防癌。美国加利福尼亚大学研究发现，乳腺细胞发育异常与习惯性便秘有关——大便正常的妇女，乳腺细胞发育异常的仅占5%，而每周大便少于两次者则高达25%。

（2）加拿大多伦多癌症研究所指出，便秘者粪便中存在一种致突变原，所以长期便秘可增加患结肠癌、直肠癌的概率，女性还可诱发乳腺癌。因此，防止便秘除坚持上述措施，还需每晚睡前揉腹10~15分钟。

（3）人体90%的疾病与肠道不洁有关，一天不排便等于吸3包卷烟。

（4）日本女子大学研究发现，便秘会降低人体对营养成分的吸收效率，加速人体老化。

专家提醒

（1）保持心情舒畅，休息、饮食规律。

（2）进行适当的体育活动，忌久坐久卧。

（3）多食富含纤维的食物，如五谷杂粮、豆类、新鲜蔬菜、水果、红薯、山药、土豆、芹菜、香蕉及蜂蜜、芝麻、大枣、坚果之类的食物。避免油炸、辛辣食品和咖啡、浓茶，以免“上火”加重便秘。

专家点评

膳食纤维在肠道中具有吸水性，以保持大便健康的半固体状态，以利大便及时顺畅排出，同时膳食纤维有益于益生菌在肠道中繁殖而维持肠道菌群平衡。

链接：便秘的防治

中老年人由于器官老化、功能下降、腹压降低，一般多患有便秘。常言道：“欲得长生，肠中常清；欲得不死，肠中无屎。”及时清除毒物减少吸收危害，促进健康长寿具有重要意义。

便秘是指大便次数减少，一般每周少于3次，伴排便困难，粪便干结。便秘是临床上常见症状，在中老年人中多见，80岁以上老人更为常见，且持续时间长，严重影响生活质量，诱因多样，诊断时首先明确病因而后对症防治。

防治措施：

（1）治疗和预防消化系统疾病，养成良好的饮食卫生习惯。

（2）饮食调节增加粗纤维的摄入。

蔬菜类：笋干、菜花、白菜、油菜、韭菜、红薯等。

水果类：苹果、梨、红枣、香蕉等。

坚果类：核桃、松子、杏仁等。

禁止进食辛辣刺激性食物。

（3）调整生活习惯：

①多走路：每日行走不少于1小时。

②每日饮水不少于1200毫升（不饮茶水）。

③每晚睡前热水泡脚，然后按摩脚底50次。

④每日早晚在床上以肚脐为中心，按顺时针方向逐渐揉向周边揉30圈，形成把大便推下去的意念。

⑤早晨起床，先饮用凉开水（加蜂蜜）1杯，随即入厕，抓住两个自然排便反应：每天晨起后的起立反射，吃饭后的胃肠反射。有没有便意都在厕所蹲着，逐渐养成习惯形成条件发射。

（4）适当应用中成药。病史5年以上的老患者，可加用润肠通便的麻仁丸，预设1个月疗程，逐渐减下来，形成习惯后停药。

（5）食疗方：白芝麻25克，核桃仁25克，柏子仁10克，打粉加入稀粥中煮粥，食时加些蜂蜜。每日饮酸奶100~150毫升。

专家提醒

番泻叶、大黄、芦荟等含有蒽醌成分，长期服用伤人正气，特别是老年人不宜长期服用。这类药物长期服用后会破坏结肠壁内的神经，使肠壁感觉麻痹，失去对肠腔内粪便的感知，肠道因此失去正常生理功能，导致便秘发生。

专家指出

加重便秘的不良饮食习惯：

（1）饮食清淡不吃油或者少吃饭。

（2）吃高纤维食物忽略喝水。吃很多高纤维食物，但是饮水不足导致纤维膨胀不起来，粪便体积小又密实、干硬，在肠道中运送反而更慢。

（3）熟透的香蕉才是润肠的。吃了生的香蕉，不仅不能通便，反而会加重便秘。

（4）便秘者并不适宜多喝茶。因为茶有收敛作用。

（三）床上健身操

床上健身操简便易行，具有畅通气血、锻炼筋骨、舒展五官、润泽肌肤、保养五脏六腑、增强机体免疫力、防病祛病、健身抗衰老的功效。只要坚持，意念在先，当你感到心情愉悦，全身舒展，那就是得气了。假如一早缺课就觉得一天不自在，那你就是向长寿迈出了一大步。

（1）伸懒腰运气到腰，腹式呼吸，按摩印堂、睛明、攒竹、百会、风池、鼻翼两侧、迎香。双中指揉展眉弓上、下眼睑，闭眼小鱼际肌揉摩双眼，十指腹拍打面部、前头部，按揉双耳，双眼睁闭及眼球左右旋转运动。

专家点评

腹式深呼吸：吸气时扩张腹部，呼气时收腹，这是健肺的好方法。这种方式可以加强并充分利用横膈膜，使胸廓得到最大限度的扩张，肺下部的肺泡得以伸缩，让更多的氧气进入肺部，从而改善心肺功能。与之形成对比的是胸部呼吸，它主要是胸部的扩张和收缩，横隔膜的运动较小，呼吸多集中在肺的上、中部进行，肺的下部由于运动较小，时间长了会逐渐形成肺泡关闭，导致肺组织萎缩，甚至纤维化，从而使老年人较易感染肺炎。所以提倡腹式呼吸。

按摩鼻翼旁的迎香穴：用两手指旋转轻揉按摩至鼻内有通气的感觉为宜。可治疗老年体衰之鼻涕长流及感冒。

耳部保健：双手掌心向内，劳宫穴对准两耳孔，然后将两手五指紧贴脑后，两手掌共同一抬一按为一次，最少做9次。能保持耳部气血通畅。

专家点评

口唇轻闭，舌在舌根的带动下在口内鼓动，当有津液生出后鼓漱有声，津液满口后，分3次咽下，并以意念引之入丹田。可提高心、脾、肾脏功能。有抗菌、冲洗润滑口腔作用，故对口腔溃疡、牙周炎、齿龈炎、咽炎等有保健作用。有抗衰老作用，唾液中含有一种能使人保持年轻的“唾液腮腺激素”，能使人聪明、齿坚、肌强。唐代医学家孙思邈提倡“早漱津令满口乃吞之”，乾隆皇帝也总结了“津常咽”的养生秘诀。

（2）舌尖舔摩齿龈、颌部、颊黏膜，鼓腮、干漱口，叩齿。

专家点评

叩齿：每日早晨叩齿30次，要上下牙齿叩响。能生津、健齿，食之有味。能促进口腔唾液腺体的分泌。津液咽下有利于健康，唾液含有多种酶，有助于消化吸收。正如民间老话：“日咽唾液三百口，保你活到九十九。”“朝暮叩齿三百六，七老八十牙不掉。”东晋医药学家葛洪在《抱朴子》中提到叩齿健齿法，即上下齿轻轻相互叩击，此法至今仍被养生者推崇。其机理是通过叩齿给予齿龈以适度的刺激，促进牙周血液循环，以达到预防牙周疾患和固齿的目的。我国历史上寿命最长的帝王——乾隆，在他晚年总结自己的养生经验时也提到了“齿常叩”，步入暮年依然可以吃许多老年人都已嚼不动的食物。

（3）双十指叩击胸骨，摩腹，足跟交叉按摩脚心、足三里，双下肢伸直举起，双手抱膝摇椅式运动3次即坐起。

摩腹（排空小便）：取仰卧位，双膝微曲，全身放松，左手按在腹部。右手叠放在左手背上，按顺时针方向，以肚脐为中心按揉30圈。逐渐揉向周边至下腹部时按揉膀胱部位。按揉时，用力要适度，呼吸自然，以利于胃肠蠕动。

专家点评

人体的大部分经络都经过足底。按摩足底可起健身作用，达到舒筋活络、畅通气血的目的。足底反射学说认为，足底是与身体各个内脏器官相连的敏感区域，按摩足底可使神经末稍的敏感度增强，神经末梢会迅速地将此信号传入内脏器官和大脑皮层，从而达到调节自主神经和内分泌系统的目的。所以按摩足底，既可锻炼腿脚，增强内脏机能，还可延缓衰老，使头脑变得更加清醒灵活，同时对下肢麻木、发冷、水肿、风湿也有裨益。

（4）端坐床沿双下肢着地，按摩双下肢、膝关节，双手交叉按摩合谷、内外关、曲池、肩关节，最后按摩腰骶部致发热。

（5）叩齿动作同步按摩三阴交，双手交叉按摩脚底致发热。

目前流行的“经济锻炼法”：每天坚持按摩合谷、内关、足三里3个穴位，快步走半个小时和腹式呼吸。此法同样强身增寿。

二、07:20——定时起床

固定时间起床，即使夜里没有睡好，也不得赖床，这样有助于稳定机体的生物钟。

听节奏欢快音乐间或同步吟唱几句以激活情绪。随后剃须、洗漱、温热毛巾敷剃须处及双眼，促进血液循环，以养护眼及防治白内障。

关注事项

（1）起床后先走走，是各种运动的准备、热身。

（2）漱口是清洁口腔的同时唤起并强化便意。

（3）每晚睡前、起床后（无污染好天气时），卧室要开窗通风15分钟。最好能保持空气对流，同时晚上室外湿度最低，适合引入室内，也避开了日间外界空气的多重污染。可以提高身体免疫力，减少患病概率。换气后老年人再入卧室。WHO规定开窗时间：上午09：00~11：00，下午14：00~16：00。

（4）听音乐、唱歌可调节人体肾上腺素、去甲肾上腺素和甲状腺激素分泌，以上三种激素可促进棕色脂肪生成。棕色脂肪有助于消除早搏、降血压、促进消化功能，振奋精神，愉悦心情。

唱歌可使声波传入脏器，引起平滑肌的振动而增强心、肝、肾等脏器的功能，还可以通过声带振动扩张肺部、活动胸部，增加肺活量，从而增强心肺功能。

（5）起床后不宜立即叠被，起床后应先打开窗户，将被里朝外摊开，让水分、气体自然散发，约半小时后再将被子叠好。

（6）清洁口腔时要注意清洁呼吸道。在刷牙、漱口的同时尽量唤起咳嗽动作吐出一夜积痰，也是一种保护性的反射动作。一是清除气道中的痰液，二是排除肺脏的粉尘、金属微粒及废气中的毒性物质等有害污染物，以清洁肺脏。

雾霾天气，空气中的有害物质和烟尘是老年人容易罹患支气管炎、肺炎、肺气肿、肺癌的危险因素。

(7)老年人改变体位时宜缓慢，因身体各器官功能渐趋衰退、心脏排血量减少，加之脑动脉硬化，脑供血、供氧不足，如突然改变体位，常会发生头晕、眼花等一时不适现象。所以，老年人由卧位改为立位，或由蹲位、坐位改变为立位时，动作宜缓慢，以免发生眩晕或意外事件。

(8)美国《每日科学》杂志报道，抗菌香皂中含有一种名为“三氯生”的化学物质。过多使用抗菌香皂会增加青少年罹患过敏性疾病的风险，并损害成年人的免疫系统，对老年人危害更大。

(9)美国威林耶稣大学研究发现，空气清新剂不仅影响人的嗅觉，还会伤肺。如果室内气味不好，可以放些肉桂，改善气味的同时能使人神清气爽。

链接：专家评说“魔鬼时刻”

好多种疾病的发生、恶化、猝死，都具有明显的时间节点。在某些时间段，人的生命力显得特别脆弱，极易被病魔击倒，这被称为魔鬼时刻。其变化规律是什么呢？

1. 每天的魔鬼时刻

一天中有两个“魔鬼时刻”。

第一个是在早晨6~9时，心肌缺血、心绞痛、心律失常、脑卒中等心脑血管急症多发生在此时间段。

研究报告

研究发现，人体内有一种蛋白质在调节心脏节律方面具有重要作用，一旦不稳定，就会干扰正常心跳，导致心律不齐。尤其在早上，这种蛋白质会升高，这时也是心脏发病的危险时刻。同时由于清晨体内缺乏水分，导致血液浓缩，血液黏稠度增加，加之心率缓慢，很容易形成血栓，所以此时是心脑血管病的高发时刻，被称为“魔鬼时刻”。

哈佛大学医学院研究发现早上6点半心脏病、脑卒中风险最大与人体生物钟相关，此时血液中PAI-1蛋白质水平为峰值(心脑血管病发病主因)。

专家提醒

患有心脑血管疾病者、高胆固醇血症和颈动脉斑块的老年人早晨起床后应口服75~100毫克阿司匹林。

老年人清晨起床后要喝一杯温开水，可延缓衰老，排便时应避免用力屏气，血压高者此时服降压药(此时血压是峰值时段)防止血压波动，不做剧烈运动，否则容易出现心脏停搏。有心脑血管疾病的患者清晨起床后应口服阿司匹林片，不要出远门，外出要有家人陪伴，以防不测。

第二个是在傍晚以后，此时心脏病的发病概率再度升高。迷走神经兴奋，血压、脉搏、呼吸和体温等人体的生命活力进入低潮，血液浓缩，血流缓慢，激素水平低，肌肉松弛，应急反应迟缓。

专家建议

此时段不宜大吃饮酒、激烈地活动、熬夜，与生物钟对抗最易损害机体而引发心脑意外事件。

2. 每周的魔鬼时刻

德国和芬兰科学家研究发现，在星期一脑卒中的患者最多，死亡风险比其余几天高40%。因此，德国把星期一称为“黑色星期一”。

专家提醒

原本星期日是一周辛劳后的休息日，可有些人不仅身体更加劳累，并打破原有规律，大吃大喝，直至深夜，甚至通宵达旦，生物钟被打破，就会影响体液与神经调节的功能，导致人体免疫功能下降，从而诱发亚健康或加重原有疾病。中老年人原本抗病能力日渐低下，请大家千万不要忘记“黑色星期一”。

3. 每月的魔鬼时刻

每月的月圆前后是魔鬼时刻，这与天文气象有关。月球具有吸引力，如引发海水潮起潮落一样，作用于人体的体液，引发人体血管内液体压力变化，导致血管内外的压力差、压强差加大，引发心脑血管意外。

专家提醒

老年人要在月圆前后几天特别注意血压平稳，调控喜怒哀乐，忌饮酒、饱餐、熬夜，恭请切切慎之。

4. 每年的魔鬼时刻

每年有两个魔鬼时刻，即最热与最冷的几个月。高温和寒冷都能对人体生命健康构成威胁。调查发现，12月份死亡人数居全年各月之首，占死亡总数的10.4%。这是因为人体受气候寒冷刺激后，会严重损伤人体的热平衡系统、内分泌系统、循环系统等而引发精神紧张、情绪波动、抵抗力下降、新陈代谢缓慢等而导致疾病发生、恶化，甚至患者死亡。

据考证，明朝、清朝的二十几位皇帝90%死于最热的7月、8月和最冷的腊月、正月，也是对以上规律的印证。

专家建议

减少户外活动，做好相应措施，避免过大的温差。

研究报告

寒流来袭、大风、强降雨、室外温度低于零下9℃时老年人要在家中避让。

《英国医学杂志》最新研究指出，以20℃为基准，气温每升高1℃，心梗发病率就会升高1.9%。气温每下降1℃，心梗风险就增加2%。75~84岁的冠心病老人更易受影响。

乔治全球健康研究表明，寒冷天气会增加脑出血的风险，与最理想温度20℃时脑出血的发病率相比，当温度降低至10℃时，脑出血发病概率增加137%；在0℃，脑出血发病概率增加192%；-10℃则攀升至313%；-20℃为576%。

瑞士学者研究发现，气温每下降10℃，心脏病发病风险就上升7%。研究人员提出，气温下降引起心脏病骤增是因为皮肤的冷感受器受到刺激，交感神经系统引发儿茶酚胺水平（与心脏病有密切联系）升高。此外，寒冷状态下，血小板聚集和血液浓度的增加导致血管中血栓和血块的形成。

5. 生命之中的魔鬼时刻

人的一生，生命活力也有周期性的变化规律，大致是7~8年为一个周期，循环往复。每个周期中存在着生命活动的高潮和低潮，一般周期中间的年龄为高潮期，而周期的始末为低潮期。处在高潮期的人免疫能力较强，去世的人就少；低潮期的人免疫能力较弱，去世的人就会多一些。

三、07:40——吃早饭

早饭吃精，七分饱。早餐营养不佳，中、晚餐吃得再好也是补不回来的。

健康三餐：早餐不仅要吃得种类丰富，而且还要讲究品质；午餐要吃好；晚餐要吃少。

就餐时间：一日三餐要有定时，间隔一般应为4~5小时，如果夏季安排早餐7~8点，午餐在12~13点，晚餐就以18时左右为宜。

每餐饭后随即喝2~3口温开水，第一口分次慢咽，以将食管中的残留食物清洗入胃。

饭后休息半小时，之后做些零星家务，不宜剧烈运动，饭后运动对老年人心血管系统不利。因为饭后老年人的心脏负荷增加。同时此时段免疫功能最弱，尤其是老年人。如想户外散步，须在饭后45分钟再进行。

（一）饮食原则

健康早餐4原则：就餐时间合理，营养搭配科学，保证水分，食物易消化。老年人早饭最佳时间是起床后的60分钟左右，适量活动后，此时食欲最旺盛，养成定时用餐的好习惯。老年人多伴有脾胃功能减弱，并且早上肠胃功能尚在激活中，老年人吃早饭要遵循软、量少、质优。

研究显示

美国神经病学学会指出，老年人过量饮食会导致其记忆力减退危险增加两倍。记忆力减退是老年痴呆症的早期症状。专家表示，老年人吃饭七八分饱，既有益肠胃，又有益大脑。少食，有利于发挥机体调节机能。

美国癌症协会研究表明，在保证营养条件下，每餐吃七八分饱，有益健康长寿。

美国康奈尔大学研究表明，每天限制热量摄入，也可以有效延长寿命，降低疾病发生的概率，这种结论得到大多数学者认同。

《中国居民膳食指南》中说：早餐中包括谷类、动物性食物（肉类、蛋）、奶及奶制品、蔬菜和水果等4类食物，为营养充足的早餐。供能营养素蛋白质、脂肪和碳水化合物的比例接近1∶0.7∶5的早餐，能很好地发挥糖类在餐后快速升高血糖的作用。

蛋白质：牛奶、鸡蛋等食物可提供优质蛋白质，可在数小时内持续释放能量以维持体能，食物中蛋白质的质和量、各种氨基酸的比例，关系到人体各种蛋白质的合成与组织代谢。因此，早餐中最好要有奶、蛋、豆中的两种，才能提供优质的蛋白质，并可延长饭后饱腹感。鸡蛋要煮着吃，这样其中的胆固醇很少被氧化。

糖类：玉米面、燕麦片、全麦面（使血糖释放缓慢以维持血糖平稳）、蜂蜜（使血糖快速提升）等食物能转化为葡萄糖，是人体主要的能量来源，是大脑唯一可利用的能量，要保证一上午能量需求，只有足够的能量供给，才能保证蛋白质不被分解，且对胃有保护作用。

研究报告

每天摄入48克全谷食物，保健效果更明显，可使死亡风险降低20%。心血管疾病死亡风险降低25%，癌症死亡风险降低14%。全谷食物含有多种生物活性物质，有益全身健康。全谷食物中丰富的纤维素不仅能降低胆固醇和血糖水平，而且可增强饱腹感，减少肥胖及与肥胖相关的疾病。

研究显示

血糖稳定和微量元素在正常高值水平的人，在脑力测试中，成绩明显优于血糖不稳定者。

脂类、维生素、矿物质（坚果、主副食中）：早餐吃些坚果可提供优质蛋白质、维生素、矿物质和天然抗氧化物。此外，坚果中含有丰富的不饱和脂肪酸，有利于心血管健康。同时胆囊需要小肠内有脂肪、高蛋白食物时，才会分泌胆汁，帮助胆汁排出，促进其消化和吸收。因此，老年人应吃些含健康脂肪及蛋白质的食物。

早饭吃些富含膳食纤维（全谷物、蔬菜等）和果蔬的食物，可提供维生素、矿物质和天然抗氧化物，可维护身体健康，维持肠道正常功能。老年人可吃一种（早饭应以碳水化合物搭配蛋白质食物为主角），促进肠蠕动，并影响机体对胆固醇的吸收而降低胆固醇水平从而预防高胆固醇血症，延缓营养物质尤其是糖类在人体内的吸收，增加饱腹感。其存在于粗杂粮、蔬菜、水果及菌藻类食物中。食品多样化，以素食为主，粗细粮搭配，主副相辅，干稀平衡，早饭至少需要摄入300毫升水分，保持营养成分全面（六大营养物质俱全：蛋白质、脂肪、碳水化合物、维生素、矿物质、水）并均衡。

（二）食物料理

简单，不加油、盐、糖，宜温热、易消化，适合口味，增进食欲，七分饱，适应老年人胃肠消化吸收能力；做到三高：高蛋白、高纤维素、高维生素；三低：低脂肪、低盐、低糖；如是延续生命活动、助推脑体运作，达到有益心脏和脑健康，有助于控制或降低高血压，稳定血糖，延缓衰老，预防癌症；此外可降低罹患肥胖症、胆囊炎、胆囊结石的风险。

（三）我的食谱

牛奶250毫升为主，间或交替加咖啡、红糖，佐坚果如花生、核桃；鸡蛋一个蘸番茄沙司，其中的番茄、洋葱可作为一份小菜或酱豆腐、芝麻酱等轮换；玉米面发糕、馒头轮换蘸蜂蜜；食毕吃少许葵花子，可产生饱腹感、延长咀嚼时间，增加唾液酶，促进食物消化吸收。

饭后即用温绿茶水漱口，绿茶中含有氟，清洁口腔的同时可防止和消灭附在牙齿表面的牙菌斑而预防龋病，防治牙周炎、消除口臭、预防流感。饭后坐卧休息20~30分钟，有益于胃的保养和老年人的身心健康。此外，喝水时间应该至少在饭前和饭后的半小时。饮茶应该至少在餐后半小时。

链接：专家评价早餐

老年人多喜软食，软食虽然好咀嚼、易消化，但长期食用，使老年人咀嚼能力进一步下降，牙龈萎缩，唾液分泌功能降低，消化酶分泌减少，对消化吸收功能不利。因此，如果老年人尚可咀嚼，不妨适当多嚼些略硬的食物，如坚果等。

鸡蛋被称为“人类理想的营养库”，其蛋白质生理价值最好。蛋黄含有丰富的卵磷脂，能阻止胆固醇在动脉壁上沉积；蛋黄素具有抗癌作用；蛋黄中含有钙、磷、铁以及维生素A和维生素D，这是老年人容易缺乏的两种维生素，这些成分有益于增进神经系统的功能。一个鸡蛋的蛋黄中胆固醇的含量正是人体日需要量。高胆固醇血症者，每日吃蛋黄半个为宜。胆固醇约有70%是在体内合成的，食物中的胆固醇对血脂的影响相对较小，而且胆固醇过低者死亡率增高，肿瘤发病率也高。

研究报告

近年来的研究未能证实膳食胆固醇摄取量与心血管疾病风险或死亡率之间有密切相关性。

专家提醒

鸡蛋在常温下可保存一周，即使在冰箱存放，也最好不要超过两周，否则就容易出现散黄蛋。

研究报告

(1)美国《营养研究》报道：早餐吃鸡蛋，能减少人的饥饿感，降低午餐以及一整天的热量摄入，起到控制体重作用。早餐吃鸡蛋，能使人体内饱腹感迅速增加，还能补充人体所需的蛋白质，使精力就更充沛。

(2)哈佛医学院的两名研究人员发现：健康情况正常的男子每周吃不超过6个鸡蛋，但吃超过7个鸡蛋，会使死亡危险增加20%。而糖尿病人死亡的危险增加了一倍。

专家点评

膳食中饱和脂肪酸、胆固醇摄入过多是引起胆固醇升高的主要原因。饱和脂肪酸主要来源于动物性脂肪，如猪、牛、羊油和牛乳油等。胆固醇的主要来源为动物内脏、鱼子、虾子、黄鳝、鱿鱼、蟹黄、蛋黄。对于高胆固醇血症的患者应严格限制，每天可摄取低脂或脱脂奶300毫升，鸡蛋每日一个。

食物中的钾、镁起到中和钠的作用，对抗由钠引起的血压升高和血管损伤。

饮食中控制盐的摄入，摄入过多的盐分会导致闭尿、闭汗，代谢受阻，毒素堆积，影响钙的吸收。

蜂蜜

能维持神经系统和免疫系统的正常功能，蜂蜜中所含的多种消化酶，对人体的消化能力和新陈代谢有增进功能。蜂蜜含有蜂乳酸，具有防癌作用。法国农学家阿林·塞拉斯对1000位养蜂人进行死因调查后，发现仅有一人死于癌症。

蜂蜜所含单糖，易被人体吸收，是适合做老年人、儿童的保健品，有“老人的牛奶”之称。含有果糖、葡萄糖和有机酸，是一种天然的滋补品。

洋葱

就蔬菜而言，科学家只在洋葱中发现前列腺素。老年人需要补充前列腺素，可降低血压，预防脑血栓形成。紫皮洋葱所含的挥发油中有降胆固醇物质，这些物质有着较强的舒张血管和冠状动脉的能力，又能促进钠盐的排泄，从而稳定血压，对心脑健康起着重要的保护作用。经常吃洋葱的人，胃癌发病率比少吃或不吃洋葱的人要低25%。洋葱含有较多的半胱氨酸，能延缓衰老，少生老年斑。生吃或熟吃均可。

黑芝麻

有预防动脉粥样硬化，维持血管弹性的作用。中医：补血、润肠、生津、通乳、泽发等功效。芝麻富含维生素E、亚麻油酸，有防止脂肪囤积体内之功。芝麻、全谷物、亚麻籽、橄榄油富含具有抗癌特性的松脂醇。

专家提示

蔬菜和水果消化时间和过程不同，应分餐食用，否则水果中的酵素将蔬菜中的纤维素腐败。吃饭时挺直腰背，先吃爱吃的食物，吃饭时不谈扫兴的事，吃饭环境要安静，最好别一个人吃饭，不吃剩饭剩菜，其中潜在的物质可能诱发胃癌。

坚持低血糖指数的饮食方案：每天只吃少量精米面，不吃甜食，多吃富含膳食纤维的全谷物、全豆类、叶类蔬菜和水果，这样可起到调整血糖水平、改善胰岛素分泌功能的作用。具有低热量、低碳水化合物、高膳食纤维特点，从而稳定血糖、预防糖尿病。

专家提醒

患有肾囊肿者少吃咖啡及含咖啡因的食物。喝咖啡易致钙流失，加入牛奶还可避免。

附：肾囊肿预防措施

多饮水，忌憋尿，去除容易诱发获得性囊肿的因素，如肾内结石、慢性肾盂肾炎，积极防治前列腺增生等。

研究显示

不吃早餐会严重伤胃，使你无法精力充沛地工作，而且还容易“显老”。德国科学机构对7000名男女长期跟踪后发现，习惯不吃早餐者占40%，而他们的寿命比其余60%的人平均缩短2.5岁。对80～90岁老年人的研究表明，长寿的共同点之一是每天必吃一顿精美的早餐。但要注意早饭吃得过饱也会伤胃。

研究报告

（1）澳大利亚研究人员证实：年龄超过65岁的老年人有在家里做饭的习惯，

是他们健康长寿的一个重要因素。研究人员分析，那些有着在家烹饪习惯的人，往往有更健康的饮食习惯，更注重合理饮食。烹饪是一种行为，它需要同时具备良好的心理素质和身体素质。这可能是烹饪习惯与长寿相关的原因。

（2）体内维生素D水平高的女性，患老年性黄斑变性的风险会减少2/3，黄斑变性是最常见的致盲眼病，维生素D主要食物来源是全脂牛奶、鱼、海鱼、动物肝脏、蛋黄等。富含ω-3的鱼油也具有预防效果。

英国学者研究发现：维生素D对于维持细胞内线粒体活性十分重要，适度补充维生素D有助于提高肌肉效率，有效缓解肌肉疲劳等症状。

（3）医学研究证明：老年人当钙摄入不足时，会出现骨质疏松和骨质增生并存的现象。

（4）美国马萨诸塞大学研究发现，早上起床90分钟之后才吃早餐的人，肥胖概率会增加50%，这会直接导致肠癌、膀胱癌、肝癌死亡的危险增加，因此早餐一定要在起床后90分钟内吃完。

（5）适量吃粗粮对健康有益，如天天全吃粗粮，不利于钙的吸收。粗粮中含有丰富的膳食纤维，会加快食物通过肠道的速度，使食物中的钙来不及吸收就被排泄。因此，最好粗细搭配食用，粗细比例为4∶6。

链接一：关注进食细节与方式

（1）好好吃饭莫凑合，细细咀嚼莫慌张，默默进食莫说话。

（2）吃饭时要讲究细嚼慢咽，不吃过热食物，可防止过热的食物烫伤食管、胃黏膜，从而防止软颚癌、食管癌、胃癌。

（3）抗癌功效，当人们在咀嚼的过程中可以产生氧化酶和过氧化酶等唾液酶，这些唾液酶可以把一些致癌物消灭。

（4）咀嚼可以产生大量唾液，从而冲洗牙齿，加强口腔自洁能力，减少牙病发生。

（5）当咀嚼食物的次数增多或频率加快时，让食物在舌尖多停留片刻，脑的血流量也会明显增多，活化大脑皮层，从而延缓脑衰老；与此同时，使脑细胞获得更多的氧和各种营养物质，从而起到延缓大脑细胞慢性衰亡，这对预防老年痴呆症的发生大有好处。

专家建议

（1）平时多做叩齿动作，只要持之以恒，同样行之有效。

（2）细嚼慢咽，以便让口中多渗出些唾液，可健脾益胃，有助于食物的消化吸收。同时唾液中含有免疫活性物质及抗癌因子，可预防消化道肿瘤发生。

(3) 进食宜缓，不可粗速，慢慢享受食物。即便食物很简单也要坐在餐桌旁享受吃饭的乐趣，每次进餐时间不少于15分钟，给肠胃足够的消化时间，但也不宜超过30分钟。这样既可防止进食过快，又能防止吃得过多，七八分饱的饮食原则有利于延年益寿。牢记：用肚子吃饭求温饱，用嘴巴吃饭讲享受，用脑子吃饭保健康。

(4) 经常吃饭过饱的人，体内甲状旁腺激素含量明显增加，使骨骼中的钙更多地返回血液之中。换言之，甲状旁腺激素增多易致骨骼过分脱钙，造成骨质疏松。即使补充再多的钙，也难以沉着于骨骼之中，所以患骨质疏松症的风险明显增加。因此，吃饭千万不要过饱。

(5) 慎劳倦饮食和缺乏喜悦的进餐情绪，不利于食物的消化。首先是心身平和，其进餐环境是一起用餐的人轻言少语、行为默契、气氛融洽。调养脾胃，这也是造就一个人健康身体的基石。切忌饭桌上谈论处理问题。“食不语勤咀嚼”说话会导致空气进入胃中，造成胀气。

(6) 用餐两不宜：不宜带气用餐，否则创造了患病条件；用餐时不宜分心，边吃饭边看书、看电视等都是错误的。

吃饭前后发怒，甚至一边吃饭一边生气，不但不利于消化，还相当于在“服毒”。

(7) 老少同餐共享天伦之乐，老人们也会吃得格外香甜。

链接二：话说清洁口腔

(1) 餐后3分钟内和晚睡前必须清洁牙齿，可降低口腔细菌引发的牙齿和牙龈疾病。这些细菌也会进入血液循环系统引发动脉炎症，显著增加罹患心脑血管疾病的可能性。

(2) 吃完任何食物20分钟后，口腔若不清洁，齿缝中残存食物，细菌在牙齿与牙龈接缝处堆积，就会产生肉眼看不见、透明而黏稠的牙菌斑。老年人牙龈逐渐萎缩，缺少珐琅质保护的牙根外露处，牙受到牙菌斑的侵袭而形成牙根龋病，这是老年人缺牙的主要原因。

(3) 饭后半小时再刷牙。在吃了比较酸的食物后，最好立即用温茶水漱口，不得刷牙，因为酸性物质粘在牙齿上，会使牙齿表面的牙釉质软化，牙刷的机械性摩擦作用会损伤牙釉质，因此过半小时后再刷牙。刷牙时间要够3分钟。

(4) 刷牙后最好不要用水使劲漱口，否则会冲掉牙齿上来自牙膏的氟化物保护层。刷牙后半小时内不宜喝水及任何饮料。刷牙时可直接将牙膏挤在干牙刷上，不必蘸水，因为口腔湿度已足够，这也有助于发挥氟化物对牙齿的保护作用。

(5) 如果在外就餐，就用随身携带的牙线。

专家提醒

（1）及早拔除一些无法治愈的病牙、牙根及残牙等，它们的存在往往可以并发消化道，心、脑血管等疾病。

（2）定期做口腔检查，是早期发现疾病的有效措施。

（3）坚持做牙龈按摩，以促进局部血液循环，改善组织代谢，从而提高牙龈组织抗病及保护牙齿的能力。

（4）牙龈肿痛、出血是口腔卫生状况不佳的标志，也是心脏病的征兆信号。保护牙周健康可以降低心脏病风险。

（5）注意清除漱口杯的底垢，用醋刷洗或放入水中煮沸10分钟，否则会成为诱发疾病的祸根。另外常吃黄瓜、苹果等，有助于清洁口腔。

研究报告

（1）美国《预防》杂志报道：头脑聪明与口腔卫生有关。美国精神病与牙科专家研究表明，口腔健康与大脑健康直接相关，牙周疾病与认知障碍有关。每次刷牙应至少2分钟，保持口腔卫生。

（2）美国加州大学对5500名老年人进行18年的跟踪调查发现，每天刷牙不到一次的人比刷牙的人得痴呆症的可能性高65%。

（3）美国科学家称，刷牙不彻底导致的牙菌斑、牙周炎问题，可能加大患癌症风险。1/5的癌症患者有口腔感染和发炎症状。口腔卫生不良可能意味着同时拥有其他一些容易引致癌症的生活习惯。

（4）欧洲一项研究称，口腔致病菌抗体高者患胰腺癌的风险加倍。

（5）瑞典科学家研究发现，牙菌斑或口腔病菌过多，可使患癌死亡的危险增加80%。

（6）美国《公共科学图书馆·病原体》杂志刊登一项新研究发现，规律刷牙可降低关节炎风险。

（7）土耳其科学家发现，男人不经常刷牙易阳痿。

链接三

（1）每个人的细胞内都存在着癌基因，只是被体内的抑制因素所控制，处于沉睡状态而未癌变。随着年龄的增长，尤其55岁以后体内的抑制因素减弱，加上不良生活习惯以及致癌因素的影响，癌基因比年轻人更容易被激活。

（2）激活癌基因的因素：亚硝酸盐、酒精、氯、黄曲霉素等化学物质，紫外线照射、病毒、细菌、霉菌等，还有食盐摄入过多，WHO正式将幽门螺杆菌列入一类致癌物。

(3) 黄曲霉素：可引起细胞突变，导致染色体异常，对癌基因产生强烈的攻击作用，使之激活。黄曲霉素在花生、玉米、大米中较常见，甚至在核桃、杏仁、榛子、干辣椒中发现过，这些食物发生霉变后黄曲霉素含量大幅上升。牢记！以上食物出现霉变时严禁食用。

链接四：牛奶保健功效综述

牛奶中含有人体所需的大部分的营养物质，仅次于母乳，因此，人的一生都不应离开“奶”的滋养，尤其是儿童、青少年和老年人都应每天喝些牛奶。

(一) 牛奶是营养全面的饮品

(1) 牛奶富含优质蛋白，是人体最佳蛋白质来源之一，有8种人体必需的氨基酸，种类齐全、比例适宜，易消化吸收，特别是其中的赖氨酸、甲硫氨酸、蛋氨酸含量较高，除蛋类外，其他食物所不及。如蛋白质摄入不足，体质就会下降，抗病能力减弱。

(2) 牛奶中维生素含量相对较多，如维生素A、D、B_1、B_{12}以及烟酸等，是人体摄取这些物质的主要来源。

(3) 钙的吸收率很高，牛奶所含半乳糖是最易为人体吸收的单糖类，其能促进钙的吸收；具有镇静安神作用，睡前2小时喝牛奶或酸奶有助于睡眠，使人睡得更香；这样在睡觉前的2个小时内，人体既能充分吸收牛奶中的营养，与此同时人体代谢物也随尿排出，从而也避免肾结石风险；另外牛奶中的钙可补偿夜间血钙低落状态，而保护骨骼，预防骨质疏松；对儿童将有助于夜间骨骼的生长。

(4) 牛奶是最佳的补钙食物，但并不是唯一的。如以一袋牛奶为一个钙单位，约含250毫克钙，相当于75克豆腐干、150克豆腐丝、200克豆腐、100克花生仁、125克黄豆。多数人的日常饮食再加上述一个钙单位食品，就可满足人体对钙的基本需要。孕妇、儿童和老年人需在日常饮食基础上加两个钙单位食品。即早饭一袋牛奶，晚睡前100毫升酸奶，其他上述补钙食品只需3/5即可，儿童可以睡前再喝一袋牛奶。

(5) 牛奶中所含磷、乳糖和卵磷脂是神经组织和脑细胞的构成成分，具有健脑益智作用。所含钙元素是神经递质释放的调控剂，与神经反射和大脑反应相关，也与人的智能相关。

(二) 牛奶是防病抗衰佳品

(1) 坚持喝奶可使人增寿7.2岁。牛奶是一种纯天然最营养的抗衰老食品，很适合老年人的营养需求，是一种较为理想的完美食品，并可提高机体免疫力，使肌肤更有活力，减少疼痛、振奋情绪，使过敏体质得到改善等。

（2）有研究认为，每日三餐之间喝些酸牛奶可以稳定血糖水平，有利于心脏健康。睡前喝牛奶，有助于肌肉健康，并可延缓衰老。

（3）高脂血症是心脑血管疾病、糖尿病、痛风、肥胖等老年人易患疾病的危险因素，可喝低脂或脱脂牛奶，有利于这些疾病的预防。血脂正常者，每日牛奶摄入量不超过300毫升，超过部分最好摄入低脂或脱脂奶。最理想是早饭250毫升牛奶，晚9时100毫升酸奶。牛奶中含有较多的钙质，能抑制人体内胆固醇合成酶的活性，可减少人体内胆固醇的吸收。

（4）老年人饮料——乳酸菌蛋白饮料：乳酸菌可抑制肠道中腐败菌生长、繁殖，可使蛋白质未完全分解产物不受或少受腐败菌影响，减少肠壁对有害物质吸收。同时，可增进食欲，也可消暑解渴。

（5）《国际乳品杂志》报道，一周饮用5~6次牛奶制品的成年人，在记忆力测试中的表现要远远优于很少食用牛奶制品的人。

（6）美国缅因大学研究发现，牛奶中的镁，有助于延缓记忆衰退。或许牛奶制品也有助于预防心脏病和高血压，因为这也能够帮助维持大脑正常运转。

（7）美国最新研究发现，奶油及其制品可致骨密度下降。

（8）钙与钠在肾小管内的重吸收过程中容易发生竞争，当钠摄入量高时，人体就会相应减少对钙的吸收，而增加尿钙排泄。因此，人们在补钙时一定要注意低盐饮食。如为补钙喝牛奶、吃钙片最好能距离吃饭时间2小时左右，早餐喝牛奶其他食物最好少盐或无盐。

（三）饮用牛奶注意事项

（1）喝牛奶要关注牛奶温度，牛奶不宜冰着喝，因为冷冻后牛奶中的脂肪与蛋白质分离，营养成分也不易被吸收。

（2）牛奶不宜煮沸，温度过高牛奶中的蛋白质会由溶胶状态变成凝胶状态，导致沉淀物出现，破坏其营养成分。

（3）经过消毒灭菌的牛奶，在保质期内常温存放下均可即开即饮。

（4）老年人如不适应喝凉牛奶，可以将牛奶加热到70℃以下为宜。

（5）喝牛奶不应“一口闷”，喝得太快，会对胃肠造成一定负担，乳糖酶无法在极短的时间内达到身体所需水平，造成应激性的乳糖不耐受，可能会引起腹泻，消化吸收率也会受到影响。从健康角度出发，应一口一口慢慢喝。

（四）有下列情况者不宜喝牛奶

（1）胆囊炎、胆结石和胰腺炎等。忌食油腻性食物的患者，因为牛奶中的脂肪及蛋白质进入肠道后会刺激胆囊、胰腺分泌。患病的胆囊、胰腺带病劳作，从而使病情加重。

（2）胃肠术后的患者。牛奶中的乳糖会在肠内发酵而产酸、产气，使肠胀气加重，不利于肠蠕动的恢复。故术后未排气前忌食牛奶，即使排气后也要少量饮用。

链接五：坚果保健功效综述

哈佛大学营养专家推出健康饮食新指南——健康饮食餐盘：健康蛋白质占餐盘1/4，为鱼、禽类、黄豆、坚果和鸡蛋等。这里要表明的是，坚果被摆在了应有位置。

坚果又名干果，大多有补肾健脑、强身健体、预防疾病的作用。且因人而异、适量食用，才能达到进补养生的目的。每天至少吃3种坚果，依据自身需要和坚果保健作用，选择在早、中、晚餐时吃或交替着吃，饭中或饭后即吃，可增加饱腹感。

美国罗马林达长寿地区的人们严守规律，每天食用坚果，每天吃坚果的总量是：张开手掌，让各种坚果在你手掌上摊平一层，这就是每天食用坚果的适宜量。

美国波士顿大学临床教授指出：若每天摄入1.5盎司（约24.5克）坚果，可有降低低密度脂蛋白和胆固醇水平的功效。

每天吃30克坚果，可增加好胆固醇，减少炎症。

坚果是一种高热量的食品，不可过量食用。

（一）坚果简介

1. 腰果

腰果含铁量是牛肉的两倍，缺铁会导致疲劳和注意力减退，红细胞减少，血红蛋白携氧量减少，导致大脑血氧量不足，因而产生疲劳和眩晕感。可降低胆固醇，防治动脉硬化，提高机体抗病能力。具有抗氧化、抗衰老、抗癌的作用，为保健佳果。

2. 榛子

性平，味甘，入脾、胃经。有调中、开胃、滋养气血和明目的作用。适用于食欲欠佳、乏力、消瘦、病后体虚、视物欠清晰等症状。榛子富含有益心脏的单不饱和脂肪（其可少生皱纹）和保护细胞的天然维生素E，还含有钙、镁、锌、叶酸等，是营养全面的保健食品。

3. 葵花子

具有平肝祛风、清湿热、消滞气等功效。

含钾很高，钾有保护动脉内膜的作用。

所含亚油酸有助于降低人体血液胆固醇，防治动脉硬化，还可降血压、预防心脑血管疾病。

富含维生素E，可阻止化学致癌物与核酸、蛋白质相结合，从而抑制细胞的癌变，防止细胞老化。

葵花子含胡萝卜素，实验证实维生素A水平最低者的患癌率是高者的两倍。

葵花子的亚麻酸，对构成和修补细胞具有重要意义，因而也有防癌作用，并有助于降血糖和改善睡眠。

葵花子所含维生素B_8，有安神效果。葵花子还有调节脑细胞代谢，改善其抑制功能的作用，故可用于催眠，治疗神经衰弱、失眠、抑郁等症。

4. 核桃

味甘性温，有补肾固精、润肺止咳、化痰定喘、顺气补血等作用。

从核桃、芝麻中获取的1微克维生素E，就可以抑制由于空气污染对肺的致病因子。

核桃富含多种饱和脂肪酸，可防止皮肤干燥、瘙痒、脱屑。当感到疲劳时，嚼些核桃仁，有缓解疲劳和压力的作用。美国宾夕法尼亚州斯克兰顿大学科学家发现，核桃中富含的多酚可保护人体免受自由基的侵害，生熟吃均可。

核桃能够消除无菌性血管炎症及血管壁上的污垢，核桃中的亚油酸在体内分解出二十碳五烯酸（EPA），还可消除低密度脂蛋白胆固醇，并将LDL（低密度脂蛋白）与自由基形成的动脉斑块减少，从而达到血管壁净化，血流顺畅，进而改善和增强心脑血管的功能，防治心脑血管疾病，故被称作“长寿果、万岁子”。

核桃中的亚麻酸在人体内可转化为二十二碳六烯酸（DHA），它是脑细胞的主要成分，参与脑的发育及修复。油酸是神经髓鞘的主要成分，参与神经传导、保护功能。这3种不饱和脂肪酸共同培育脑的功能，促进智力的发育，记忆、判断能力的提高，固有健脑益智、延缓衰老的功效。

核桃含亚油酸等不饱和脂肪酸，能减少肠道对胆固醇的吸收，促进胆固醇在肝内降解，变为胆汁酸，随胆汁经胆道排出，从而有降低血清胆固醇的作用。

研究发现，一天吃3个核桃，胆固醇数值可降低5%，可降低患冠心病的风险达10%。

5. 花生

花生，性平味甘，入脾、肺经。具有养血补血、补脾润肺、滋润肌肤、降脂降压作用。营养价值很高，被誉为“性价比最高的坚果”。与黄豆一样，被称为植物肉。

花生富含多种维生素、卵磷脂、氨基酸、油酸、硬脂酸、棕榈酸等，能提供较高热量，高于肉类。花生具有活化脑细胞的功效，延缓大脑衰退，增强记忆，抗衰老，故称长生果。

花生中的脂肪含量占46%，其中80%为不饱和脂肪酸，具有改善人体生理功能和防止动脉粥样硬化之功效。但食用量不宜过大，不饱和脂肪酸过多也会促使人体细胞老化，血脂增高，尤其中老年人更是如此。

花生中含有谷甾醇可将人体肝脏内的胆固醇分解为胆汁酸并增加其排出，从而降低血液中胆固醇的浓度，对预防中老年人动脉粥样硬化性疾病有一定作用。

花生有促进骨髓造血、补血止血的作用，对于出血性疾病，再生障碍性贫血有一定的治疗作用，主要是“花生红衣”的效果。“花生红衣”更是女性的保护神。尤其是处于经期、孕期、产后和哺乳期的女性，失血和消耗营养较多，花生红衣能帮助养血、补血。

“花生红衣”还有生发、乌发的效果；还可增加血小板，提升红白细胞的数量，增强免疫力。此外，“花生红衣”同葡萄一样富含白藜芦醇，是强抗氧化物质，有效抗衰老物质之一。

吃花生有助于增强饱腹感，可以减少进食量，要细嚼慢咽，以带壳煮食为优。

花生仁中的白藜芦醇可能是促进肠道益生菌生长的关键。如果人们把饮食中的一份红肉换成花生，患糖尿病的风险会降低21%。

花生会减缓碳水化合物的吸收。每周至少吃两次花生的女性，患结肠癌的风险能降低58%；而每周至少吃两次花生的男性，能降低27%的风险。

6. 开心果

富含钾元素，钾对调节血压至关重要，还能平衡食盐过多带来的负效应。开心果让人保持心情愉快，元代太医忽思慧认为“有调中顺气的功效”。

《国际阳痿研究杂志》报道：患有ED的男性每天吃100克开心果，3个月后功能会明显增强。

7. 杏仁

甜杏仁，性平味甘，无毒，有止咳、润肺、平喘的作用。可作为茶点果品食用

富含膳食纤维，有通便作用，热量低可以降低食物升糖指数。可减少饥饿感，对保持体重有益。

含镁元素，对血糖有调节作用，可降低心脏病风险。

含钙，可防治骨质疏松。

每天吃5~10粒甜杏仁，可提高注意力，被誉为“最佳的神经食粮”。

资料表明：杏仁中含有维生素B_{17}，具有抗癌防癌作用。杏仁的干燥粉末能100%抑制强致癌性真菌——黄曲霉菌和杂色曲霉菌的生长。多用于支气管癌、多

发性直肠癌等多种癌症及乳癌骨转移等治疗。

杏仁中含有油酸、亚油酸、棕榈酸等不饱和脂肪酸、可降低血清胆固醇和血液黏稠度，从而降低心脑血管病的风险。

杏仁中的营养成分丰富。如多种不饱和脂肪酸、18种氨基酸、多种维生素、纤维素以及锌、铜、铁、硒等微量元素，这些营养成分，对皮肤老化、色素沉着、老年斑的形成有一定的防治作用，并对增加头发的乌黑亮泽有一定作用。

南太平洋上的岛国斐济盛产杏果，居民特别喜欢吃杏及杏仁，甚至作为主要食物，至今未发现癌症患者，而且居民的寿命都很长，素有“长寿国”之称。

苦杏仁，性温味苦，有毒，有止咳作用。苦杏仁中含苦杏仁甙，可被酶水解产生氢氰酸，有剧毒，可抑制延髓中枢，中毒量可将人瞬间毒死。苦杏仁必须经加工去毒后方可食用，但应每日不超过15粒。

8. 栗子

味甘性温，有补肾强精、滋补肝脏、健脾和胃、活血止血的作用。对肾虚、腰膝酸软无力、筋骨疼痛、尿血等有改善缓解功效。其含有的营养成分较全面，有胡萝卜素、维生素C、维生素B_1、维生素B_2、烟酸和钙，能供给人体较多的热量，帮助脂肪代谢，对高血压、冠心病、动脉硬化、脑血管疾病和骨质疏松患者有益，是老年人理想的保健果品。

9. 松子

富含脂肪、棕榈碱、挥发油等，适用于老年体弱、产后、病后便秘者。含磷和锰，对大脑和神经有补益作用，对老年痴呆有预防作用。可贵的是含有ω-3脂肪酸。

（二）食用坚果注意事项

（1）坚果有哈喇味时绝对不能食用。出现哈喇味脂肪已经严重变质，会产生氧化自由基，进入体内时严重增加患心脑血管病和癌症的风险。

（2）中医认为，大多数坚果性味偏温热，且坚果含油脂多，正在“上火”、肠炎腹泻患者不宜吃。

（3）坚果类食品的储存条件应是避光、干燥环境，但不宜放在铁罐里。因为金属物质会成为这些富含不饱和脂肪酸食品加速氧化的催化剂。

（4）坚果中含有油酸、亚麻酸、亚油酸，虽为不饱和脂肪酸，但食用过量会产生过多的过氧化物，沉积在血管内膜上，加重对血管的损害，从而导致动脉粥样硬化性疾病。

（5）“花生红衣”具有促进凝血的作用，血液黏稠度高的老年人最好别吃，以降低梗死性心脑血管病的风险。

（6）每天吃30克坚果，可增加好胆固醇，减少炎症。

（三）研究报告

（1）每周吃5次坚果的人能多活近3年，坚果类食物富含对人体健康有益的营养成分和防癌抗癌物质。

（2）坚果含ω–3脂肪酸，不仅能预防动脉硬化，而且还能调节和改善血液中胆固醇的含量。

（3）杏仁、核桃等坚果类食品富含不饱和脂肪酸，可降低低密度脂蛋白胆固醇、甘油三酯，并含精氨酸，可以促进体内氧化亚氮的释放，起到放松血管和增加血流的作用。

（4）所有坚果中核桃的多酚含量位居第一，随后是开心果、花生、杏仁。

（5）英国赫特福德郡大学研究人员综合分析22项相关试验的结果显示：如果每天补镁量在370毫克以上，可降低收缩压3～4mmHg，降低舒张压2～3mmHg。在人体运动功能活动中，镁扮演着十分重要的角色，镁可激活人体内325个酶系统，故把镁称为生命活动的激活剂。例如：冠心病、高血压、高血脂、心肌梗死、糖尿病等多在中年之后发生，都与体内镁含量减少有关。镁主要存在于绿叶蔬菜、粗粮、坚果等食物中。

专家评说

ω–3系列不饱和脂肪酸主要是指α–亚麻酸、EPA、DHA、DPA等，人体内不能自行合成，必须从食物中摄取。研究发现ω–3具有抗“炎”作用，并发现多种疾病与人体内的“炎症”（非感染性炎症）有关。如心脑血管疾病、糖尿病、癌症等。ω–3脂肪酸有降血脂、降低胆固醇、净化血管壁等功能，降低血黏度、促进血液循环、预防血栓形成。

ω–3脂肪酸主要存在于深海鱼类体内，三文鱼、大比目鱼、沙丁鱼、金枪鱼、橡皮鱼、小黄鱼、鲱鱼或鲭鱼等的鱼油中含量丰富，并被制成鱼油产品销售。α–亚麻酸大多来自植物性食物及其油脂中，是人体“必需脂肪酸”，在体内可转化为DHA、EPA等多种ω–3系列，如果不吃鱼类的，也可多吃富含ω–亚麻酸的核桃仁、松子仁、亚麻籽及大豆油、玉米油、芝麻油、花生油、菜籽油、葵花子油、橄榄油等常见的植物油中，其他动、植物食物中几乎不存在。

美国哈佛大学公共卫生学院研究显示：血液含ω–3脂肪酸水平最高的人，他们平均寿命比那些ω–3脂肪酸含量较低的人长2.2年，并发现血液中ω–3水平充足时对心血管健康的重要性。最富有成效的方法是从不吃到适当吃，大概每周吃两份富含ω-3脂肪酸的鱼。

研究人员发现，二十二碳六烯酸（DHA）与降低冠状动脉心脏疾病死亡风险的关系最为密切。

二十碳五烯酸（EPA）与降低非致命性心脏病发作的风险关联度最高。

二十二碳五烯酸（DPA）与降低脑卒中死亡的风险联系最为密切。

四、09:00——喝水、学习、写作

每周学习、写作4~5次，此时头脑最清晰。每工作半小时即起立活动10分钟并做眼保健操。看书时要高抬腿，每隔1小时要做伸懒腰、腹式呼吸动作。

高抬腿：当一个人的双腿抬起高于心脏之后，脚和下肢的血液产生回流，可预防下肢静脉曲张，同时下肢的血液回流到肺部及心脏，从而有利于心肺保健。坐位时要践行此动作。

伸懒腰，腹式呼吸：四肢伸展用鼻做腹式吸气，屏住呼吸5~6秒，慢慢地从口呼气，呼吸不仅给身体输送氧气，而且可以对内脏施以按摩，清除体内废物，改善人的情绪，有助于释放压力。这是英国健康专家推介的养生新习惯。

（一）动脑动笔预防脑先衰

（1）脑是身体所有功能的指挥中心，多用脑可以帮助系统继续保持平衡运行。图瑞阿诺认为：保持脑的健康可能是预防老化的最主要的因素之一。事实证明，创造性强的人寿命也更长。他还指出，创造性强的人应对压力的能力也更强。

（2）保持对新事物的兴趣，虽然辛苦，但也能产生欣快感。不断接触新事物，能让思维“保鲜”，延缓脑老化。人老脑先衰，为了预防脑先衰就要根据自己的阅历喜好经常学习、思考。

（3）保持头脑清晰敏捷的重要法则：永远使用它，有效的保护和加强神经系统的运动。经常看书、学习、写回忆录、读科普文章等，都可以使脑子高速运转，同时从中获得衣、食、住、行的生活知识，养生保健知识和防治疾病的方法等，从而延缓衰老、预防痴呆。资料显示，可增寿4.6岁。

（4）汉代刘向说：“书犹药也，善读之可以医愚。”多读书、读好书，从书中汲取营养和力量，可以填补精神上的空缺，解除生存上的迷惘，净化心灵，调整心态，有明显的解除抑郁和宣泄烦恼的作用。古人云：“养心莫如静心，静心莫如读书。”

（5）长期坚持脑、体力活动，保持代谢平衡，可推迟动脉硬化发生，减少疾病的发生，延缓运动系统衰退，保持高龄期仍有独立生活的能力。

（6）适时适量的进行适宜的文体活动，如棋类、扑克、麻将也利于脑的保健。

研究报告

老年人大脑细胞不断退化衰老，多说话可以刺激大脑细胞，不断活跃并保持一定兴奋性，同时说话的过程需要经过逻辑思考，可以激活大脑。因此可有效推迟大脑的衰老进程，对预防老年痴呆有一定作用。

日本脑科学图像诊断分析家认为，一些不良生活习惯会增加大脑负担，加速大脑老化。

建议培养记笔记的好习惯。因为减少了动脑动手的机会，可加速大脑老化。

积极地做一些自己喜欢的事会激发大脑的活力，促进脑细胞的生长，而太在意别人的看法，就会束缚大脑的活力，加速老化。

日本脑科学图像诊断分析家认为，说人坏话时首先听到的就是自己，“负面语言会令大脑钝化，要想让大脑一直保持活力，就要多发现别人的优点”。

每天过着单调的生活，大脑会养成“惯性”，活力就会降低，时不时从事适度激发智力的活动，如读书、写作、参观博物馆等，患痴呆症风险会降低47%。用脑之人晚年生活质量高。调查发现，恶性肿瘤、心脑血管病与学界长寿大师们基本无缘，这与他们科学的生活习惯息息相关。

（二）我的饮水处方

最佳饮水温度：18～45℃。研究证实，长期喝烫水会损伤口腔黏膜、牙釉质、咽喉，增加食管癌发病率。即使在冬天，也不要喝超过50℃的水。

晨起　饮水200毫升

上午10时左右　饮水350毫升

午饭后半小时，午睡前　饮水150毫升

午睡后　饮水350毫升

晚9时　饮水150毫升

晚睡前　饮水150毫升

夜起时　饮水150毫升

链接：人体营养液——水的综述

WHO提出人类疾病80%与水有关。

水是构成人体组织的重要成分，是人体所必需的六大营养物质之一，对保持各项生命体征及身体各部分功能至关重要，是维持生命所不可缺少的物质。人体重量的60%是水，其中2/3在细胞内，1/3分布在细胞外液中。人体体液95%是水，起到支持、营养、润滑、缓冲各组织器官的作用，人体的组织细胞是浸泡在水中，是靠水滋养的生物活体。人体内的水每18天更换一次，水的质量影响人的生命质量。规律、适量地饮水补充体液是健康生活的必要习惯。

(一) 水在人体内的作用

(1) 溶解营养素和代谢物。

(2) 参与和维持正常的新陈代谢: 人体内无论是分解代谢, 还是合成代谢, 水是参与者和促进剂。人体的新陈代谢功能旺盛, 身体就健壮。人体缺少水分则新陈代谢受到不同程度的影响, 导致器官功能降低, 毒性物质增多, 会出现精力下降, 身体自觉沉重, 损害记忆。脑对缺水很敏感, 尤其老年人反应迟钝, 即使出现脱水, 也不会感到口渴, 长期饮水不足会加速脑老化。人体缺水超过总水量的10%时, 会出现脱水症状。如皮肤干涩、弹性减弱, 出现褶皱, 皮肤脱屑、发痒等。肾脏对缺水敏感, 缺水明显影响肾脏代谢功能。

(3) 运送代谢产物和营养物质: 营养素、代谢产物及毒素都必须先溶于水, 然后才能被运送到各组织器官利用或排出, 如体内缺水, 营养素的利用率下降, 有害物在体内滞留时间延长, 会加重对身体的损害。

(4) 维持消化、吸收功能。

(5) 调节体温。

(6) 提高人体免疫系统活力和抗病能力。

(7) 预防缺血性心、脑血管疾病: 适量饮水可增加血容量, 改善血循环和微循环, 降低血黏度。体内缺水导致血液的黏稠度随之升高, 很容易造成血流不畅, 导致血凝, 而供血障碍是引发心肌梗死、脑梗死的诱发因素。美国洛马琳达大学研究发现: 每天至少喝5杯水(每杯267毫升)的男性, 比每天喝水不足两杯的人, 罹患致命性心脏病的风险降低54%, 脑梗死风险下降53%。

(8) 研究发现: 许多慢性病与体内水分的摄入不足有关, 如抑郁症、哮喘、过敏症、糖尿病、肾结石、蛀牙、关节炎等。长期体内缺水, 成为引发许多慢性病的温床。"渴了再喝水"是错误的, 口渴是生理反应的信号, 表示生命开始脱水。人长期处于慢性脱水就会头昏、疲劳、食欲减退、皮肤发热。英国学者研究发现, 补足水分能够提高大脑的认知功能。

英国伦敦大学国王学院研究发现, 持续出汗90分钟导致大脑萎缩的严重程度相当于大脑早衰一年。

(9) 辅助治疗疾病:

①医疗机构在治疗疾病时多有通过静脉注射给患者补充适量水分, 同时溶入相关药物。或嘱患者适量喝水, 这对促进疾病的恢复和愈后有不可忽视的作用。例如: 呕吐、腹泻、发热时若没有及时补充水分, 可诱发并发症, 并导致病情加重。人

在高热时，会以出汗的形式散热，以致消耗大量水分，严重的会引起脱水。可以少量多次地喝温开水或温葡萄糖水，每半小时喝一次。

②适量饮水能协助淋巴系统更好地代谢，通过排尿和出汗的方式将毒素、病毒以及寒、热代谢到体外。感冒多喝水就是这个道理。

③改善睡眠，水是制造天然睡眠调节剂——褪黑激素的必需品。

④泌尿系感染、尿路结石可通过多饮水增加尿量，将致病微生物，形成结石的元素和细小结石排出体外，并有冲洗尿路的作用。

⑤痛风患者多饮水可减少尿酸结晶析出、沉积于关节的机会。

⑥缺水是便秘的原因之一。便秘的人可以适当多喝水，一定要大口大口地喝，吞咽动作快一些，这样水就能尽快到达肠道，刺激肠蠕动，促进排便。水有十大药物功能：镇静、强化、利尿、发汗、排泄、稀释、解热、解毒、催眠、促进新陈代谢。

⑦脸上色斑和痘痘是体内毒素不能及时排除导致，清晨一杯凉白开，是排毒的妙方。

⑧烦躁时多喝水。当痛苦烦躁时，肾上腺素就会飙升，多喝水有利于多余的肾上腺素排出体外，肾上腺素也会同汗水一起排出；或者大哭一场，也会同泪水排出。

⑨多喝水的同时减少憋尿是目前预防膀胱癌最好的措施，减少尿液中致癌物质对膀胱壁的侵害。

（二）健康成年人每天需水量

美国食品营养学会建议：每吸收1千卡热量要补充1毫升的水。一般的健康成年人每天需要吸收2500千卡的热量供身体需要。据此，成年人每人每天需要补充2500毫升的水分，其中饮水1300毫升，食物中的水900毫升，体内生物氧化产生的水300毫升。经过组织器官代谢利用后，排出的量也基本相等，其中尿液为1500毫升，以及粪便、皮肤蒸发、肺呼出等，以维持人体水的动态平衡。个体情况各不相同，每天需水量2000~3000毫升。一般健康人每天需水量在2000毫升左右（包括食物中的水）。即使喝过汤、粥、饮料等，饮用白开水的量也不应少于1000毫升，否则需补水1200毫升。每次100~300毫升，每日6~8次为宜。喝白开水也要小口细饮慢咽。如果喝水太快，水分会快速进入血液，在肠内被吸收，使血液变稀、血量增加，加重心脏负担，患有冠心病的人就会出现胸闷、气短等症状。

资料显示

（1）一次饮水超过500毫升，会使血压上升5~30mmHg，血压高的人更要改变这种不良习惯。每次饮水不宜超过300毫升，而且要如饮茶一样慢慢品。一次大量饮水，可导致体液浓度突然变化，给身体造成不适。

（2）短时间大量无节制地饮水，会使细胞内水分超量，造成细胞鼓张，甚至导致水中毒。运动后饮水不能过急，所谓“牛饮”，饮水过猛易引起血压降低和脑水肿，导致头痛、恶心、呕吐。饮水减肥有损健康。

词语解读

人在大量出汗后会流失不少盐分，若一次大量喝水，血液中的盐分就会减少，血液就变稀了，一些水分会因此很快被吸收到组织细胞内，使细胞水肿，造成“慢性水中毒”。人就会出现头晕、口渴的现象，严重的会突然昏倒，而在极端情况下，有可能致死。

（3）人体是否缺水可通过观察排尿次数和颜色来判断。正常情况下，每2~4小时应排尿一次，超时体内可能已缺水。正常尿的颜色为淡黄，清亮透明，如尿色如茶色或褐黄色，缺水就比较严重。心、肾功能不全者，应遵医嘱合理限制饮水量。

（三）饮用水的选择

WHO提出“健康水”的科学概念：

（1）没有污染，不含致病菌、重金属和有害化学物质。

（2）含有人体所需的天然矿物质和微量元素。

（3）生命活力没有退化，呈弱碱性，活性强等。

饮用水的质量与人体健康密切相关，是维持人体健康的重要方面。最健康的是白开水（最好现烧开现饮用），最解疲劳的是凉白开水，最理想的饮用水是优质天然矿泉水。

（1）自来水是普遍饮用水，经过有关部门监测，达到了卫生饮用水标准，但不能直接饮用。

（2）纯净水（市场上销售）符合卫生标准，以自来水为原料，经加工水中的矿物质多被祛除，长期饮用会影响矿物质的吸收率。

（3）矿物质水（市场上销售），符合卫生标准，经过纯净化加工、添加矿物质、杀菌处理后灌装而成，其中矿物质并不是每个人都缺的元素，长期补充易导致矿物质过量。因为某些元素会排斥体内其他的元素，形成一些元素超量而另一些元素缺少的状况，对人体健康不利。

（4）矿泉水（瓶装水）从地下深处自然涌出或经人工开采、未受污染的地下矿水，含有一定量的矿物盐、微量元素及二氧化碳气体。饮用矿泉水要因人而异，矿泉水含有人体必需的元素，但人体对此类元素的需求是有限量或有选择的。健康人在吃各种食物的时候已摄取到足够的必需元素，饮水只是补充体内的水分，过多饮用矿泉水，不但会影响胃的分泌和消化功能以及胆汁的形成和分泌，还会使人体酸碱平衡失调，如果人体不缺乏某些矿物质、微量元素，如过量饮用矿泉水，不仅对健康无益，反之有害。必须根据自己的体质有针对性地选用，才能有益健康。

（5）优质天然矿泉水富含有锌、硅、钙、锂等多种微量元素，其具有较大的生物作用，均参与人体内酶、激素、核酸的代谢，具有提高机体免疫力及延缓衰老的功效。

《阿尔茨海默症杂志》刊登英国基尔大学研究报告表明：每天饮用1升矿泉水可以预防认知障碍症（俗称老年痴呆症），其机理是多喝富含硅的矿泉水可显著降低体内神经毒素铝的水平。埃克斯利教授称："富硅水排铝疗法。"饮用富硅矿泉水之后，体内铝会汇集在血液中，然后通过尿液排出体外。

（6）凉开水是自来水煮沸后自然冷却的水。

美国科学家研究发现，凉开水有特殊的生物活性。这种水与人体细胞内的水分十分接近，具有很强的"亲和力"，容易透过细胞膜，从而能促进新陈代谢，并增加血液中的血红蛋白含量，提高免疫功能。经常喝凉开水的人，体内乳酸脱氢酶的活性较高，肌肉组织中乳酸积累较少。因此，人不易感到疲劳。

（7）新鲜蔬菜和瓜果中的水分占70%～90%，是经过多层生物膜过滤的活性水，并富含维生素、矿物质、糖类和强抗氧化剂等多种特殊营养素。例如番茄红素最易被人体吸收利用，是水中珍品，是人体健康的圣洁之水，多吃果蔬是补水的又一不错的选择。

（8）碱性电解水也是一种公认的优质功能水，除含有丰富的钙、镁、锌、硒离子外，它的主要特点是水分子呈小分子团、弱碱性、富含氧、带有负电荷，可以帮助清除体内自由基，并且对心脑血管疾病、动脉硬化、糖尿病、高脂血症、高血压病等疾病也有一定的防治作用。

（9）如果长时间缺水，正确的补水方式应该是补充适量的淡盐水，并且分次补充，以避免体内钠离子紊乱。

（四）不宜或不能饮用的水

有些水对人体的健康无益甚至是诱发疾病的因素。现分述如下：

（1）蒸锅水，就是蒸馒头等后的剩锅水。此水因长时间煮沸，水中不易挥发的物质浓度增加，饮用后对人体健康不利，并可导致早衰。

（2）千滚水，反复煮沸的水，喝了会致癌，是没有科学依据的。

（3）生水，未充分烧开的水，如江、河、湖水或井水，因未进行消毒处理，其中含有大量病原微生物，饮用后可引发胃肠疾病甚至传染病。

资料显示

自来水中的氯所产生的消毒副产物，如三卤甲烷和卤乙酸等，有害物质对人体健康不利。研究证实，水烧开有害物会随着蒸汽蒸发而大大减少，如开盖沸腾3分钟后，则蒸发殆尽，所以，自来水要充分烧开饮用。

(4)滚烫水，避免烫伤口腔黏膜以及咽部食管。

(5)尽可能不饮用隔夜水；不用汽水、酒水等代替白开水；喝咖啡虽有利尿作用，但也不等于饮水。

(6)中老年人不要饮用与体温相差过分悬殊的水，如冰镇饮品等，会刺激胃肠，引起腹痛、消化不良甚至腹泻等。

(7)美国佐治亚州牙科专家称，瓶装水在净化过程中，酸性会增加，容易引起龋病。纯净水中缺少牙齿必需的矿物质，经常饮用也有害健康。

(8)老化水是长时间储存不动的水。常饮这种水，会使细胞新陈代谢明显减慢，影响人体生长发育，中老年人则会加速衰老。

(9)不要饮用长期搁置的水。开水在暖壶中放置五六天，在细菌作用下亚硝酸盐含量可能会大增。

(10)烧开的水16小时后不宜饮用。

瓶装水最佳饮用时间为3~7天。

不要在汽车后备厢存水。

(11)忌用隔夜龙头水：很多人恐怕都有一种习惯，清晨用水时往往一打开水龙头就接来刷牙、洗脸、做饭，更有甚者还直接饮用自来水。最新研究表明：隔夜水龙头里的水往往窝藏着一种细菌——军团菌。人如果感染这种嗜肺军团杆菌就会得一种症状酷似肺炎的病。美国费城曾爆发过一次军团病，221名患者中有34人相继死亡，病死率高达15%以上。预防办法是正确使用自来水，早晨应把水龙头打开，让停留的隔夜水流出后再使用。

(五)饮食应以饮为先，主动、规律地饮水

(1)不能感觉口渴再饮水，正确饮水，是保障人体健康的重要举措，尤其是中老年人。

(2)人体水分每晚流失约450毫升，早晨起床后会处于一种生理性缺水的状态。晨起后饮水可以改善机体细胞的缺水状态，降低血液黏稠度，并可养颜排毒，促进胃肠蠕动，缓解便秘，起床后立即饮水效果更佳。

(3)晨起后要喝一杯20~25℃凉开水，养成这种饮水习惯的人，精力充沛，牙齿坚固，它可成为以水养生的一种保健法。

（4）掌握好喝水的时间，会让身体排毒事半功倍。一天中有四个时间饮水会更有利于健康。早晨起床后，上午10时左右，下午3时左右（午休后），晚上8~9时，后3次也是饭后两个半小时喝水，以补充在消化过程中因食物分解所需要的水。关于小便次数：一天6~8次小便含起夜一次，是最佳的小便次数，每天多于8次为尿频。

（5）边吃饭边饮水有害处，也不要饭后立即饮水，否则会冲淡、稀释唾液和胃液，使蛋白酶的活性减弱，影响消化和吸收。建议一般人饭后半小时再饮水100毫升，饮用时要小口小口地喝。

（6）如吃肉、蛋较多，会产生酸和丙酮，蛋白质产生尿素，将逐渐聚集在血液中，故多饮水可增加尿量以排除血中这些毒性物质。

（7）洗澡后，常常觉得渴，端起一杯水一饮而尽。殊不知，洗热水澡后，身体受热血管扩张，血流量增加，心脏跳动比平时快，喝水太快对健康不利，尤其是老年人，应该小口慢速喝水。

（8）晚睡前饮水是为了提前储备夜间需要的水分及睡眠中机体代谢、皮肤散热等需要的水分。睡前不能饮太多水，否则频繁起夜会影响睡眠，但也不能不喝水。因为当人熟睡时，体内水分丢失，血液黏稠度升高。临睡前适当喝水，可以缓解该现象，从而降低发生脑血栓的风险。老年人睡前最好在床边备一杯水，随时喝上几口。

（9）起夜喝水主要指老年人，老年人体内的水较年轻人少10%左右，加上多起夜，更易出现缺水情况。有些老年人为了避免起夜，晚上一点水也不喝，时间长了，会让尿液浓缩，导致膀胱结石等疾病，同时排尿也是排出体内有害物质的过程。

（10）凡在突然感到疲惫、焦虑、暴躁或注意力不能集中时，可能是身体缺水，此时饮水能让你焕发活力。因为，水可给细胞供应天然的能源，是细胞活力的源泉，饮水能帮助大脑保持活力，增强注意力。当一个人痛苦烦躁时，肾上腺素就会飙升，它如同其他身体毒素一样，可以随着水分排出体外。因此，在心情烦躁时，倒一杯温开水，慢慢地把它喝完，心情就会放松许多。

（11）上班族常常会忙碌工作而忽略了饮水，建议养成下班前喝几口水的习惯。因为长期饮水不足，膀胱和肾会受到损害，容易引起腰酸背痛，最好上班时要养成饮水习惯。

（12）即使轻度脱水也会对大脑功能产生负面影响，而补充水分能促使大脑完成需要快速反应的任务。

（六）老年人体内缺水的危害

（1）使血黏度升高，血小板凝聚能力加强，容易导致血栓。

（2）引起血容量减少，造成心肌缺血、心律失常，甚至导致心肌梗死。

（3）使尿液、胆汁减少、浓缩，沉积物不能及时排出，从而形成泌尿系结石和胆囊结石。

（4）使眼内液体发生生化改变，引起眼晶状体混浊，形成白内障。

（5）营养不能及时供应，皮肤功能减退，汗腺分泌减少，体内代谢物不能及时排出，有害物质在体内蓄积，使人体出现慢性中毒，并使皮肤老化，皱纹和老年斑增多，变得更加苍老。

链接

专家评说饮茶

饮茶，滋补生命的需要

茶叶含有5%的生物碱，能兴奋神经中枢，促进新陈代谢，增强心脏功能，促进胃液分泌，助消化，解油腻，并能消除人体疲劳，提高脑、体劳动者的情绪。

绿茶中含茶甘宁能提高血管韧性，使血管不易破裂，对预防脑出血有一定作用。

茶的精华就是茶多酚，茶多酚的抗氧化能力是其他抗氧化物的数倍，它不仅有很好的抗氧化功能，对于抗过敏、提高免疫功能、抗辐射、抗癌等都有很好的作用。

绿茶较多地保留了鲜叶内的天然物质如茶多酚、咖啡因、叶绿素、维生素，对延缓衰老、抑菌、消炎、防癌、抗癌等均有功效，为其他茶类所不及。

研究报告

1. 美国医药界研究：绿茶有三大功效：

（1）咖啡因能激活中枢神经，打消睡意，强心利尿，提高人体耐久力和记忆力。

（2）鞣酸有收敛性，有整肠作用，且能与肠道内有害的重金属（如锶、镉等）相结合，成为不溶性的化合物而消除其毒性，阻止血液吸收。

（3）绿茶中的维生素C防止坏血病，并有造血、解毒、强化骨骼组织及内脏的功能，还能消除疲劳及具有抗癌作用。

2. 西澳大利亚大学研究发现：名为EGCG的抗氧化物存在于绿茶和红酒中，它能与体内的AMPK蛋白激酶发生作用，从而保护脑细胞，有助于缓解帕金森病的症状。

专家提醒

喝茶不宜用保温杯：长时间把茶叶浸泡在保温杯中，使茶叶中的维生素遭到破坏，鞣酸大量渗出。这样不仅降低了茶叶的营养价值，同时也减少了茶香，还会使有害物质增多。

常言道："喝茶不洗杯，阎王把命催。"茶垢中含有镉、铅、汞、砷以及亚硝酸盐等有毒和致癌物。

专家建议

（1）茶中含有脱水因子，会使身体水分迅速排出，不宜多喝。

（2）茶中的鞣酸会影响铁的吸收，贫血患者不宜多喝。

（3）餐后立即饮茶不科学，因为餐后饮茶，茶叶中的鞣酸可与食物中的铁质结合成不溶性铁盐，降低铁的吸收，时间长可诱发贫血。

（4）餐后1小时饮茶，食物中的铁质已基本吸收，此时饮茶就不会干扰铁的吸收。

（5）最佳的饮茶是温热茶，因为温热茶中的茶多酚、糖、果胶等还能与唾液发生反应，滋润口腔，产生清凉的感觉。

（6）最好饮用50℃以下的茶水，也不宜饮10℃以下的冷茶，以防冷茶寒滞聚痰，加重原有呼吸疾病的症状。

五、10:30——散步、购物

每周要有2~3次外出，如上街、购物、访友、郊游、参观或参加集体活动等。要带上饮水杯随时补充水分，带上宽檐帽、太阳镜保护眼睛，预防老年黄斑变性、白内障，在嘈杂环境中应使用耳塞。预防跌倒，步态要平稳、慢走，不携带沉重物品，避免"人生最后一次骨折"。

研究报告

日本横滨市银座抗衰老医学研究所所长一原亮指出，夏天外出一定要戴上太阳镜，以免遭受阳光的伤害。在烈日下，紫外线会伤害眼睛细胞，使老花眼提早出现，还会使眼睛瘙痒、充血、有异物感，诱发急性"紫外线角膜炎"以及皮肤病、白内障，甚至还会导致失明。为此，一原亮提醒，夏天外出，要做好6点，预防紫外线伤害：

（1）外出尽量避开10：00~15：00。

（2）外出时尽量走在阴凉处。

（3）戴上中等深度的绿、灰、茶色太阳镜。

（4）光照强时最好穿长袖衣服。

（5）撑遮阳伞或戴遮阳帽。

（6）敷防晒霜。

专家建议

进行以上活动要根据自己的体力调整好时间，在尚未感到劳累时就要主动休息，此时体内积存的废物较少，很容易将废物排出体外，使精力得到恢复。人对劳累的承受能力是有限度的，当人感到劳累时，体内的代谢废物如乳酸、二氧化碳等积累较多，短暂的休息不能完全清除这些废物，日积月累便可能积劳成疾。科学实验证明：主动休息即劳逸结合，能发挥和协调全身各器官的功能、提高人体免疫水平和抗病能力等，有助于防范劳累的产生。

研究报告

美国《医学日报》刊文，解释购物让人快乐的奥秘。购物让人产生憧憬，提升情绪，增加快乐激素多巴胺的分泌。

六、11:30——水果餐

每次至少吃3种水果，每日两次。如3颗大枣、几粒葡萄或葡萄干、半只香蕉，最后吃半个苹果以利用其清洁口腔的功效。因为不同水果含有不同的生物活性物质，并要注意多吃新鲜应季水果，获得最大保健养生效果。新西兰研究表明：摄入足量果蔬让人更加冷静、更愉快、更有精力，提升幸福感。水果最好在饭前1小时吃，因为水果属生食，吃生食后再吃熟食，体内白细胞就不会增多，有利于保护人体免疫系统。同时是解决身体血糖下降的好方法，可消除饥饿感，减少正餐进食量。

链接

健康饮食模式包括6个方面，水果是之二。

水果保健作用综述

水果是人类食源的一部分。原因如下：

（1）水果的含水量为60%～80%，易吸收且营养丰富。每日吃100～200克的水果等于摄入60～120毫升的水。

（2）水果的含糖量为6%～20%，主要是果糖、葡萄糖和蔗糖，都是单糖和双糖，极易被吸收。

（3）水果含有多种有机酸，如苹果酸、柠檬酸、酒石酸等。不影响人体的酸碱平衡，属于碱性食物，起到调节人体液平衡的作用。

（4）水果含有丰富的维生素A和胡萝卜素，对于保持皮肤的正常弹性和水分有重要作用。维生素B_2，对维持体内黏膜功能的完好性、皮肤的弹性及展平皱褶均有良好的作用。维生素C具有保持皮肤内水分和营养物质的功效，故可消除皮肤雀斑，使肤色白嫩并富有弹性。

（5）水果中含钾、镁、铁等矿物质。

（6）水果中含有果胶。

（7）水果中含有纤维素。

（8）水果、蔬菜中的特殊营养素。

1. 类黄酮

（1）番茄红素是类黄酮的一种有效成分，具有抗氧化功能，对降低心脑血管疾病、延缓人体衰老、预防紫外线损伤皮肤、减少皮肤色素有一定作用，尤其对前列腺癌、乳腺癌功效明显。番茄红素在番茄中含量最高。

（2）β胡萝卜素，其主要功能是抗氧化，也是一些维生素的前体。类黄酮是一种强力抗氧化剂，可清除体内自由基，达到延缓衰老的功效。

2. 黄酮类

（1）维生素P（芦丁），可增强毛细血管的通透性，有利于体内氧气等营养物质的运送交换。

（2）花青素是黄酮类中的一种，存在于红、黄、绿、紫、黑等颜色的蔬菜水果中，且颜色越深含量越丰富。

日本研究发现，在蓝莓叶子中有一种名为原花青素的物质可以阻止丙肝病毒的复制，从而延缓或阻止疾病的发作。类似原花青素的物质在很多可食用植物中能够找到，原花青素可作为一种对抗丙肝病毒的安全食物补充剂。

类黄酮与黄酮都广泛存在于蔬菜、水果及蜂蜜中。

花青素是目前科学界发现的防治疾病、维护人类健康最直接、最有效、最安全的自由基清除剂，其清除自由基的能力是维生素C的20倍、维生素E的50倍。花青素具有小分子结构，是唯一能透过血脑屏障清除自由基保护大脑细胞的物质，同时能减少抗生素对人体的一些危害。

花青素有助于提高好胆固醇（高密度脂蛋白胆固醇）水平，减少与心脏病发病有关的体内炎症，有防止和修复细胞受损等作用。

花青素是一种抗氧化物质，可帮助人体清除自由基。许多研究表明，过多的自由基可导致脂肪、蛋白质和核酸的氧化受损。引起一些疾病如癌症、心血管疾病和神经性疾病。

第一节　多酚类化合物

在机体内的作用是通过提升白细胞活力、降血脂、预防动脉硬化、抗癌。广泛存在于蔬菜、水果、茶叶和姜中，其中以卷心菜、洋葱、白萝卜等浅色蔬菜中含量较多。

第二节　谷胱甘肽

其由谷氨酸、半胱氨酸与甘氨酸组成，在机体内在硒的参与下可生成谷胱甘肽氧化酶，是一种活性较强的抗氧化剂，具有提高机体免疫力和抗病能力，并可延缓细胞老化，进而延缓人体衰老。新鲜玉米、大蒜、卷心菜、洋葱中含量丰富。

第三节　白藜芦醇

白藜芦醇又称逆转酶，是葡萄生长过程中抗御真菌侵害而在紫外线照射下产生的抗毒素，是一种强抗氧化剂，其生物功效如下：

1. 白藜芦醇在肌体内可起到提升高密度脂蛋白、胆固醇，降低低密度脂蛋白的作用，从而防止动脉粥样硬化，并可抑制血小板凝集，从而预防血栓性疾病和高血压病。

2. 白藜芦醇具有抑制癌细胞活性的功效，无论在癌肿的初始、增长和扩散三个阶段，均可发挥作用。其中对乳腺癌、子宫内膜癌、卵巢癌等雌激素依赖性肿瘤的作用更为明显。资料显示：每周喝红葡萄酒4～8杯可以把前列腺癌的风险降低50%。

3. 白藜芦醇具有保护细胞中的DNA免遭代谢产物的损害，减少细胞脂质的过氧化反应，延缓细胞老化的进程，进而延缓人体衰老。哈佛大学病理学教授辛克勒实验发现，无论是果蝇、酵母细胞还是老鼠，只要喂食少许的白藜芦醇，寿命都大幅延长。

4. 白藜芦醇属于植物雌激素，可弥补绝经后妇女雌激素的不足，有益于女性生理特征的维护，也可防治骨质疏松症。白藜芦醇主要存在于紫红色葡萄的皮、籽和“花生红衣”中，其他紫色、红色的蔬菜水果中含量很少。红葡萄酒，尤其是干红葡萄酒是获得白藜芦醇的主要途径。建议中老年男女同胞们每日饮用不超过50毫升红葡萄酒，不想饮酒，可饮用葡萄汁代替，吃葡萄尽量连皮带籽一起吃或吃葡萄干，长期享用将获益良多。

资料显示

1. 医学研究证明，免疫力是可以“吃”出来的。人体自身能产生一些抗氧化剂，但大多数抗氧化剂来自我们的食物。例如：苹果、橙子、香蕉等含有的营养成分能够刺激免疫系统工作，从而增强人体免疫力，如果缺乏这些重要的营养成分，身体免疫机能将会受到严重影响。

2. 吃水果的最佳时间是饭前1小时或饭后2小时。吃水果可帮助消化吸收，有利于通便，水果的酸甜滋味让人感到神清气爽。入睡前吃水果，不仅影响消化，还会损害肠胃功能较差的老年人的身体健康。

3. 红色水果富含铁元素，有助于给全身供氧，可消除疲劳。

4. 血液中铁元素的含量越低，出现血栓的风险就越高。

5. 吃水果要细嚼慢咽，这样不仅有利于消化，同时对口腔卫生也有益。据植物学家实验证实：如果一个苹果15分钟才吃完，则苹果中的有机酸和果酸质就可以把口腔里的细菌杀死99%。

6. 水果不仅可以保持健康，还能修复衰老导致的某些损伤。常吃水果可延缓身体衰老。

7. 苹果略加热后，其所含的多酚类天然抗氧化物质含量会大幅增加。

温馨提示

水果分性

1. 温热性：荔枝、龙眼、石榴、樱桃、椰子、榴莲和杏等，适合虚寒体质的人。

2. 凉性：香瓜、西瓜、梨、香蕉、芒果、黄瓜、番茄等，适合实热体质的人。

3. 平和类：葡萄、菠萝、苹果、橙子等，上述体质的人均可食用。

专家提醒

1. 吃不削皮的水果时，先在流动水下冲洗，随后用盐水浸泡5~10分钟，最后用凉开水浸泡2分钟后可食用。如果是果园大规模生产或是反季节水果，建议削皮食用，削皮越薄越好。

2. 饱餐之后吃水果，其中的糖可转化为脂肪，同时所含果糖不能及时进入肠道，以致在胃中发酵，引起腹胀、腹泻，故餐后需待2小时再吃水果为宜。

3. 水果腐烂或虫蛀的部分超过水果表面积的1/3就不能再吃。如果水果腐烂的部分只是一小点，可以在腐烂的部分周围多挖除1厘米，然后再吃。也有主张有腐烂即不宜吃。浆果有腐烂痕即不能吃。

4. 水果饭前吃还是饭后吃？

（1）胃健康的人无需顾虑饭后还是饭前吃水果的问题。

（2）需要控制体重、控制血压和血脂的人，饭前吃水果是有益的，因为这样可以减少正餐的摄入量，还能多摄入膳食纤维和钾元素。饭后吃水果反而可能因额外摄入能量而发胖。

（3）瘦弱或营养不良的人本来就食欲缺乏，如果饭前再吃很多水果，可能影响正餐食欲。

（4）橘子、山楂、柿子、番茄等水果不宜饭前食用。

（一）苹果

苹果含果糖、葡萄糖、蔗糖，以及微量元素锌、钙、磷、铁、钾及维生素B_1、维生素B_2、维生素C和β胡萝卜素等。苹果所含营养既全面又易被人体消化吸收，因而老少皆宜，经常食用有助增强记忆力。苹果富含锌，其是人体内许多重要酶的组成部分，是促进生长发育的关键元素。缺锌可使大脑皮质边缘部发育不良，影响记忆力，故有“智慧果”“记忆果”的美称。对儿童发育和增强记忆力有特殊功能。苹果中含有根皮苷，这种化学物质能降低患2型糖尿病的风险。

苹果是“降脂果”，苹果降血脂功能源于苹果中含丰富的果胶成分，这是一种可溶性膳食纤维，能与胆汁酸结合在一起。果胶像海绵吸水一样，吸收多余胆固醇和甘油三酯，并帮助这些物质排出体外。果胶还能与其他降胆固醇物质，如维生素C、果糖等结合在一起，从而增强降血脂功效。苹果分解出的乙酸，也有利于胆固醇、甘油三酯分解代谢，故有防治心脑血管疾病及延缓衰老的作用。

资料显示

将果胶饲养接触过放射性气体的动物时，果胶似乎能与这种气体中的放射性元素结合，使其形成无害的物质，从动物体内排除。果胶对其他有致癌作用的污染物，也可能有类似的作用。

苹果有预防铅中毒的作用。

香港中文大学生命科学院食品与营养科学研究组通过实验表明：经常吃苹果可以使动物的平均寿命延长约10%。对果蝇进行对照研究，发现苹果多酚不仅延长果蝇的平均寿命，还有助于维持它们的运动能力，包括行走、攀登和移动能力。此外，苹果多酚还能逆转老年果蝇体内与年龄有关的化学物质的浓度。

美国宾州立大学研究发现：午餐前吃苹果，可减少热量摄入并防止发胖，苹果营养全面，又能让饱腹感更持久。

研究报告

芬兰研究发现，每天吃半个苹果者，患病概率比不吃苹果的人减少40%。

（二）香蕉

香蕉营养丰富，有蛋白质、脂肪、碳水化合物、钙、磷、铁，以及β胡萝卜素，含维生素A、维生素B、维生素C、维生素E等物质。

1. 香蕉有滋养、润肠功效，大便干结患者，多吃熟香蕉可刺激胃肠蠕动，使排便通畅。

2. 糖尿病患者进食香蕉，可使尿糖相对降低，故对缓解病情有益处。

3. 香蕉能保护眼睛，香蕉中的钾可帮助人体排出多余的盐分，让身体达到钾钠平衡。香蕉能缓解眼睛的不适症状，同时香蕉中富含β胡萝卜素，当人体缺乏β胡萝卜素时，眼睛就会变得疼痛干涩、眼珠无光、失水少神。香蕉还可以缓解眼睛疲劳，避免眼睛过早衰老。

4. 降压药绝对是控制血压的“利器”。但在血压平稳后，就应该每天吃一根香蕉或者一杯番茄汁，它们能提供约500毫克钾，避免血管过分紧张，起到稳定血压的作用，从而减少降压药的用量。

5. 香蕉中含有一种能预防胃溃疡的化学物质，它能刺激胃黏膜细胞的生长和繁殖，从而缓解胃酸对胃黏膜的刺激。

研究报告

1. 东京大学研究表明：香蕉愈熟，也就是表皮的黑斑愈多，免疫活性愈高。表皮上出现黑斑的香蕉，增加白细胞的能力是青香蕉的8倍。香蕉能预防直肠癌、结肠癌、肾癌。

2. 瑞典一项研究表明：每周吃4～6根香蕉的女性，患肾癌的风险降低50%。

3. 香蕉在人体内制造一种化学物质——血清素，其可激活神经系统，让人欢乐、平静，还有镇痛作用。

4. 饮食上钾的摄入量低者比那些摄入量多者发生脑卒中的可能性高出28%。因此，吃香蕉对预防脑卒中有一定帮助。

5. 香蕉是含碳水化合物最多的水果，能阻止糖迅速进入血液，镁含量丰富，吃1根香蕉就能满足人体24小时所需镁元素的1/6。

6. 日本筑波大学发现：定期食用香蕉能改善过敏症状，特别是花粉过敏。

7. 英国研究发现：每天吃3根香蕉，就能摄入足够的钾，会使脑发生血管阻塞的风险降低21%。

（三）葡萄

葡萄被人们视为珍果。葡萄浆果含有水分、葡萄糖、果糖、戊糖、苹果酸、酒石酸、柠檬酸、琥珀酸和多种抗氧化物质，以及各种维生素、氨基酸、蛋白质、碳水化合物、粗纤维、硫胺素、核黄素、尼克酸、胡萝卜素、抗坏血酸、卵磷脂。还含有矿物质，钙、磷、铁等。葡萄抗衰老在于葡萄含有20多种已知抗氧化物，具有防止低密度脂蛋白氧化，对心脑血管病有积极防治作用。这些抗氧化物多存在于果皮和果籽中，葡萄皮色彩越深抗氧化功效越好。葡萄能提高血浆白蛋白的比例，降低转氨酶。肝功能差、肝炎和肝硬化的人经常吃葡萄，可起到保肝护肝之功效。

资料显示

1. 多摄入富含抗氧化成分的蔬菜和水果，不但能让衰老的脚步减慢，而且可使身体健康。多酚类物质是目前公认的抗衰老效果最好的强抗氧化剂之一，紫葡萄汁中所含的多酚种类多。

2. 英国格拉斯哥大学研究发现：13种的抗氧化成分分析，紫葡萄汁居首，葡萄汁可以帮助器官移植患者减少排异反应。

3. 多酚，可以间接活化遗传因子中负责长寿的部分，对于糖尿病也有防治作用。同时能保护心脏、防治冠心病和预防心脏早衰、心搏骤停。

4. 葡萄中的白藜芦醇，在葡萄汁和葡萄酒中可以大量保存。

5.《生物化学杂志》刊登一项研究表明：喝完红葡萄酒后，体内产生的白皮杉醇有助于阻止脂肪细胞生长，防止发胖。

6. 白藜芦醇有保护记忆功能的作用。

葡萄干

1. 葡萄干比新鲜葡萄含有更多抗衰老物质，但比红葡萄酒中含量要低一些。葡萄干中的酚和其他抗氧化物含量是新鲜葡萄3~5倍。食用42克葡萄干，相当于喝一杯法国红葡萄酒所摄入的抗氧化物。

2. 葡萄干能改善直肠功能，因为葡萄干含有纤维和酒石酸，能让排泄物快速通过肠道，减少污物在肠道中的停留时间。

3. 葡萄干中同样含有白藜芦醇，能阻止白血病细胞分裂。

4. 葡萄干中的纤维能防止果糖在血液中转化成三酸甘油酯，从而降低罹患心脏病风险。

（四）红枣

红枣，《素问》称大枣，为“脾之果”，适宜脾病者食用。无论鲜枣还是干枣，营养成分全面且含量高，居水果之首，故称“百果之王”。

1. 枣富含烟酸、胡萝卜素、B族维生素，鲜枣中维生素C的含量是苹果的70倍、梨的100倍。还含有维生素A、维生素E和钾、钠、铁、铜等多种营养素。枣还含有天门冬酸、苏氨酸、丝氨酸等人体必需的氨基酸，以及蛋白质、膳食纤维、总黄酮、皂苷类、生物碱类、环磷酸腺苷类等，有较强的抗氧化活性及促进胶原蛋白合成，参与组织细胞氧化反应，参与体内物质代谢，增强体质，减轻疲劳的作用，延缓衰老。对患有各种疾病和虚寒之症的人也有缓解功效。

2. 枣中还含有环磷酸腺苷，能扩张冠状动脉，增强心肌收缩力，有保持毛细血管通畅、防止血管壁脆性增加的功能，能防止动脉粥样硬化，有防治心脑血管病的辅助使用。

3. 枣中含有呋喃葡萄糖苷衍生物和维生素C等物质，对于药物过敏及其他过敏性疾病都有一定的防治作用。

4. 枣有滋补及解毒作用，可调和脾胃，安神和百药，降低食物与药物的毒性。

研究报告

1. 枣有防癌的作用，国外临床试验证实，服用维生素C可以使晚期癌症患者延长存活期。

2. 枣中含山楂酸在动物实验中的抑癌能力超过抗癌药物5–氟腺嘧啶。

3. 所含的环磷酸腺苷可以增加机体免疫力，增强对癌细胞的抵抗力。

4. 环磷酸腺苷可以调节细胞的分裂繁殖，使癌细胞向正常细胞转化，从而抑制癌的发展。

专家提醒

1. 天然维生素C的生物活性较药物更高，人体的吸收与利用率也更好，保健效果更佳，鲜枣成人每天只需吃3~5枚（约20克），即可满足需求。

2. 生吃大枣不宜过多，否则可引起腹胀。

3. 糖尿病患者不宜吃，因其含糖量高。

4. 腐烂的枣不能吃，因果胶酶会分解果胶而产生果胶酸和甲醇，甲醇可生成有毒的甲醛和甲酸。

（五）山楂

1. 山楂所含的解脂酶能促进脂肪分解，有机酸可提高蛋白质分解酶的活性，故有助消化、消积食、健脾胃的作用。

2. 山楂含有黄酮类和三萜类成分，能加强和调节心肌功能，增加冠状动脉血流量，具有防止由于电解质不均衡而引起的心律失调，以及降低血清胆固醇、降压、利尿和镇静等作用，因而用于高血压病、心脑血管病的防治，并有增强免疫功能和抗衰老作用。

3. 山楂所含的槲皮黄甙、金丝桃甙等，具有扩张血管、促进气管纤毛运动、祛痰平喘的功效，故用于支气管炎患者。

4. 山楂所含黄酮类成分中有一种化合物以及富含维生素C（水果中仅次于红枣、猕猴桃），这使山楂在防癌上处于重要地位。山楂可生吃，老年人以煮水代茶饮为好。

（六）猕猴桃

猕猴桃闻名于世是因为维生素C与微量元素硒含量高，被称为“保健奇果”“果中之王”。具有美容养颜、抗衰老、提高免疫力、预防心血管疾病等功效。猕猴桃中还富含能保护DHA（脑黄金）的多酚等多种植物化合物，有助于改善记忆力。

1. 猕猴桃含有丰富的叶黄素，能防止老年干性黄斑变性向湿性恶化，可预防永久失明的发生。

2. 猕猴桃有预防糖尿病和抑郁症的功效。

3. 猕猴桃含有抗氧化物质，能够增强人体自我免疫功能。

4. 猕猴桃含有抗突变成分谷胱甘肽，有利于抑制诱发癌症基因突变，对肝癌、皮肤癌、前列腺癌等有一定的抑制作用。可以把肺癌风险降低36%。每天吃1个猕猴桃，可以把空气污染对肺造成的损伤降低一半。

专家提示

猕猴桃籽坚硬，必须咀嚼碎，这样有效成分才能被消化吸收。

七、12:30——吃午饭，午饭吃好、七分饱

午餐的饮食结构应营养全面均衡，摄食以涵盖六大营养物质和番茄红素为代表的五种营养素，丰富的食物营养才能保持健康年轻。

中老年人饮食宜忌：品种宜多忌少，食物宜素少荤，数量宜少忌多，烹调宜软忌硬，质量宜鲜忌陈，口味宜淡忌咸，温度宜温忌冷烫，食材宜变忌老一套，饭菜宜应季节忌不变，饭菜宜随吃随做忌吃剩饭剩菜，饮酒宜限量忌饮烈性酒，饮食宜七八分饱忌暴饮暴食，饮食宜定时忌过早过晚，饮食宜杂食忌偏食，饮食宜不语忌食勿怒。

我的食谱

1. 粮食谱

饭中有豆、薯，菜中有叶、果，肉中有菇、耳，汤中有藻。米饭中加豆，秋冬加红豆，春夏加绿豆，每周至少4次。莜面、荞面、白面每周至少3次。

谷类食物应占餐盘1/4，是人体最主要的能量来源。每日主食要有全谷类、豆类、薯类。

红芸豆中富含花色苷和皂苷，可降低关节局部炎性组织的含量，有明显的抗炎作用，对关节炎患者可起到消炎、缓解疼痛的功效。

研究报告

美国"福克斯新闻"刊登最新研究，主食吃得少的人，坏胆固醇会增高，患冠心病风险会增大；同时也会影响人体正常新陈代谢，脂肪分解时释放到血液中的游离脂肪酸含量增加更多。而游离脂肪酸越多，患糖尿病的风险越大。

2. 菜谱

蔬菜：每周至少吃五次叶菜，如西兰花、菠菜、油菜、韭菜等，多吃菠菜、应季蔬菜，少吃反季节蔬菜，每周吃一次不常吃的蔬果。多烩菜、馅食等，这样能吃到多品种蔬菜。每日至少吃两瓣蒜的泥或沫。海生植物：海带、紫菜等每周至少吃3次。食用菌：香菇、木耳等每周至少吃4次。豆制品：每周至少吃3次，避免和早、晚有豆餐重叠，保证每日有豆摄入，冬春季多吃豆芽菜。做到主副食分明，注重蔬菜的摄入，强调豆类及膳食纤维的保健功能，高、低温结合的烹调方式，有益于保持营养成分，又可减少油脂的氧化。

蔬果应占餐盘1/2，每天至少吃10种蔬果，含葱、姜、蒜。颜色越丰富，种类越多，越有益健康。遵循3∶3∶1的模式，是指每天摄入绿叶菜、其他类菜、菌藻类的量之比。蔬菜营养丰富，不能用水果代替，反之亦然，从而提供丰富的维生素、纤维素、矿物质、天然抗氧化物等维持机体正常功能，保持身体健康。是缓解压力、营养神经的天然维护剂。食物中的抗氧化剂既可提高生命质量又可延缓衰老。蔬菜和水果，特别是西兰花、番茄、蓝莓、草莓和苹果等颜色鲜艳的食物是抗氧化剂的重要来源，因而也是经典的延年益寿食品。经常改变口味、花样、吃法能防病防癌。

民间谚语：春吃芽、夏吃瓜、秋吃果、冬吃根。

3. 肉食谱

禽肉、鱼任选一种，每周至少5次，每次100克。虾贝壳类每周至少一次，贝壳类含有牛磺酸有抗疲劳功能。鱼、虾、蛋一个小时就能吸收，吸收率为100%。红肉可食炖排骨或炖肉，炖肉可以消除30%~50%的脂质饱和脂肪酸，而且炖肉还可以防止食用上火。吃点肥肉有助于延缓记忆力的衰退，对身体是有好处的，每周至少1次，每次100克。适量胆固醇具有抗癌作用。红肉可炒菜用，每周至少4次，每次20克，红肉每周总量不超过500克。吃肉时一定要搭配蔬菜，肉、菜比例2∶8为好，蔬菜中的蛋白质还可以提高肉类蛋白质的营养价值。

专家提示

常吃猪脚筋、鸡脚，有强健后脚筋之功效，可缓解后发际、后颈部不适。

专家提醒

空腹时吃鱼、肉类，会造成蛋白质分解转变成能量，同时产生含氮废物，增加肝、肾的负担。

吃猪肉时最好与豆类食物搭配，因为豆制品中含有大量卵磷脂，可以乳化血浆，使胆固醇与脂肪颗粒变小，防止形成硬化斑块。

健康蛋白质占1/4是人体新陈代谢的物质基础，蛋白质能合成各种酶，增强机体的抗氧化能力，在一定程度上能提高血液中氧的利用率，有助于消除疲劳，促进机体抗感染能力。肉食是中老年人养生保健不可或缺的营养食物，只要掌握科学正确的食用方法，完全没必要在饭桌上谈“肉”色变。鱼、禽肉、豆制品、坚果（早餐中的鸡蛋、奶）等食物为适合老年人的高蛋白食物，富含有益健康的多种营养素。如鱼类含有益心脏健康的ω-3脂肪酸；禽肉的脂肪少，营养价值高。食用蛋白质有助于在体重减轻阶段保持肌肉重量和新陈代谢全速运行。白肉中的饱和脂肪及胆固醇含量要明显低于红肉。黄豆中富含卵磷脂，大豆及其制品中含有大量的卵磷脂，他可以使血液中的脂肪颗粒变小，并悬浮于血浆中，能防止动脉粥样硬化的产生。坚果中含有一定量的抗氧化物质。相比之下，红肉中也含有丰富的蛋白质，但由于其含有大量的饱和脂肪，应控制其摄入量。

研究报告

适当增加肉类摄取的老年人，其血液是血清蛋白含量上升，死亡率下降8%，而饮食结构维持原状。多蔬少肉的老年人，其认知功能和人际交往能力均有下降。

4. 食用健康植物油

健康饮食模式包括6个方面，食用油是之六。

油的主要成分是脂肪酸，分为饱和脂肪酸、单不饱和脂肪酸和多不饱和脂肪酸三大类。

健康吃油的比例：第一个比例指的是饱和脂肪酸与不饱和脂肪酸两者比例为1∶2。举例：每天用油30毫升，富含饱和脂肪酸的动物油、椰子油、棕榈油等之和不要超过10毫升，其余20毫升用不饱和脂肪酸。第二个比例是欧米伽-3与欧米伽-6两种脂肪酸保持1∶1的比例。举例：以每天30毫升食用油计算，除了动物油等不要超过10毫升外，欧米伽-3脂肪酸（如橄榄油、亚麻油、紫苏油）与欧米伽-6脂肪酸（豆油、玉米油、葵花籽油）各为10毫升。

摄取更多所谓的多元不饱和脂肪——存在于植物油和坚果中，少摄取存在于肉和奶酪中的饱和脂肪，似乎能改变某些罹患2型糖尿病风险相关的因素。

植物油中的不饱和脂肪酸含量较高，是膳食中优良脂肪的重要来源。奶油、黄油、猪油、羊油等含大量的饱和脂肪，对控制血脂不利。植物油虽好，也要控制其摄入量，每天25毫升以下，同时避免长时间高温烹调。油脂：理想的是厨房同时备3种植物油，其中要有亚麻籽油（胡麻油）和菜籽油等，要变换着吃，要注意应从主副食中摄取。

哈佛大学研究

特级初榨橄榄油中含有一种物质叫橄榄油刺激醛，可以杀死癌细胞，而不损害健康细胞，能使患癌风险降低9%。

适量食用动物脂肪。动物脂肪只能从红肉、禽肉、牛奶中获取。从而达到动、植物油混着吃。饱和脂肪酸来源于动物性食物，特别是畜肉中含量高又含有胆固醇，过量食用易造成血脂异常。是引起动脉硬化、高血压病、心脑血管疾病及致癌的诱因。因此，控制食肉量是人体生理的要求，也是预防慢性病的措施之一。

研究报告

日本国立癌症研究中心证实：肉类和全脂乳制品中，含有丰富的饱和脂肪酸，有助于降低脑出血和脑梗死等风险，但容易引发心肌梗死。要想同时避免患脑卒中和心肌梗死，应注意适量食用肉类和乳制品，每天摄取20克左右饱和脂肪酸最为合理，这相当于每天饮用200克牛奶或隔天食用150克肉类。

专家评说

优先选择应季的农产品。不必追求那些不合时宜的蔬菜、水果。例如春天不必要吃西瓜。优先选择本地出产的农产品。本地产品不仅成熟度好，营养价值损失小，而且不需要用保鲜剂处理，污染较少。

5. 饮品

WHO定出六种保健饮品：绿茶、红葡萄酒、豆浆、酸奶、骨头汤（骨头汤中骨胶原对保持皮肤和肌肉弹性、保持青春活力、延缓衰老具有一定的功效）、蘑菇。吃烩菜时可加些骨头汤，因其含有琬胶可延缓衰老。吃莜面、荞面、白面条时也可用骨头香菇汤，同时加木耳、黄花菜。

专家建议

1. 饮酒后随即喝浓茶，无法起到解酒的作用，因为茶叶中的茶碱有利尿作用，体内的酒精会在尚未被完全分解的情况下进入肾脏，对人体产生更大危害。

2. 丹麦研究：少量饮酒，也影响精子质量。

3. 红酒、白酒、啤酒混喝的人，患肝癌的概率比饮温和酒或不饮酒的人高出5倍。这是因为，几种酒混喝会加速酒精在全身的渗透作用，对肝肾和胃肠等的刺激和危害就更强烈。也不宜空腹饮酒。

4. 午饭时饮红葡萄酒佐以带红衣花生米，这样两者能共同提供更多的白黎芦醇。如果没有饮酒习惯，为了获得白黎芦醇而饮红酒是没有现实意义的。

午饭毕整理餐具，随后漱口，用牙线清洁牙齿，休息20~30分钟，接着喝半杯温开水，10分钟后刷牙，准备午休。如果此时活动量过大，消化系统的血流量会减少，头部缺氧也会加重，老年人就会出现腹部不适、头晕等情况。午饭后也不宜立即躺下午休。

5. 澳大利亚研究发现，喝酒前喝梨汁，能帮助解酒。

第四节　芦笋中的氨基酸可以提高细胞分解酒精的速度

（一）食物料理

饮食是决定健康和寿命的首要因素，吃什么、喝什么，怎么吃、怎么喝，吃多少、喝多少，什么时候吃、什么时候喝，如何烹饪料理都在影响着人的健康与寿命。尤其是中、老年人。要关注细节与方式，达到合理膳食，从而形成科学的饮食习惯。具体应做到下列10条：

1. 常食用新鲜天然食物，不吃存放过久、质量下降的食物。

2. 饮食低糖、低脂肪、低刺激性食品，多醋。盐每天不超过6克。

研究报告

低盐危害

一项大规模全球性研究发现，与流行观点相反，低盐饮食并非完全有益，相对于正常的食盐摄入量，低盐实际上反而可能增加心血管疾病和死亡风险。

研究发现之所以重要，是因为它证明了降低盐的摄入量最好是针对那些既患有高血压病又摄入高盐饮食的人群。

研究认为：相对于正常摄入量，低盐与心血管疾病发病率及死亡率增加相关。

最新研究表明：不论血压如何，与低盐摄入量（每天3克以下）相关的风险都是一样的。

研究发现，只有大约10%的人既患有高血压又摄入高盐（每天超过6克）。

应该要求既有高血压、又摄入大量盐的人群减少盐摄入量。

3. 慎吃加工食品，这类食品加入磷酸盐，如加工肉类、淀粉制品、甜饮料等；

铝，如油炸、膨化食品、粉条等；含合成色素食品，如甜点、饮品等。这类物质本身无营养，还妨碍营养的吸收，被称为反营养物质。经常大量食用，使其积存于体内，造成伤害或引发一些慢性病。含有添加剂的食物会导致肠道菌群失衡，微生态被破坏，长此以往带来肠道功能下降，易给胃肠疾病入侵提供可乘之机。

4. 购买成品食物，如馒头、玉米面发糕等，要选择好厂家。

5. 少吃腌制、干硬、方便食品，以及精加工食物。

6. 不吃发霉的食物，少吃剩饭剩菜（其中潜在的细菌可能诱发胃癌）、动物内脏、乳酪、咸肉及含甜味剂食品。

7. 不要偏食，不挑食，定时定量进餐。

8. 食物宜温凉，忌过热、过冷食物，也忌冷热食物同食。

9. 多生调凉拌菜（加醋、蒜末、少盐），先吃生菜再吃热菜，进餐时顺序科学、吃法得当，要细嚼慢咽。

10. 应多用蒸、煮、烩、焖、氽、炖；少或忌用油煎、炸、烤、熏，不得重复使用油脂。鱼宜清蒸、虾宜水煮；炒菜忌油脂太多，温度过高、冒油烟，不吃烧焦的食物；调味品越少越好，最好用天然的。

（二）合理膳食

1992年，WHO提出“健康四大基石”。根据现代人的生活和健康状况，共列出四项内容：一是合理膳食，二是适量运动，三是戒烟限酒，四是心理平衡。

《本草纲目》：“饮食者，人之命脉也，而营卫赖之。故曰：水去则营竭，谷去则卫亡。”意为人的健康长寿，首先取决于合理的饮食结构和饮食方法。饮食是维持人体生理代谢的主要物质来源，坚持食物品种多样、营养比例均衡、饮食方法科学的原则。因为合理营养是老年人维持健康、预防疾病、延缓衰老的物质基础，而平衡膳食是合理营养的唯一途径。中国营养学会老年营养分会提出“十个拳头原则”，即“肉∶粮∶奶豆∶蔬果=1∶2∶2∶5”（以质量比计）。将自己的拳头作为“量具”，粗略估计每天各类食物的进食量（指生食量）：不超过1个拳头大小的肉类（包括鱼、禽、蛋、肉）；相当于两个拳头大小的谷类（各种主食，包括粗粮、杂豆和薯类）；保证两个拳头大小的奶、豆制品；不少于5个拳头大小的蔬菜水果。如按量计为：每天5种优质高蛋白，肉、蛋、奶、鱼、豆，即肉50克，鸡蛋1个，牛奶250克，豆腐1块或豆浆，豆腐脑1碗；鱼30克；蔬菜400克；水果两个；米饭或馒头200克；植物油3勺，不要超过25克；盐不要超过5克；要喝8杯水。

食量与体力活动要平衡，保持适宜体重。

专家提示

每天吃够20种食材：WHO建议饮食多样化。日本的饮食达到了每天食用30种以上的食物。尽量把一份食物用多种食材来制作。例如：饺子馅除肉之外可以加入胡萝卜、韭菜、番茄等。烩菜、八宝粥等要注意经常轮换。葱、姜、蒜、食醋虽是调味品，但也是具有养生作用的食材。

专家建议

1. 饭前先饮少量汤，就如运动前先做预备活动一样，可使整个消化器官活动起来，使消化腺分泌足量消化液，为进食做好准备。这样会使消化器官自然地进入工作状态，食后会感到舒适。

2. 进食时间要规律，不到吃饭时间感到饥饿时，先喝点水。因为人体有时会混淆饥饿与口渴的感觉。

3. 冷热同食也是诱发消化道癌的一大诱因，如边吃火锅边喝冷饮，这对食管也是个强烈的刺激，长期如此也会癌变。

4. 常吃热烫食物患食管癌概率倍增：人的食管壁很娇嫩，只能耐受30~50℃的食物。吃热烫食物的结果是容易把口腔、咽喉和食管的上皮细胞烫伤，经常反复地烫伤容易引起上皮细胞突变，成为癌变隐患。

5. 食品加工程度越高，保存时间越长，营养价值通常也越低。真正的食物有其生命周期。

6. 常吃温凉食物、降低体温是人类通向长寿之路的饮食方式。吃冷食和游泳、冷水浴一样，可使饮食热量平衡，在一定程度上能够起到降低体温的作用，保持头脑冷静，延长寿命。

7. 醋含有丰富的营养物质：氨基酸、醋酸、乳酸、葡萄糖、果糖、麦芽糖和钾、钙、钠、铁、铜等微量元素以及维生素B_1、维生素B_2等。

8. 醋能降血压：如果用醋增加饮食的风味，无形中可以减少食盐用量，从根本上讲，减少了食盐的摄入量，也就减少了钠的摄入，达到预防高血压病的功效。

9. 吃菜蘸醋的习惯应该提倡，能刺激胃酸分泌，促进食欲，也有杀菌降脂的作用，有助于提高维生素C的吸收，从而增强人体免疫力。食醋中的醋酸能将导致疲劳的物质乳酸氧化代谢出来，从而提神醒脑，也有防治失眠作用。

10. 食醋能抑制人体衰老过程中过氧化脂质的形成，可减少皮肤色素沉着和老年斑，使皮肤光润。

11. 有吃醋习惯的人，胆结石、肾结石和膀胱结石的发生率比不吃醋的人低。

12. 吃醋能抑制血糖升高，从而有助于调节血糖。吃鸡肉饭加醋血糖会降低一半。

13. 醋能分解咸菜等腌制食品中有致癌作用的亚硝酸盐，故能起到防癌、抗癌作用。

研究报告

亚利桑那州立大学营养系主任研究表明：醋中的酸性物质能阻碍淀粉的消化，因此能减少每餐摄入的能量。每餐1勺醋，每天摄入的总能量能减少836.8~1150.6千焦（200~275千卡）。

（三）细嚼慢咽

1. 英国《每日邮报》报道：吃东西速度太快的人，患葡萄糖耐受不良症（又称前驱糖尿病）的风险是其他人的两倍。如果不采取措施，40%~50%的葡萄糖耐受不良症患者在10年之内会发展成2型糖尿病。

2. 进食含纤维素多的食物，必然要多咀嚼后才能顺利下咽，否则呛咽部。所以多吃粗粮既能获得粗粮的营养物质，又达到多咀嚼的保健效果。同时，吃饭慢容易产生饱腹感，有利于防止进食过多。

3. 健康进食要求，每口食物咀嚼15~20次，一顿饭所用的时间不少于20分钟，一般也不要超过30分钟，这样有助于消化，减轻胃肠负担，还能缓解紧张、焦虑的情绪。如果不能坚持细嚼慢咽，建议进餐时轮流使用勺子和筷子吃饭，用筷子夹菜，然后放下筷子，再用勺子吃米饭。这样即使想快也快不起来，保证每口食物都能充分咀嚼。

4. 美国佐治亚大学的实验发现，唾液有很强的灭毒作用，能让导致肝癌的黄曲霉素的毒性在30秒内几乎完全消失。因此，按照一秒钟咀嚼一次来计算，一口饭最好嚼30次，才具有防癌作用。

5. 资料证明，吃饭囫囵吞枣的人患胃癌的几率比较高。多咀嚼可减少食物对消化道的负担，降低患胃肠道癌症的风险。

6. 小口咀嚼食物是女性健康的进食习惯，这对延长男性寿命也有帮助。男性的饮食习惯常常是狼吞虎咽或经常暴饮暴食，由此男性胃病发病率比女性平均高6.2倍。

7. 以长寿著称的地中海地区，慢慢吃饭已成为当地人的长寿秘诀之一。

8. 唾液含有免疫物质及抗癌因子，可有效防止消化道恶性肿瘤的发生。

9. 细嚼慢咽可以减轻胃的负担，延长食物在口腔里的停留时间，促进唾液的分泌，对食物进行初步的消化。吃饭快，食物咀嚼不细，易损伤消化道黏膜，产生慢性炎症，还会造成胃动力下降，久之会引起消化道损伤甚至癌变的可能。

10. 国外研究发现，咀嚼功能与大脑中枢相互关联，咀嚼时通过颌关节运动，使脑血液循环畅通，加强大脑皮层的活化，从而预防脑老化。大脑若不被经常刺激就会退化、萎缩。

链接

健康饮食模式包括6个方面，蛋白质食物是之五。包括海鲜、瘦肉、家禽肉、蛋类、豆类、坚果种子和豆制品等。

专家评说肉食

（一）红肉、白肉

红肉是指牛、羊、猪肉等红颜色的肉类，白肉指小畜、禽及鱼、虾肉等。红肉中的脂肪、胆固醇都高于白肉，而不饱和脂肪酸却低于白肉。

1. 东京都健康长寿中心研究所提出：BMI（体质指数）在20以下的瘦老人去世的更早。肉类能提高老年人免疫力，预防抑郁症。

专家指点

老年人要将畜肉、禽肉搭配着吃，瘦肉每天50克为宜。禽肉，如鸡肉、鸭肉等，可吃100克，鱼肉可每天吃50克。在吃肉的同时吃蔬菜，能帮助脂肪代谢和促进蛋白质的消化吸收。

2. 可食含铁量较多的食物，如肉类、蛋黄、菠菜、木耳等。但是除肉类（包括动物肝脏和血液制品）外，其他食物中的铁不易被机体吸收。肉食中含锰元素在植物性食物中也是不存在的，锰对骨量的增加，尤其对骨膜的生长发育不可缺少，出现骨痛的症状与体内缺少锰元素有关。

3. 美国研究协会认为：对猪肉、牛肉、羊肉等红肉的推荐食用量是每周500克，吃得过多，就会增加患结肠癌的风险。

4. 最近研究发现，如果吃肉的时候喝杯红酒，其中的多酚就可以防止肉在胃里分解为有害物质。

5.《自然医学杂志》报道：红肉中所含的肉碱被肠道中的细菌分解后，将导致更多的胆固醇，增加患心脏病的风险。英国政府建议每天食用的红肉或加工过的肉不超过70克。

6. 据NBC新闻网报道，每天摄入至少4盎司（约含114克）红肉或加工肉食，会导致早亡危险增加30%。

7. 瑞典卡罗琳医学院研究表明：常吃西式加工肉（香肠等）和红肉增加患胰腺癌风险。如果每天食用50克加工肉，那么其患胰腺癌的概率会高出19%。与不吃红肉的男性相比，每天吃120克红肉的男性患胰腺癌的概率高出29%。

8. 每天吃113克左右的牛肉或猪肉的人，早亡危险比少吃肉的人高出30%。

9.《英国癌症杂志》报道：热狗、香肠等加工肉食摄入过量会增加胰腺癌、肠癌和糖尿病的风险。

10. 经常吃红肉等高蛋白食物会导致钙流失。这是因为常吃红肉，可使血液偏酸性，人体会消耗血液中的钙来维持人体酸碱平衡，这样就会使钙的消耗增加。所以，老年人吃红肉以每天不超过70克为宜。

11. 中医认为鸡性偏温，味甘，能温中、益气、补虚，因此鸡是一种很好的滋补性的食物。中医典籍《随息居饮食谱》中记载：鸡肉补虚，暖胃，强筋骨，活血调经，止崩带，节小便频数。

12. 肠癌与糖尿病、高血压有着近似的发病机制，比如常年吃肉过量，缺少膳食纤维，久坐不动，不按时排便。切记，每周吃红肉不超过500克。

13. 瑞典研究发现，体内维生素B_{12}水平偏低的老年男性更容易发生骨折危险。应注意食补，如吃鱼、禽、鸡蛋等。如医院确诊缺乏维生素B_{12}，则应遵医嘱药补。

14. 不能食用的肉：①鸡头，有害的重金属物质会沉积在鸡头。②禽尖翅，禽类屁股上端长尾羽的部位，是淋巴腺集中的地方，其中的巨细胞可吞食菌和病毒，即使是致癌物也能吞食，但不能分解。③鸡、鸭脖的皮及气管，其中含大量胆固醇。④鸡、鸭脖之皮与肉之间的疙瘩样子的淋巴腺含有致癌物。⑤鱼腹腔壁有一层黑色膜衣，有臭味和泥土味。⑥猪脖子处的灰色、黄色或暗红色的肉疙瘩，俗称“肉枣”，含有病菌和毒素。

（二）鱼虾、贝壳类

1. 动物源性的优质蛋白质对维持老年人肌肉力量和增强免疫力具有举足轻重的作用。铁、锌和维生素B_{12}的良好食物来源也是动物性食物，长期缺乏这些营养素会导致贫血、营养不良，加快衰老。

2. 美国科学家认为，每周吃鱼2~3次，冠心病发病率可降低80%。

3. 每天吃30克鱼肉能使脑卒中发病率降低50%。

4. 适当吃些牛肉：牛肉中50%的脂肪是对心脏有益的单链不饱和脂肪酸，可以把风险降低29%。

5. 台湾成功大学医院证实：胆固醇过高容易引发脑梗死，过低则可能发生脑出血。所以，素食者应增加饮食中的ω-3脂肪酸和维生素B_{12}，从而抑制这些风险。

6. 经常吃鲜鱼的人，患肺癌的风险明显降低。

7. 美国营养专家：鲭鱼、沙丁鱼等海鱼富含ω-3脂肪酸，有缓解疼痛如背痛、颈脖痛之功效，并有缓解血管炎的作用。

8. 患有冠心病、高血压病、高脂血症等慢性病的老年人应少吃含胆固醇较高的无鳞鱼类和鱼子，如银鱼、河鳗、泥鳅、黄鳝等。

9. 老年人需要补充的营养素——核酸。核酸对人体健康影响巨大。核酸来源，有的是自身合成，有的是食物供给。人到30岁以后，合成核酸的能力减弱，需加大从食物中获取的力度。富含核酸的食品如下：鲱鱼、沙丁鱼、青花鱼、虾、牡蛎等海产品和蔬菜中的甜菜、芦笋、青葱、萝卜、蘑菇、菜花及豆类食物。

10. 鱼肉易消化，仅需2～3个小时就可在人的胃中消化，而牛肉则需要5个小时，且鱼肉中的蛋白83%～90%可为人体吸收，而吸收率较高的禽肉制品仅为75%。

链接

专家评说脂肪

脂肪可分为脂肪和类脂两大类。脂肪的营养与功效如下：一是人体组织器官的重要组成部分。人体的脑、皮下、肠系膜、脏器周围等存有大量的脂肪，能保持体温、保护内脏、滋润皮肤。人脑组织的60%是脂肪，神经细胞、神经鞘及传递信息的物质均含有脂类。二是重要的供、储能源物质。人体缺乏饱和脂肪供能时，会产生大量自由基。一般每人每天每千克体重需要1克脂肪，每天饮食中烹调植物油25克再加上70克肉食和牛奶等动物脂肪就够了。三是为人体提供必需脂肪酸。四是提供和吸收脂溶性维生素A、维生素D、维生素E、维生素K。

研究报告

1. 美国最新一次研究成果显示，降低患糖尿病风险的有效方法之一是减少脂肪摄入量。

2. 男人一般进食脂肪和蛋白质类食物比女人多，这被证明是发生直肠癌、男人寿命比女性短的一个重要原因。

3. 大脑的自我修复和更新会消耗大量的ω-3脂肪酸，主要食物来源有：三文鱼、金枪鱼、亚麻油、菜籽油、小麦胚芽、蛋类。

4. 亚麻籽、芝麻、葵花子：富含落叶松树脂醇，具有抗癌和降低胆固醇的功效。

5. 橄榄油富含单不饱和脂肪酸，能够调节血脂，可以预防心脑血管疾病的发生。

6. 芬兰研究发现：血液纤维蛋白原含量超标主要发生在老年人中，为避免纤维蛋白原超标，老年人所摄入脂肪的1/4应该由菜籽油代替。纤维蛋白原是人体凝血系统的主要成分，同时也是一种急性反应蛋白，其含量水平升高是机体患某些疾病的表征，常见于脑血栓、心肌梗死、糖尿病以及恶性肿瘤等。

7. 吃一顿富含饱和脂肪酸的食物在一小时内就会增加血凝几率，将“好”胆固醇转化为“坏”胆固醇，从而加大患脑卒中和冠心病的风险。富含多不饱和脂肪酸，ω-3脂肪酸的食物会降低这种伤害。

8. 煎、炸、烤等加工方式常常破坏膳食纤维，油脂含量增多，同时加工过程中容易产生致癌物质。

9. 哈佛大学研究发现：高血压病、肥胖、压力、吸烟及直系亲属中有60岁以前患冠心病者，其患动脉硬化的可能性将升高。戒烟、吃低胆固醇和低脂肪的食品，有规律的有氧运动及定期健康检查等，都可以起到延缓动脉硬化的发生。

10. 锅外的油垢接触火焰后容易产生致癌物。所以从新锅开始使用时，就要注意每次都要把锅外洗净、擦干。

11. 饮食或生活方式的健康变化从来不会太晚。冠心病发作后，生活方式的改变可大大降低其再次发作的风险。控制腰围，理想值为：男<90厘米，女人<85厘米。腰围粗的人冠心病的发病率比其他人高40%，尤其是大腹便便的中年男性易发生猝死。中年人：正常体重偏瘦好，老年人：正常体重偏胖好。吃得太油腻，让人脾气暴躁。碳水化合物摄入过少，使人情绪低落。

链接

膳食纤维养生作用综述

很久以来，膳食纤维没有统一的科学定义。随着膳食纤维在人们的饮食与健康中所起的重要作用日益为人们所认识，准确地界定膳食纤维的概念成为世界各国科学家关心的问题。1999年美国谷物化学家协会(American Association of Cereal Chemists, AACC)和国际生命科学会(II-SI)共同成立了关于膳食纤维定义的工作委员会，经过多次讨论，最后定义膳食纤维(dietary fiber)为：能抗人体小肠消化吸收的而在人体大肠能部分或全部酵解的可食用的植物性成分、碳水化合物及其相类似物质的总和。主要包括纤维素、半纤维素、果胶、树胶、多糖、寡糖、木质素等成分。

膳食纤维在人类的饮食营养中具有如下功能：

1. 延迟胃的排空，产生饱腹感，从而避免进食过量。

2. 增进肠蠕动，促进排便，从而减少有害代谢产物和外源食入的有害物质与肠壁接触机会，预防大肠癌。

3. 经结肠细菌酵解后可产生短链脂肪酸，提供结肠黏膜所需能量，并可调节胃肠道系统功能，平衡激素水平，刺激消化酶分泌，控制血糖浓度，调节脂质代谢，降低血胆固醇，预防胆结石。

4. 影响肠内细菌代谢，维持肠道菌群的动态平衡，改善肠道环境。膳食纤维主要分布于全谷类食物、豆类以及蔬菜、水果、食用菌、海生植物的根、茎、叶、花、果、种子中。个体每天膳食纤维摄入量应达到25~30克。

经常适量吃膳食纤维含量多的食物。膳食纤维分为可溶性纤维素和不可溶性纤维素。其中可溶性纤维素可帮助机体对脂肪、胆固醇和碳水化合物的新陈代谢，并降低胆固醇和甘油三酯的含量，减少LDL的含量，防止胆固醇在动脉壁上沉积而形成动脉粥样硬化而引发心脑血管病。长期适量食用含纤维素食品的人，有利于保持健康的胰岛素水平，减少了患糖尿病的风险。不可溶性纤维素有助于消化系统的健康和食物的消化，刺激肠蠕动，净化肠道并预防肠癌。

1. 美国一项研究发现：每天至少吃一顿全谷类食物者，在9年中死于心梗的危险，比少食用全谷食物者减少约30%。其含有维生素E和多种维生素、矿物质及酚类、植物雌激素等有利于减少慢性病的发生，如心脑血管病、癌症等。

2. 多吃植物。天然食物中的糖分与纤维共存，而纤维可以减缓吸收糖分的速度，产生饱腹感，因此吃水果永远要比喝果汁好得多。

3. 多吃全谷食物、全麦面粉，其有益成分，如纤维、B族维生素、健康的脂肪等保存完好。只吃精制面粉会造成炎症反应，破坏胰岛素新陈代谢。

4. 研究表明：饮食中每次多10克纤维素，因冠心病猝死的风险就降低17%。

5. 热量限制：每人每天不得超过6276焦耳（1500卡）热量。限制热量摄入可使人类的寿命延长到120岁。限制热量摄入有利于推迟糖尿病、心脏病、癌症等疾病的患病期，而且越早减少热量的摄入效果越明显，同时有助于延缓衰老。

当今患高血压病、高血脂、糖尿病等的人数在逐年增加，其最主要原因是吃进去的脂肪和能量太多。为了应对这些疾病，高纤维素食品受到许多人的青睐。但是，膳食纤维食物也要适量，否则会阻碍人体其他营养素的吸收，造成营养不良、贫血、免疫力下降、大脑早衰等不良反应。

专家建议

健康成年人以每天摄入30~30克膳食纤维，老年人摄入25~35克为宜，即每天吃谷类及杂豆250~400克、蔬菜300~500克、水果200~400克就能获得适量的膳食纤维，或蔬菜500克，水果2个。

链接

健康饮食模式包括6个方面，谷物是之三。

谷物养生作用综述

（一）玉米

1. 玉米可以延缓衰老，玉米营养成分全面丰富且独特，如含有脂溶性维生素A、维生素E，这些都是其他粮食中少有的人体健康所需的重要成分。玉米品种很多，新开发出紫色玉米，其在原有营养成分的基础上又增加抗氧化作用的花青素，使其成分更具有保健功效。

2. 中医学认为，玉米性平味甘，无毒，入肝、肾、膀胱经，有利尿消肿、平肝利胆、健脾渗湿、调中开胃、益肺宁心、清湿热等功效，成熟季节食用可祛秋燥。具有祛病防病、强身健体的作用，从而达到延缓衰老，被誉为“黄金食品”。

3. 玉米中含有一种被称为“长寿因子”——谷胱甘肽及硒元素，两者作用生成谷胱甘肽氧化酶，具有恢复活力、延缓细胞老化，进而延缓人体衰老的作用。同时谷胱甘肽也是一种抗癌因子。

4. 玉米中富含维生素E。研究发现维生素E确有抗氧化、抗自由基和活性氧损害细胞、组织和器官的功能。因此具有抗衰老、防治慢性病的作用。其机理是：人体的细胞膜、细胞质内都含类脂物质，受到活性氧和自由基的攻击后产生过氧化脂质，其损害细胞膜，致细胞功能退化，进而导致人体衰老；过氧化脂质损害血管内膜细胞，促进动脉硬化引发动脉硬化性疾病，如心脑血管疾病；过氧化脂质损害组织血管在体表上的标志是老年斑，看不到老年斑者，其实出现在人体内一些组织器官上，包括脑组织上。组织器官受过氧化脂质损害者则衰老在先。

5. 玉米能防癌、抗癌。玉米中的硒元素产生的特殊代谢产物可通过不同途经进入癌组织中，并有效地抑制肿瘤细胞的复制，使其凋亡。硒几乎存在于人体的每一种免疫细胞中，硒元素增多可增强其吞噬肿瘤细胞的能力。人体内的“含硒酶”具有抗氧化、清除自由基的功效，保护细胞膜不受损害，预防肿瘤的发生。

6. 玉米中的硒与维生素E联合作用时，能预防10余种肿瘤，尤其是乳腺癌和直肠癌。

7. 玉米的皮部较厚，其中含有大量的膳食纤维，该成分不易被肠道吸收，反而可吸收肠道中的水分、毒性物质，同时纤维素能加速胃肠蠕动，大大缩短粪便及微生物产生的致癌物质在肠道中的停留时间，因而可以预防癌症的发生及具有通便的作用。

8. 玉米有防治心脑血管疾病的功能。玉米中脂肪含量高于稻麦，且多为不饱和脂肪酸，其中亚油酸的含量高达60%以上，它和玉米胚芽中的维生素E协同作用，有助于人体脂肪及胆固醇的正常代谢，可调节血液中的胆固醇保持正常水平，并防止其沉积于血管壁，从而能防止和减轻动脉硬化。因此，经常食用玉米对高脂血症、高血压病、心脑血管疾病等有一定的预防和治疗作用，建议吃玉米时最好把白色胚芽吃干净。

9. 玉米中的维生素E具有促性腺功能，可促进和提高男性生殖腺分泌雄性激素，增加精子数量和活力，促进生殖能力及性欲；也有促进和提高女性卵巢分泌雌激素和孕激素，提高生育功能及性欲的能力，并对防治不孕症、习惯性流产、先兆流产等有一定的作用。

10. 玉米中的黄体素、胡萝卜素、玉米黄质可降低罹患老年黄斑变性的几率，延缓眼老化；玉米所含热量低是很好的减肥食品；玉米中钙含量与牛奶相近，也是补钙佳品；玉米中的谷氨酸有一定的健脑作用。

研究显示

在115℃下，将甜玉米分别加热10分钟、25分钟和50分钟后发现，其抗自由基的活性依序升高了22%、44%和53%，也就是说，加热时间越长的玉米，抗衰老的作用越强。所以，在家煮玉米，最好多煮一段时间。

相关链接：美国《每日健康》报道，玉米、海带、大蒜、苹果、牛奶、洋葱、红薯7种常见的食物可以促进我们身体的新陈代谢，具有很好的保健功能。

（二）大豆

豆子分为两大类，一是大豆类，包括黄大豆、黑大豆和青大豆，它们的特点是含有16%左右的脂肪，还有35%以上的蛋白质，但几乎没有淀粉，可以用来打豆浆、磨豆腐。第二大类是淀粉类豆子，包括绿豆、红豆、芸豆、蚕豆、豌豆等，有50%~60%的淀粉、18%~30%的蛋白质，脂肪含量低于2%。

淀粉类豆子作为主食，首先，其营养素密度很高，淀粉豆的蛋白质含量是精白大米的4倍以上，膳食纤维和钾的含量是大米的6~10倍，并且淀粉豆类中的蛋白质质量较好，富含赖氨酸，但蛋氨酸不足，因此也可以很好地与谷类食品发挥营养互补的作用。其次，红豆、绿豆等五颜六色的淀粉类豆子中普遍含有较高水平的多酚类物质，包括单宁类、花青素和类黄酮等。这些有助于对抗人体内的自由基，保护血管。第三，淀粉类豆子在体内消化速度较慢，因此吃后血糖上升速度也比较慢，并且其饱腹感很强，适合减肥者和糖尿病人，并有降低血脂的作用。

俗话说："宁可一日无肉，不可一日无豆。"说明大豆的营养价值超过肉类，更超过其他粮食品种。大豆含有优质蛋白质和大豆磷脂，是老年人心脑血管的保护因子，也是公认的"长寿因子"。故称"豆中之王"，也称"植物肉""绿色牛奶"。

1. 大豆磷脂是构成人体细胞的基本物质之一，组成大脑神经细胞细胞核的成分，具有维护大脑机能，提高脑的活力和记忆力，延缓脑细胞退化和死亡的功效。

大豆磷脂可转化为一种神经介质，可增强神经传递速度，使人的思维更加敏捷。人体细胞的硬化、老化与细胞膜的磷脂含量不足密切相关，而人体的衰老与死亡首先是由机体细胞的老化、衰竭所致。

2. 韩国调查显示：该国百岁以上的老人，多数生活在没有环境污染的黄豆种植地区。

3. 黄豆中含有抑胰酶对糖尿病有防治作用。

4. 大豆是高钾食物，人体内充足的钾能促使过多的钠排出，进而能松弛血管，降低血管阻力，改善血流状况，降低血压。

5. 黄豆中所含的植物脂肪、磷脂和维生素E能降低胆固醇、甘油三酯，是防治高脂血症的理想食品。

6. 大豆皂苷可破坏肿瘤细胞膜的结构，并具有抑制肿瘤细胞DNA的合成及肿瘤细胞生长的作用，从而可帮助降低患某些癌症的可能性。

大豆皂苷，还能增加超氧化物歧化酶含量，清除人体内自由基，起到抗氧化和降低过氧化脂质的作用。

7. 经常食用大豆可给体内提供植物雌激素，大豆是很好的激素补充疗法替换物，有抗卵巢早衰作用。

研究报告

1. 台湾《健康》杂志研究指出，豆腐和豆浆能增强记忆力，提高反应能力。黄豆制品中含有一种植物性雌激素——异黄酮素，被认为对促进记忆、预防失智症有帮助。

2. 哈佛大学研究指出：每周至少3次吃豆腐、低脂乳制品、花椰菜等，进行30分钟以上的运动，也可服用钙剂预防骨质疏松。吸烟醉酒会加重骨质流失。

3. 美国研究豆芽菜抗癌功效神奇：多吃豆芽菜，可以把前列腺癌的风险降低24%。专家对63名韩国百岁老人调查发现有吃黄豆芽的习惯。

4. 防癌提示：用黄豆制成的豆腐、豆浆，可以补充植物雌激素，它所含异黄酮、木质素都被认为有抗氧化作用，能抑制宫颈癌的生长，减少癌细胞的分裂，同时有效阻止肿瘤转移。也可预防乳腺癌、结肠癌及直肠癌。在大豆、黑豆、青豆、豌豆、扁豆、绿豆等豆类中含有可以防癌抗癌的核酸。

（三）燕麦

1. 燕麦是集食、药于一身的粮中佳品，其中的淀粉为抗性淀粉，食后不会立即分解为双糖和单糖，成为升糖指数不高的食物，适合血糖偏高者和糖尿病患者食用。

2. 燕麦中含蛋白质15.6%，高于白面、大米，几乎可与牛肉媲美。人体必需的8种氨基酸燕麦中含有7种。

3. 研究表明，燕麦中的β葡聚糖具有降低低密度脂蛋白胆固醇的效果。美国研究机构证实，每天坚持吃60克燕麦的人，可使血液中的胆固醇平均降低30%。

（四）荞麦

1. 荞麦多为抗性淀粉，可分解肠内毒素，调节血糖，故有预防糖尿病之功效。荞麦中含有矿物质铬，它是促进胰岛素合成的一种物质，具有增强胰岛的功能、降低血糖的作用。

2. 荞麦含有丰富的膳食纤维和黄酮类物质，苦荞中黄酮和芦丁的含量非常高，而芦丁可防治糖尿病（可控制餐后血糖上升）。

（五）土豆

1. 土豆具有各种尽乎完美的营养成分，含有18种氨基酸，其中又有人体必需的8种氨基酸，特别是富含其他谷类缺少的赖氨酸，被世界宇宙航天中心确定为宇航食品。

2. 土豆中的膳食纤维有助于预防消化道癌症和控制血液中胆固醇含量，同时对习惯性便秘大有裨益。

3. 每100克土豆含钾高达300毫克，是蔬果中含钾最多的，钾能取代体内的钠，同时能将钠排出体外，有利于防治高血压。

4. 土豆只含有0.1%的脂肪，是低脂食物，吃土豆可减少脂肪的摄入，并使多余的脂肪逐渐被代谢。

5. 土豆含有黏液蛋白，能维持消化道、呼吸道以及关节腔、浆膜腔的润滑，并能防治胆固醇沉积在血管壁上，保持血管的弹性，有利于预防动脉粥样硬化、高血压、高血脂、心脑血管等疾病的发生。

6. 土豆是一种碱性蔬菜，有利于维持体内酸碱平衡，中和体内代谢后产生的酸性物质，故有抗衰老作用。

7. 土豆含有的维生素C超过苹果，更主要的是烹调熟之后仍能保留80%。

研究报告

日本研究证实：每周吃5次，每次50～100克土豆，可使脑卒中风险下降40%。

温馨提示

1. 土豆应存放在5℃左右的阴凉处，避免在阳光下曝晒，温度过高会导致土豆生芽，食用时要削皮。

2. 去皮后的土豆切成小块，在冷水中浸泡半小时以上可使残存的龙葵素溶解在水中。

3. 利用龙葵素弱碱性的特点，在烹调时加入适量米醋，来分解龙葵素，能起到解毒作用。

4. 如果在吃土豆时，口中有发麻、发涩的感觉，即表明该土豆中还含有较多的龙葵素，应立即停止食用，以防中毒。

5. 以土豆为主，副食共为食品，糖尿病患者应计量食用。

（六）红薯

红薯中完善的营养结构和特殊的成分，被WHO列在蔬菜榜的榜首。

1.《本草纲目》：红薯有“补虚乏，益气力，健脾胃，强肾阴”的功效，还有补中、暖胃、安五脏等功效。

2. 红薯能中和体内因过多食用肉类和蛋类所产生的酸，保持人体酸碱平衡。

3. 红薯内含有较多的胶体和黏液样物质，是一种多糖和蛋白质的混合物。它对人体的管道、腔隙、关节面的黏膜、内皮、浆膜以及结缔组织具有滋养、润滑和保护作用，从而减少炎症的侵害。

4. 红薯可预防人体的退化性疾病。

5. 红薯含有丰富的钾元素，能让人精力充沛，并保持心脏健康、血压正常。

6. 红薯中含有一种物质，可提高人体对胰岛素的敏感性，对控制血糖有一定的作用。2型糖尿病人体内的胰岛素水平并不一定低，但因对胰岛素的敏感性差而降低了利用效率，导致血糖升高。

7. 红薯富含抗氧化的维生素C、胡萝卜素、维生素E以及叶酸。

8. 红薯具有40%以上的纤维可以促进肠蠕动，清理肠腔内滞留的黏液、积气和腐败物，排出肠道中的有毒物质和致癌物质，防治便秘，排宿便。改善消化道环境，防止胃肠道疾病发生。

9. 红薯中的白色汁液（黏液蛋白），具有降脂、降胆固醇的作用。

研究报告

日本曾经是患癌症最多的国家，为了降低癌症的发病率，他们把所有蔬菜做了筛选，选出了20种抗癌蔬菜，熟红薯、生红薯分别是第一号、第二号抗癌食品，并有保护心脏、软化血管、通便等作用。

10. 红薯可吸收肠道内过多脂肪、糖类，并排出体外，降低患糖尿病的风险。

防癌提示

1. 红薯可降低患乳腺癌、前列腺癌风险。

2. 红薯等薯类可吸收水分，润滑肠道，降低患直肠癌、结肠癌风险。

3. 红薯可吸收肠道中的有害物质，降低患肠道炎症的风险。红薯中的脱氧表雄酮，既能抗癌又能益寿。

温馨提示

1. 红薯的升糖指数为76.7，属指数偏高食物，糖尿病人应该少吃。

2. 红薯中等大小（约手掌长度）的味道最好。

3. 红薯皮内含碱性物质多，一次过多食用会致胃肠不适。

4. 如果红薯皮上出现褐色或黑褐色斑点，已受到黑斑病菌的感染，并可产生番薯酮和番薯酮醇有毒物质，绝不能食用。

链接

美国阿肯色大学把红薯叶列为全世界营养最丰富的蔬菜，因为其中含有15种抗氧化物，能预防心脏病、炎症和部分癌症。中山大学生物科学研究所发现吃茼蒿和红薯叶越多的人，患肺癌的风险越小。

链接

健康饮食模式包括6个方面，蔬菜是之一，包括深绿色、红色、黄色蔬菜，豆类蔬菜，根茎类蔬菜及其他种类蔬菜。

蔬菜保健功效综述

蔬菜是人体生理功能和生物代谢的基本元素，也是维持健康和抗御疾病的物质来源。我国膳食指南，每日蔬菜推荐量300~500克。尤其对高血压、高血脂患者，还需要更多的摄入量，才有利于控制疾病。

1. 吃蔬菜多的人患癌症、心脑血管病、糖尿病、骨质疏松等疾病的风险较小，而吃维生素药片和抗氧化物质制剂的保健品则很难达到这样肯定的正面效果。

2. 蔬菜含有多种且含量较高的维生素、矿物质和纤维素，这些都是人体生理调节不可或缺的成分，也是维护健康与生命的元素。

3. 蔬菜中所含的矿物质，具有碱性作用的离子，可与人体内的酸性产物结合，以维持人体的酸碱平衡。

4. 蔬菜中含有70%~90%的水分，且为小分子的活性水，既易吸收，又有调节人体生理和生物代谢的功能。

5. 每天要吃5种以上不同颜色的蔬菜：不同种类和颜色的蔬菜分别具有花青素、多酚、类黄酮和胡萝卜素等不同抗氧化物质。

6. 常吃类似食物易胖。变换食物种类能使体内消化素多元化，刺激细胞代谢，每星期吃1~2次不经常吃的食物，补充身体里可能缺乏的某些成分，达到营养平衡。

研究报告

1. 德国一项新研究发现：菠菜、胡萝卜、杏子、柑橘类等富含抗氧化剂（维生素C和β胡萝卜素）的果蔬有助于缓解老年痴呆症状。调查发现：老年痴呆患者的抗氧化剂（维生素C和β胡萝卜素）的血清浓度明显偏低。但是两组参试者在维生素E、番茄红素和辅酶Q10等其他抗氧化剂水平方面则不存在此类差异。

2. 美国研究证实：多叶的绿色蔬菜让人们找到对付骨质疏松症、降低骨折风险的新方法。目前，所有治疗骨质疏松症的建议都与钙有关。这项研究提出与维生素K有关的重要发现，骨钙蛋白必须以羧化形式才能被骨骼吸收，而这种蛋白质靠维生素K来羧化。多叶的绿色蔬菜是维生素K的重要来源，经常吃菠菜和花椰菜不仅健康，而且对骨骼有好处。

3. 蔬菜中含有上千种具有生物活性的化学物质，对人类健康和预防疾病具有多种作用，可提高人体免疫力，具有抗病原微生物、抗氧化、抗癌、延缓衰老的功效。能使肺癌风险降低20%。

4. 蔬菜不仅可以保持健康，还能修复衰老导致的某些损伤。常吃蔬菜可延缓身体衰老。

5. 如果单纯吃鱼、肉，其中蛋白质的吸收仅为70%，而与蔬菜同时进食，消化吸收率可达80%~90%。

6. 菠菜中含有丰富的叶酸，每100克菠菜中的叶酸含量为347微克，名列蔬菜之首。研究表明，补充叶酸能将脑梗死风险降低25%。叶酸属于B族维生素，是人体造血的基本原料。缺乏叶酸可导致巨噬细胞性贫血，其中老年患者居多。菠菜中含有铁，叶酸和铁能够促进红细胞的合成，提高血液携氧量，从而加快血液循环。

7. 每人每天若能摄取5种以上颜色的蔬菜，不仅有利于心脑血管和各个脏器的健康，还能延缓衰老和增强免疫力（红、黄、绿、白、黑木耳）。

8. 多吃新鲜蔬菜能够促进分泌尿液，进而更好地排出体内毒素。

9. 美国和日本研究人员发现，当一个人年龄越来越大时，肾脏功能衰退就越来越明显，而多摄取蔬菜、水果等碱性食物，对肾脏产生保护效果。

专家提示

1. 含草酸多的蔬菜，如芹菜、菠菜、油菜、菜花等，建议用开水烫一下，一方面开水有消毒清洁作用；另一方面草酸可从蔬菜中分离而融入水。草酸在与相混的食物中或血液中都可以与钙离子、锌离子相结合，形成不溶性的草酸钙、草酸锌，导致体内钙锌含量降低，如人体吸收草酸过多会导致结石。

2. 铁的吸收需要蛋白质和维生素C的辅助，吃菠菜时同时进食一些其他富含蛋白质的食物可以提高铁的吸收率。

3. 冬季叶类菜不足时可适当用水果、薯类、大豆制品、食用菌类和藻类替补，餐餐有蔬菜、天天有水果，才是科学的。

4. 果蔬中富含维生素、胡萝卜素等抗氧化成分，可以与亚硝酸盐发生还原反应，阻止致癌物质的生成。

相关链接

1. 老年人需要补充的营养素——酶。酶是生命活动中不可缺少的物质，尤其是抗氧化作用的活性酶更为重要。下列食品中酶的含量较高：香菇、山药、银杏、大枣、山楂、茄子、青椒、大蒜等。

2. 老年人需要补充的营养素——氨基酸。人到中年，机体内氨基酸含量日趋降低，成为健康状况下降的原因之一。例如：血液中甘氨酸和丙氨酸降低，可使体内蛋白质合成过程减缓。下列食物中含氨基酸品种较全、含量充足，如荞麦、苦瓜、苦菜、百合、茶叶等。

（一）叶类菜

依次为菠菜、油菜、韭菜、香菜等。

1. 新鲜绿叶蔬菜是人类所需的维生素、矿物质、叶绿素、叶酸、纤维素、木质素、植物源性雌激素的重要来源之一。

2. 叶类蔬菜能提供有利于血液凝固的维生素K和保证神经系统正常功能所必需的维生素B_9。

3. 菠菜中的叶酸可降低半胱氨酸（刺激血管可诱发冠心病）在血液中的浓度。缺乏叶酸会导致脑中的血清素减少，从而可能引起忧郁情绪，菠菜等深绿色蔬菜含有丰富的B族维生素，具有营养神经作用，可以解郁。

4. 菠菜具有清理肠胃，热毒，防治便秘，使人容光焕发。

5. 菠菜茎叶柔软滑嫩、味美色鲜，含有丰富的维生素C、胡萝卜素、叶酸、蛋白质（每500克菠菜，相当于两枚鸡蛋蛋白质含量），以及铁、钙、磷、钾等矿物质。

6. 菠菜富含叶黄素能延缓老年黄斑变性的恶化。哈佛大学研究报告，中老年人每周食用2~4次菠菜，黄斑变性患病率可降低45%。

7. 吃菠菜能强壮肌肉，适合老年人群保持肌肉功能。

8. 菠菜含有大量的抗氧化剂，具有抗衰老、激活大脑功能、增强青春活力，有助于防治老年痴呆症。

9. 菠菜中含有一种类胰岛素样物质，能使血糖保持平稳，有助于防治血糖偏高和糖尿病。

专家推荐

每天吃200克以上的深绿色叶菜。绿色越深，叶绿素含量越高，营养成分越多，抗突变、减少致癌物作用的功效就越强。

专家提示

深绿色叶菜的作用：①扩张血管、降低血压。②减少老年人骨质疏松和骨折风险。③有利于减缓眼睛的衰老。

相关链接

韭菜可补肾壮阳、散寒、疏肝理气、增进食欲，有助于提高机体抵抗力。韭菜中的含硫化合物有降血脂、扩血管的作用，对高脂血症、冠心病、高血压有保健作用。韭菜中纤维素含量较高，可以促进肠蠕动，可预防肠道癌症。

（二）卷心菜

卷心菜包括圆白菜和紫甘蓝。

保健养生：卷心菜是维生素C和纤维素的良好来源。卷心菜含有护眼的类胡萝卜素、叶黄素和玉米黄素。卷心菜营养价值高，热量低。卷心菜是秋冬季蔬菜的最佳选择。卷心菜含有维生素U，具有保护胃黏膜的功能；对胃酸过多、胃溃疡造成的胃黏膜损伤具有保护和修复作用，能让消化系统保持年轻活力；卷心菜适合动脉硬化、胆结石症、肥胖者、孕妇及有消化道溃疡者食用。

抗癌提示

卷心菜、花椰菜和西兰花中含有强力抗氧化物，例如，异硫氰酸衍生物可预防肺癌和食管癌。卷心菜含有萝卜硫素和多种植物化学物质，有助于清除体内自由基，能帮助人体排毒，有助于预防胃癌和乳腺癌。

研究报告

男人每周食用一次卷心菜，比每月食用一次卷心菜，患结肠癌概率要低30%；食用卷心菜的妇女中，有70%的人在5年之内体内危险雌性激素得到了控制。

相关链接

紫甘蓝富含胡萝卜素、谷胱甘肽、叶黄素、纤维素、B族维生素、维生素C、维生素E和钙、磷、铁，含花青素，有促进代谢、保护人体免受自由基损伤，抗衰老，增强免疫力；紫甘蓝中的丙醇二酸可有效阻止糖在人体内转化为脂肪。

（三）胡萝卜

1. 胡萝卜中的营养成分对人体健康极为有利，民间有“十月的萝卜小人参”之称。李时珍称胡萝卜为“菜蔬之王”。西方一些国家将胡萝卜视为营养珍品，选食的几率高于其他蔬菜。

2. 胡萝卜含有抗癌化合物镰叶芹醇，并富含β-胡萝卜素（维生素A原），能够保护基因结构，具有阻止癌细胞发展或使其逆变的作用，具有防癌、抗癌作用。常吃胡萝卜可明显降低肺癌发病率。

3. β-胡萝卜素对人体因吸烟、环境污染、新陈代谢等所产生的致癌自由基有清除作用，对肿瘤发生有阻断和预防作用。

4. 胡萝卜中富含槲皮素、山柰酚、琥珀酸钾等，可增加冠状动脉血流，降低血脂，故对防治高血压、冠心病有一定作用。

5. β-胡萝卜素可防止胆固醇在血管壁上沉积，保持心脑血管通畅，故可防止心肌梗死和脑梗死。

6. 胡萝卜还有养肝明目、补气健胃、养肾健脾、养发、护肤、养黏膜、预防感冒的作用，并可解毒、中和毒素、降血糖，是糖尿病患者的佳蔬良药。

7. 1989年WHO确认，β-胡萝卜素为最有希望之抗氧化剂，具有防癌、抗癌、防衰老、防治白内障、抗辐射线对人体损伤等功效。

8. 美国癌症研究资料显示：经20多年的观察发现，经常吃胡萝卜及其他富含维生素A者，比起不常吃此类食物者，肺癌患病率降低40%。

9. 胡萝卜的橘色色素可以提高免疫系统功能，减少患呼吸系统和泌尿系统疾病概率。

10. 萝卜中的木质素可提高巨细胞的活力，能吞噬和遏制癌细胞，加快淋巴细胞生成，用来抵抗疾病和癌。

专家提示

胡萝卜素和番茄红素都是脂溶性物质，在烹调时放少些油、熟食，或在同一餐内吃一些肉就会提高其吸收率。

专家点评

消除体内毒素（铅、铝、体内代谢后的废物如自由基、硫化氢等）的有效方法，可喝辣菜汁可加白糖，用蜂蜜调味。如黄瓜汁、香茄汁、胡萝卜汁、圆白菜汁、芹菜汁。

（四）大蒜

1. 糖尿病患者吃大蒜不仅能调节血糖，还可以防止或缓解一些糖尿病并发症。

2. “吃肉不加蒜，营养减一半”。肉中富含维生素B_1，此种维生素不稳定，在人体停留时间短。若同吃大蒜，其中之蒜素与维生素B_1结合，将水溶性变为脂溶性，进而促进人体的吸收与利用，保健效果更佳。

3. 大蒜中的大蒜素、丙基二硫醚和S–烯丙基–L–半胱氨酸亚砜可以通过阻止肝脏对胰岛素的干扰，进而增加血液中胰岛素水平。大蒜素还能阻断在体内合成亚硝胺。

4. 大蒜捣碎后释放的大蒜素具有降血脂、降低血液黏稠度、抗血小板聚集和防止胆固醇附在动脉壁上，并有助于降低坏胆固醇，增加好胆固醇的功效。因此，大蒜可消除积存在血管中的脂质，能很好地净化血管，防止血管堵塞，防治心脑血管疾病。

5. 大蒜中的挥发油可促进人体淋巴细胞增殖，提高巨噬细胞的吞噬能力，进而提高人体免疫力和抗病能力。

6. 缓解疲劳、提高免疫力，其中所含的大蒜素具有抗氧化作用，因此，被视为防癌食物。

7. 大蒜中富含的硫化物有助于保持人体内一种酶的稳定，进而避免出现高血压；食用大蒜可以促进肠胃吸收和排泄能力。

研究报告

1. 大蒜具有抑制脂肪合成的酶，故能减少人体生成的脂肪数量，减少血小板凝集，预防红细胞和低密度蛋白过氧化，具有抑制血管紧张素转化酶作用。

2. 美国国立癌症研究所试验接种动物生命延长，用大蒜提取物可明显抑制癌细胞生长，食用大蒜能使移植癌细胞分裂增殖受到抑制。从大蒜油中分离出蒜素，投给接种癌细胞小鼠，结果没有一只小鼠患癌；而在另一组接种癌细胞小鼠，患癌全部死亡。

3. 685名胃癌患者和1131名没有癌症人士进行比较研究发现，食用大蒜者癌症发病率要比不食用大蒜者低40%。

4. 英国《抗菌化学疗法杂志》报道：大蒜中含二烯丙基硫化物能有效杀灭一种引起食源性疾病的主要细菌——弯曲杆菌，效果甚至强于两种常用的抗生素药物。此菌多见于未处理干净的鸡肉制品中。

5. 大蒜中含硫化合物具有较强的抗菌消炎作用，对多种球菌、杆菌、真菌和病毒等均具有抑制和杀灭作用。

防癌提示

1. 常吃生大蒜的人，胃癌发病率非常低，原因是大蒜能显著降低胃中亚硝酸盐含量，而这是胃癌非常重要的诱因。

2. 大蒜中含有锗、硒等具有活性的微量元素，对抗御癌症的发生发展，尤其是消化道肿瘤有乐观的前景。

3. 独头蒜更抗癌，独头蒜实际上是植株营养不足、发育不良、不能产生多瓣的大蒜鳞茎。其辛辣味独特，防癌作用要高于普通分瓣蒜。

4. 大蒜中的锗能激活巨噬细胞的吞噬功能。

相关链接

大蒜被誉为“天然抗生素”。大蒜中含有“硫化丙烯”的辣素，遇热后很快分解，其杀菌、抗癌、提高免疫力的作用随之降低。因此，应捣碎后放置10~15分钟，在氧的作用下使独立存在于大蒜中的蒜氨酸和蒜酶两种物质合成辣毒后生吃，还能缓解咽痛和咳嗽。如要下锅调味，应先将大蒜切碎，放置10~15分钟再下锅，有效成分一旦形成就比较稳定，即使加热煮熟仍能保持60%以上的药理作用。

专家提醒

1. 吃蒜不可过量，每次吃1~2瓣，生吃过多大蒜，易引起急性胃炎。长期过量食用还容易造成眼部不适。肠胃功能不好的人每天最好别超过1瓣，肠胃好的人最好每天2瓣，吃熟蒜2~3瓣。

2. 肝病、非细菌性腹泻、眼疾、胃病、十二指肠溃疡、脑出血患者最好不要吃大蒜。

3. 紫皮蒜较白皮蒜好。紫皮蒜口感更辛辣，活性成分大蒜素的含量更高，抑菌效果也更明显。

4. 烹调时加入少许糖，因为糖对大蒜素有保护作用，能减少高温对大蒜素的破坏。

5. 家庭用蒜拌凉菜、吃饺子时用醋和少量芝麻油调和的蒜泥都是很健康的吃法。

6. 急性腹泻时不宜吃大蒜，尤其是生蒜。吃大蒜防腹泻，应在未病之时食用，方可显其功效。腹泻时肠道炎症水肿，此时吃大蒜则可加重肠壁充血水肿，从而加重腹泻。

相关链接

大蒜、洋葱、葱、蒜苗、白萝卜、芥末、香菜等均含硫化合物，具有很强的抗氧化作用，可以减少自由基产生，具有抗衰老和降血脂功效。含硫化合物遇热会被破坏，所以适宜生吃，若熟吃不宜过热过烂。葱含有挥发油，具有较强的杀菌、抑菌，刺激食欲，促进消化“通二便”的功能。还能解毒、发汗，延缓组织和器官老化，特别是保护血管内皮细胞，促进血液循环，防止血栓形成，降低坏胆固醇。葱与蘑菇同食，效果最佳，蒜、葱、洋葱等富含有机硫化合物，能抑制胃肠道内的幽门螺旋杆菌，从而降低胃癌发病率。香葱所含的果胶，可减少结肠癌的发生。葱中的蒜辣素可抑制癌细胞的生长；葱还含有微量元素硒，可降低胃液内的亚硝酸盐含量，对预防胃癌及多种癌症有功效。

（五）洋葱

1. 洋葱中含有前列腺素A，这是一种血管扩张剂，可疏通血脉，降低外周血管和冠状动脉血管的阻力，增加冠状动脉血流量，并有促进引起血压升高的钠盐等物质的排泄，故有降血压和预防血栓形成的作用。

2. 紫色的洋葱，其色素成分中含有儿茶素和槲皮素，既有抗氧化作用又有防止血凝、溶解血栓之功效。对预防高血压、高脂血症、心脑血栓有一定作用。

3. 洋葱中含有一种洋葱精油，可降低胆固醇，防止和改善动脉粥样硬化，还可提升高密度脂蛋白胆固醇含量。

4. 洋葱中的植物杀菌素对细菌、真菌等均有一定的抑制作用。

5. 洋葱除含有一般营养素外，还含有降脂、降压、抗癌、抑菌、利尿等生物活性物质。其具有多种较高生理药用价值，被誉为“菜中皇后”的营养保健佳品。

附录：2013年8月5日《益寿文摘》报报道——洋葱·葡萄酒效果惊人，现全文转录如下。

推荐一张葡萄酒加洋葱的保健处方。葡萄酒有活血、防治心血管病的功能，洋葱有降脂抗癌作用，两者相加其保健作用显而易见，且制作简单，价格低廉。当然其作用是否如处方里说得那样神效，估计也是因人而异。但有益无害则是肯定的。

1. 每天只喝少量葡萄酒，对膝盖疼痛、白内障、老年痴呆症的治疗非常有效，在日本非常盛行，而且效果相当惊人。

2. 吃了药也无法降下来的“高血压”喝了洋葱葡萄酒后血压正常且稳定。

3. 无论用什么方法也无法降下来的“糖尿病”的糖尿值，喝了洋葱葡萄酒后血糖下降。

4. 喝了洋葱酒后，恼人的“老花眼”毛病，有很大的改善，不戴眼镜就可阅读报刊、杂志。

5. 一个晚上要上好几次厕所的“夜晚频尿症”，喝了两天洋葱葡萄酒，不可思议地完全恢复正常。

6. 3年之间不服安眠药不能入睡的“不眠症”，喝了洋葱葡萄酒后不眠症完全消除。

7. 每天夜里醒来，一直到天亮都不能入睡的“不眠症”，喝了洋葱葡萄酒后不眠症完全消除。

8. 眼睛常模糊不清的重病，或是慢性眼睛疲劳，喝了洋葱葡萄酒后第2天就没有问题。

9. 几乎无法治疗的“白尿症”（尿液混浊），喝了洋葱葡萄酒后病人的尿就接近透明。

10. 经常肚子发胀、非常痛苦的“便秘症”，喝了洋葱葡萄酒后第2天就恢复正常排便。

材料：洋葱：1~2个；葡萄酒：400~500毫升。（喜欢甜食的人可再加上一点蜂蜜）。

做法：①将洋葱洗净，去掉表面茶色的外表皮，切成八等份半月形。②将洋葱装入玻璃瓶内，加上红葡萄酒。③将玻璃瓶密封，在阴凉的地方放置2~8天。④将玻璃瓶内的洋葱片，用滤网过滤后，洋葱、酒液分开装入瓶中放到冰箱冷藏。

饮用方法：①一天喝的量约50毫升，年纪大的人一次约20毫升左右。②一天喝1~2次。③浸过的洋葱片一起食用更好。④不喝酒的人，可用2倍左右的开水稀释饮用或每次倒入电锅内约4~5分钟，酒精蒸发后再饮用。

（摘自《食品与生活》徐赋葆/文）

（六）生姜

生姜不仅是调味佳品，而且具有保健抗衰老作用。孔子、苏东坡提倡人们多吃姜，用以延年益寿。

1. 生姜中含有姜辣素，它刺激人体产生超氧化物歧化酶（抗衰老物质），其可抑制过氧化物对细胞的损害，进而减少脂褐质色素，防止老年斑的形成，延缓人体的细胞衰老。

2. 生姜中含有姜油酮和姜油酚，是与阿司匹林的化学结构和作用相似的物质，具有防止血小板聚集、抗血凝、抑制血栓形成的理想功效。

3. 生姜还可以调节前列腺素水平，而前列腺素也具有降低血小板聚集的作用。

研究报告

日本学者指出：生姜中姜烯酚有较强利胆作用，可降低胆囊炎和胆石症发作的几率，缓解相应症状。生姜在一定程度上还能抑制癌细胞生长。

德国学者指出：生姜的辛辣成分比目前应用的抗氧化剂——维生素E抗氧化作用强。

专家提醒

腐烂姜（整体烂掉）绝对不能食用，尤其是已患有肝脏疾病者。因为姜在腐烂的过程中产生一种有毒性的物质——姜梓素的致癌物质，可诱发肝癌、食道癌，它可损害肝细胞，使之变性甚至坏死。

（七）西兰花

绿色花椰菜又称西兰花，白色花椰菜又称菜花。西兰花是一种营养价值很高的蔬菜，几乎包含人体所需各种营养素。

1. 西兰花含硫萝卜素，可刺激身体产生抗癌胃蛋白酶，经常食用，有助排除体内自由基。

2. 西兰花含有丰富的维生素C，能增强肝脏解毒能力，提高机体免疫力。

3. 花椰菜含锌量高，且维生素C、叶酸含量丰富，可增强抵抗力，促进生长发育，保护视力，提高记忆力。常吃西兰花还可以抗衰老。

4. 花椰菜含有类黄酮，类黄酮除了可以防止感染，还是最好的血管清理剂，能够阻止胆固醇氧化，防止血小板凝结，从而减少心脑血管病的危险。

5. 西兰花含异硫氰酸盐，被誉为“防癌新秀”，经常食用有助于预防癌症发生，其中含有多种吲哚衍生物能降低雌激素水平，能有效对抗乳腺癌。

6. 西兰花富含高纤维素，能延缓对葡萄糖吸收，利于血糖控制，也可降血脂。

（八）食用菌类

包括菇类：有香菇、蘑菇、金针菇、猴头菇等；木耳类：有白木耳、黑木耳、发菜等。

1. 食用菌类高蛋白、低脂肪、低热量，并含有多种矿物质及维生素，极易被人体吸收，是中老年人应选择的食物。

2. 食用菌类含有真菌多糖，既可刺激人体产生抗体，又可激活网状内皮系统之T细胞、B细胞的吞噬能力，从而增强机体的免疫功能和抗病能力。

养生保健

1. 菜蘑、口蘑、香菇三类中香菇为首选，富含蛋白质、人体8种必需氨基酸、维生素及多种微量元素，是高铁、低脂肪、低热量食品，可用于贫血、佝偻病及慢性肝炎等多种疾病的食疗。对腹壁脂肪较厚的患者，有一定的减肥效果。

蘑菇可改善便秘、促进生长发育，有抗癌、预防骨质疏松、降血压的功效。

2. 蘑菇含钾丰富，钾可预防中风，并协助肌肉正常收缩，还有降低血压的作用。

3. 蘑菇中富含鲜美的氨基酸，蘑菇中鲜味的来源主要是谷氨酸、天门冬氨酸等有味道的氨基酸。

4. 香菇富含硒，而硒有与胰岛素相同的调节糖代谢的生理活性。

5. 香菇可与芹菜、木耳、海带、洋葱、花生、山楂等做成菜肴，经常食用可降低胆固醇，并对下列疾病有很好的预防作用，如糖尿病、高脂血症、高血压、冠心病、动脉硬化等。

防癌提示

1. 蘑菇有“抗癌第一菜”之美誉，含有多糖体类的抗癌活性物质，可以促进抗体形成，使机体对肿瘤产生免疫能力，抑制肿瘤细胞生长，如淋巴瘤、肠癌，特别对肝癌患者，很有益处。香菇对消化道癌有辅助治疗作用。

2. 有解毒作用，能帮助排除体内重金属、化学毒素。

3. 香菇含有双链结构的核糖核酸，进入人体后，会产生具有抗癌作用的干扰素，起到防癌作用。癌症患者多吃香菇能抑制肿瘤细胞的生长。

专家推荐

鲜蘑菇或香菇30克（干品减半），每日煮食一次，食期不限，可防治胃癌及子宫颈癌等。可防止各种癌症术后转移。

美国乔尔·富尔曼博士指出，每天吃1朵香菇，女性乳腺癌风险降低64%。

专家评说

1. 黑木耳有补气活血、凉血滋润的作用，能消除血液里的热毒。

2. 木耳对体内难以消化的谷壳、木渣、沙子、金属屑等具有溶解作用，对胆结石、肾结石等也有化解功能。

3. 木耳含植物胶质，有较强的吸附力，可将残留在人体消化道的灰尘杂质集中吸附，再排出体外。

4. 木耳可养血驻颜，使肌肤红润。

5. 木耳富含铁、钙等可防治缺铁性贫血。

6. 黑木耳含有的多种成分具有抗血凝、溶血栓、降血脂、降低血液黏稠度、软化血管以及促进血流通畅之功效。对防治动脉粥样硬化，减少心脑血管疾病的发生有良好的作用。

7. 木耳中含甘露聚糖、木糖和膳食纤维有助于减少人体血糖波动，调节胰岛素分泌，是“糖友”的好食物。

8. 黑木耳多糖能降低血液凝块，缓和冠状动脉粥样硬化，对防治冠心病有功效。同时，木耳取代阿司匹林还可用于高脂血症之高凝体质者，以治疗高黏血症，防治心肌梗死，同时可避免阿司匹林的副作用。

研究报告

患有高血压、高血脂的人群，每天吃3克干黑木耳烹制的菜肴，便能将脑中风、心肌梗死的发生风险降低1/3。

（九）海藻类

海藻类菜不但营养丰富且富含钙、铁、钾、镁等，是碱性金属离子库，有调节血液酸碱度，维持体液酸碱平衡之作用。紫菜类所含的赖氨酸（必需氨基酸）是稻米、麦粉的5倍，更是防癌抗癌佳蔬，多数海藻菜中含有的岩藻多糖类物质，可诱导癌细胞“自杀”。海藻蛋白质中蛋氨酸和胱氨酸含量丰富，二者和人体内的甘氨酸合成谷胱甘肽，也有防癌抗癌功效。海带含碘量较高，有促进甲状腺激素生成的作用，能预防甲状腺肿大。

海带中的褐藻胶、硫酸酯具有降血压、降血脂作用；海藻中的活性多肽，其功能与胰岛素相似，对糖尿病患者有辅助治疗作用；海带中的甘露醇有利水利尿作用，对肾衰、青光眼等有辅助治疗作用。

防癌提示

1. 缺碘是乳腺癌的致病因素之一，因而常吃海带有助于预防乳腺癌。日本女性乳腺癌发病率低，可能与经常食用海带等海藻类食物有关。

2. 海带中含有12%的膳食纤维和藻酸，含丰富的牛磺酸，能增加肠道的蠕动和粪便的容积，稀释肠内的毒性物和致癌物，并可缩短相互的接触时间，减少肠道癌肿的发生几率，还可降低血及胆汁中的胆固醇。

研究报告

1. 经常食用海藻类食物可促使体液趋向弱碱性，维持体液的酸碱平衡并对高血压、高血脂、糖尿病及癌症（含白血病）等多种疾病有辅助治疗作用和解毒作用，能阻止人体吸收铅、铝、镉等重金属，排除体内放射性元素，排除毒素物质。

2. 美国纽卡斯尔大学的研究人员发现，海带中含有的藻朊酸、盐能有效抑制人体对脂肪的消化和吸收，对减肥瘦身大有好处。

专家提示

1. 海带清洗干净后，应用水浸泡，并不断换水。如果海带经水浸泡后像煮烂了一样没有韧性，说明已经变质。

2. 每千克海带中含砷35~50毫克，虽然未达到使人中毒的量，但经常大量食用也会对人体造成危害。在食用前用水浸泡6小时以上并勤换水，砷的含量就微乎其微了。

3. 经常吃下列食物可防治血栓形成，这些食物包括：玉米、香菇、苹果、海带、大蒜、洋葱、茄子、茶叶。

八、13:30——喝水、午休

午饭后毕闭目养神休息20分钟。午睡前（午饭后半小时）饮温开水100毫升，清洁口腔。

我的午休处方

1. 午饭后半小时，是调整身体和精神状态的关键时刻，上床午睡1小时左右（不宜超过2小时），从而缓解压力、提高记忆力。

2. 午睡是养生中必不可少的，符合因时养生的中医理论；通过短暂的睡眠调节，有利于机体功能的恢复。

3. 午睡可帮助人体消除疲乏，缓解压力，整个下午都会感到精力充沛，促进身体健康。

4. 午睡时间长短要因人而异，不宜超过2小时。

5. 午睡要规律，忌时断、时续，那样会搅乱生物钟。无论春夏秋冬，都坚持午休。

6. 忌下午3点以后睡午觉，会影响晚间睡眠质量。

7. 午睡时间不宜过长，否则醒来后会很不舒服。

8. 午睡醒后多躺一会儿，起床时不宜过急过猛，尤其是中老年人。

9. 午睡不能代替夜间睡眠，反之亦然。

10. 不宜午饭后即睡。

11.午睡最好取右侧卧位。

专家点评

1. 午饭后饮食会造成血压、血糖波动，尤其有心脑血管疾病的老人，血压下降幅度比年轻人大，从而导致血流缓慢，血管瘀血，有诱发血栓形成的风险，尤其是午饭过于油腻、过饱的中老年人，午饭后立即午睡会加重这一过程。

2. 人体内右侧有一个肝脏，左侧是一个脾脏，心脏是在胸腔中部偏左，左支气管细长，右支气管粗短。因此，睡觉时右侧卧可使人肢体自然弯曲，体内脏器保持自然位置——心脏处于高位，不受压迫；肝脏处于低位，供血较好；胃内食物借重力作用，朝十二指肠推进，可促进消化吸收。

专家建议

有下列情况者不宜午睡，并要及时就医。

1. 脑血管狭窄而常出现头昏、头晕的人。

2. 血压过低的人。

3. 年龄在64岁以上，且体重超过标准体重20%以上的人。

专家提示

“子午觉”（子时为23时到凌晨1时，午时为中午11时到13时）。中老年人睡子午觉，可降低心脑血管病的发病率，有防病保健意义。

研究报告

1. 美国试验结果：午睡后血液中T淋巴细胞和B淋巴细胞均有明显上升，这两种淋巴细胞是人体内免疫力的主力军。

2. 德国睡眠专家指出，下午1点是人在白天一个明显的睡眠高峰，这时打个盹儿，也能增强体内免疫细胞的活性，起到一定的防癌作用。

3. 每天午休30分钟或更长时间，每周至少午休3次的人，因心脏病死亡的几率会下降37%。

4. 美国癌症协会调查表明，有良好午睡习惯的中老年人的免疫功能要比不午睡者强，并且不容易诱发老年性疾病，如冠心病、高血压等。

5. 西班牙人有享受午睡的习惯，因为午睡对记忆力和创造力有促进作用。

6. 德国雷根斯堡大学研究指出，13~14时是最佳午睡时间，以30~60分钟为宜。

7. 英国剑桥大学一项研究表明午睡对人体健康有影响，有午睡习惯的人与其他人相比，其死亡风险要低14%，若白天的睡眠时间超过2小时，死亡风险会提高32%。

九、15:30——喝水、学习

十、16:40——适时适宜适量运动（详见第六篇）

研究报告

下午4点至晚上9点多，大脑和身体处于较为疲劳的状态，这时运动会使人感觉更加疲劳，因此，晚上易入睡。

十一、17:40——水果餐

十二、18:40——吃晚饭：我的晚饭处方

（一）时间

理想晚饭时间：18：00~18：30，最好在19时之前，不要拖到20时以后，要为胃肠道修整提供足够的时间。晚8时后不吃点心、粥等碳水化合物类食物，否则会加速白色脂肪囤积。晚饭不得在20时以后吃。晚饭太迟，可增加脑卒中风险。也不得在进晚餐后3小时以内入睡，否则容易导致胃肠疾病的发生。更不得在21时后才进晚餐。

研究报告

1. 生活节奏加快、应酬增多，常出现晚餐后就已接近睡眠时间的情况。研究发现，晚餐后至少1小时再睡，可以减少约2/3的脑卒中风险。

2. 日本脑科学家认为：不良生活习惯会增加大脑负担，加速大脑老化。如21点后进食，此时大脑和身体各个器官都开始进入休息模式；若此时吃东西，会让大脑继续工作，从而增加了大脑负担。

3. 日本研究人员对小鼠进行的实验表明：晚饭时间越晚，导致三餐时间间隔混乱后，体内生物钟会紊乱，生物体内的生物钟是由生物钟基因控制的，生物钟紊乱会导致肥胖和糖尿病。

专家点评

食物中的钙元素经过机体的新陈代谢后，未被吸收利用的残余钙要通过尿液排出体外，而排钙的高峰期一般在饭后4小时左右。如果晚饭太晚，排钙高峰期正处在睡眠，则大量尿液长时间积蓄在膀胱和尿路内，长此下去很容易导致膀胱和尿路结石。同时，晚饭太晚还会影响人的睡眠，甚至引发胃炎、消化不良等。

专家提醒

美国一位健康专家曾说，晚餐的作用有四分之一是维持生命，四分之三是维持医生的收入。他解释说，有科学家研究发现，很多疾病发生的原因之一就是来自晚上不良的饮食习惯。在我们日常生活中，“丰盛的晚餐”早已司空见惯，晚餐决定体重和寿命的说法应得到关注。

建议不多吃晚餐，但需要在相对较少的晚餐总量中充分地对食物进行搭配组合，实现食物种类的丰富，从而达到营养均衡的目的。

（二）主食

主食须有红薯，其余为南瓜、红枣、葡萄干、枸杞、黑芝麻粉等按季节论换，做到常喝五色粥，以粥为主，粥易消化、吸收、能和胃、补脾、清肺、润下，饭后吃些坚果。

五谷杂粮中含有丰富而全面的营养成分，不但含有碳水化合物、蛋白质、多种维生素，还含有钙、钾、镁、锌以及膳食纤维等营养成分。

专家评说

五谷杂粮粥是食用全谷物粗粮最好的方式。维生素B_1主要存在于粮食的胚芽中，精米、白面在加工过程中将胚芽中的营养成分都损失了，吃粗粮有利于保证足够的维生素B_1的供给。大脑在活动过程中，产生乳酸、乙酮酸等酸性物质。如此类物质滞留在脑中，就会引起大脑疲劳、易怒、烦躁、思路中断和记忆困难等症状。此时体内的维生素B_1就可将这些酸性物质清除掉，同时能够激活神经的传导功能，从而保持良好的记忆，减缓上述不适症状。五谷杂粮粥中可加些豆类和薯类，首选红薯。这样既可保持血糖平稳，又可保持老年人的咀嚼功能。五谷杂粮能提供

65%的热量，不吃碳水化合物就等于慢性自杀。糖尿病人不宜吃粥，因为粥更易使血糖升高。

专家提示

常喝红枣粥具有食疗效果，可减轻心血不足引起的心跳加速，还有助于降压、养颜、除黑斑。可吃黄豆粥，黄豆中卵磷脂能防脑细胞衰老，增强记忆力，是健脑佳品。其中纤维素还可吸附糖分、抑制血糖素的分泌，使胰岛素充分发挥作用，防治老年糖尿病。晚饭喝粥能养胃和安神，老人可常喝山药粥；大便稀、常感腹胀的老人可喝莲子粥；脾虚、血虚可吃些红枣粥。食粥是适合老年人特点的养生之道，它具有医食合一、经济方便的特点，深受古今长寿者推崇。全谷物、菠菜富含甜菜碱，其具有防治贫血、胆结石、哮喘、消化不良、胃灼热、类风湿关节炎、腹泻和对过敏有缓解作用。荞麦、柑橘、芦笋富含芦丁，具有抗炎的特性，能促进血液循环，防治下肢水肿。

专家指点

1. 60岁以上人群各种代谢减慢，免疫机能下降。老年人在膳食中粗粮的比例约占主食的1/3。由于老年人消化机能减退，过多进食粗粮膳食纤维会增加矿物质的排泄，可能引起营养不良，因此老年人吃粗粮以每天不超过100克为宜。可选用多种粗粮煮成香绵的杂粮粥，与红薯、山药一起煮粥食用，营养均衡又容易消化。

2. 豆粥有祛病强身之功效。如红豆粥可清热解毒、健脾益胃、通气除烦；黑豆粥滋阴补肾，对肾虚腰痛、视物昏花、头晕目眩有效；绿豆粥清热解毒、利水消肿、健脾止泻；蚕豆粥益脾养胃、涩精实肠。炒米粥：大米、小米本身就有健脾养胃的功效，炒过之后，其中的淀粉不仅更容易糊化，而且更能养护胃肠。这个食疗方只适用于生理性腹泻或普通肠道不适者。

名人推崇喝粥

长寿老人的饮食习惯无一不喜欢喝粥。近八成百岁老人喜欢早晚喝粥。著名经济学家马寅初夫妇都是百岁老人，俩人尤其喜欢喝燕麦粥。上海第一百岁老人苏局仙先生，一日三餐喝大米粥（不适宜北方人，因为北方寒冷，大米属阴。）早晚喝稀粥，中午喝稍稠的粥。《黄帝内经》：绿色养肝、红色补心、黄色益脾、白色润肺、黑色补肾。每日三餐最好也能保证这五色俱全，对健康长寿大有帮助。历代医家和养生家对老人喝粥都十分推崇。《随息居饮食》：“粥为世间第一滋补之物。”清代名医：“小米最养人，熬米粥时的米油胜过人参汤。”南宋诗人陆游有诗云：“世人个个学长年，不悟长年在目前；我得宛丘平易法，只将食粥致神仙。”

（三）蔬菜

黄瓜、水萝卜、豆芽菜凉拌；叶菜类+木耳+蒜泥或番茄沙司凉拌。凉拌菜减少了“烹调”这道工序，从而保存了蔬菜中的维生素。菠菜、卷心菜、西兰花、油菜等任选1~2种加木耳、虾皮，先焯后炒按季节轮换食用。

研究报告

澳大利亚沃尔特研究所分子免疫学研究表明：在肠道内壁新发现免疫细胞，被称为固有淋巴细胞（ILC），绿叶蔬菜（十字花科）中的蛋白参与制造ILC，它可保护身体免遭肠道内“坏”细菌的伤害，在控制食物过敏、免疫系统疾病、肥胖乃至预防肠癌方面发挥着重要作用。ILC对于维持耐受力、免疫力和炎症之间的微妙平衡起至关重要的作用。ILC可产生白细胞介素22（IL-22）激素，它可保护人体免受入侵细菌的伤害。ILC将通过促生“好”细菌和治愈肠道组织中的小创伤和磨损来维持健康的肠道环境，对预防癌前病变也具有一定的作用。

（四）宜清淡、七分饱

晚餐一定要偏素，以富含碳水化合物的食物为主，蛋白质、脂肪越少越好。晚饭七分饱，吃多会引起血糖升高，并增加消化系统负担，影响睡眠，还会使膈肌上升，对心肌供血不利；同时饮食过饱，流经心脏的血液会减少，引发心肌缺血或诱发冠心病的发生与加重。

研究报告

1. 晚餐吃大量的肉、蛋、奶等高蛋白食品，会使尿中的钙量增加，一方面降低了体内的钙贮存，诱发儿童佝偻病、青少年近视和中老年骨质疏松症；另一方面尿中钙浓度增高，罹患尿路结石病的可能性就会大大增高。

2. 摄入蛋白质过多，人体吸收不了就会滞留于肠道中，会变质，产生氨、硫化氢等有毒物质，刺激肠壁诱发癌症。

3. 生理学家的研究表明，人体所需的热量只是想吃食物热量的1/3或者1/5。美国的科学家推论，如果人类采用“少吃”这种模式，寿命有望增加20~130年。可见，每餐只吃七分饱对于健康长寿来说是多么的重要。

4. 晚饭经常吃荤食的人比吃素者的血脂要高2~3倍。碳水化合物可在人体内生成更多的血清素，发挥镇静安神作用，对失眠者尤为有益。

专家提示

1. 经常持续时间较长的丰盛晚餐，不仅会肥胖，还会破坏人体正常的生物钟，容易患“失眠症”。

2. 晚饭过饱或者睡前吃零食，会增加消化系统负担，中医认为：“胃不安，则夜难眠。”

3. 晚饭也不宜过少，会导致睡眠时出现饥饿感。

4. 资料显示：心绞痛、糖尿病、心肌梗死等疾病与长期进食丰盛的晚餐有着非常密切的关系，因此，晚餐应以清淡爽口的食物为佳。

5. 老人晚餐五不宜：不宜无粮，若晚餐不喜欢吃干的主食，那就喝杂粮煮的粥；不宜生冷；不宜黏食；不宜肉汤；不宜甜品。

6. 喝粥最好充分咀嚼后再咽下，这样可增加唾液淀粉酶的分泌，对食物进行初步分解，从而减轻肠胃负担。对于胃酸分泌过多的人而言，喝粥会增加胃酸的分泌，严重时会造成反流性食管炎。

（五）喝粥温度

最佳吃饭温度：35~50℃。口腔唾液酶存在的最佳温度是37℃，吃过热的食物会破坏酶，不利于消化。吃寒食则会使胃肠血管迅速收缩，影响食物的消化吸收，诱发慢性胃腹痛、腹泻、营养不良等。同时，老年人对寒冷的抵抗力差，如吃冷食可引起胃壁血管收缩，供血减少，并反射性引起其他内脏血液循环量减少，不利于健康。因此，老年人的饮食应稍热一些，以适口进食为宜。我国古代名医孙思邈在《千金方》中指出：“热食伤骨，冷食伤肺，热无灼唇，冷无冰齿。”应选择适当温度，热食不能烫嘴唇，冷食不要冻得牙酸疼。

（六）晚饭后养生有禁忌

一忌不要急于喝水、喝茶。最好过半小时再饮。二忌不要急于洗澡、泡脚。最好过1~2小时。三忌不要急于运动。最好在饭后45分钟。四忌饭后立刻吃水果。

十三、20:00——休闲散步、室内走动（冬季）

十四、20:40——喝酸奶

我的6顿进餐

资料显示，每天6顿进餐可使胆固醇下降，并可辅助治疗子宫肌瘤、卵巢囊肿及脑垂体瘤。这是因为进食后，人体会释放胰岛素来控制血糖升高，消耗棕色脂肪（人体有一种特殊的棕色脂肪，这种脂肪越多越好，对防治“三高”和延缓衰老大有助益）。如果改为每天吃6顿饭，就可以减少胰岛素波动，加快新陈代谢，增加棕色脂肪和减少白色脂肪。同时，餐前或睡前安排少许低能量食物，以适应中老年人肝糖原储备减少及消化吸收能力降低等生理特点。

研究报告：美国最新研究发现，外婆在怀孕期间饮食健康，并注重女儿小时候的营养均衡，那么孙辈身体也会更健康。

链接

酸奶保健功效综述

酸奶，就是发酵奶，是牛奶品种的升华。酸奶中的益生菌经口服后抵达肠道内生存增殖，改善肠黏膜表面的微生物群（构建一个屏障阻止有害细菌增长），对维持人体肠道的菌群平衡，抗御疾病，提供多种营养素以及调节生理功能起着重要的作用。

（一）益生菌的药用价值

益生菌以双歧杆菌为代表，还有乳酸杆菌、嗜热链球菌。市场上的酸牛奶中即含有此三种益生菌。作为药品的通用名为：口服双歧杆菌、乳杆菌、嗜热链球菌三联活菌片；商品名：金双歧。

乳酶生：是活的乳酸杆菌制剂，可抑制肠道内腐败菌的生长繁殖，有促进消化和止泻作用，用于治疗肠内异常发酵引起的消化不良、腹胀以及儿童饮食失调引起的腹泻、绿便等。

益生菌用于治疗肠道菌群失调引起的腹泻、慢性腹泻、便秘和抗生素治疗无效的腹泻。

益生菌用于治疗滥用抗生素引起的肠道菌群失调。益生菌可改善消化不良症状。

研究报告

英国一项研究发现：如果给实验鼠长期吃苹果，则可以检查到其肠道内一些有益细菌数量的增加，这些细菌有利于肠道维持理想的酸碱环境，还可以分泌一种可被肠道细菌当作能量来源的化学物质。研究人员指出，这是因为苹果胶质可以帮助有益细菌在实验鼠肠道内生长，而这些细菌带来的好处甚至可能包括减少患癌症的风险。

一项综合研究发现，酸奶富含有益菌，有助于缓解肠易激综合征导致的腹痛，并可减少炎症和胀气。

既往研究显示：双歧杆菌具有抑制病原微生物、刺激免疫系统反应、产生维生素、降低胆固醇、抑制肿瘤和缓解乳糖不耐受症等功能。但是，双歧杆菌是否能延缓衰老，却一直没有定论。

近期，日本京都大学研究证实：定期经实验鼠喂食双歧杆菌后发现，常食用双歧杆菌的老鼠比不吃或少吃双歧杆菌的老鼠更长寿。研究者推测，摄入双歧杆菌的鼠肠道内多聚胺的量增加了，能有效抑制肠道老化，并起到抗炎症作用。

中药四君子汤、参苓白术散有恢复益生菌在肠道内生存数量的作用。

益生菌的展望

科学家找到抗击传染病的新方法——培育人体益生菌或能代替抗生素。

专家提醒

健康新生儿出生3天内，肠道菌群增值建成了微生态平衡，这种平衡能抑制肠道有害菌的生长，帮助肠道对食物的消化吸收，完全能够满足婴幼儿生长发育的需求，没有必要额外补充益生菌制剂。

研究证实

人若长期口服益生菌制剂，导致肠道功能逐步丧失自身繁殖益生菌的能力，从而形成“益生菌依赖症”，那将是终生依靠和使用口服益生菌制剂。

免疫功能低下，如患有肝硬化、肝功能衰竭的患者，切忌补充益生菌制剂，因可继发新的感染。

（二）酸奶的保健功效

随着生理年龄的增长，肠道内益生菌与有害菌之间势力分布发生变化，可以反映人体衰老程度。健康婴儿肠道中，最具活力的双歧杆菌高达98%；进入老年后，粪便中检不出或只有很少量的双歧杆菌，而产生有害物质的芽孢杆菌类却大量增加。

优质活菌酸奶能帮助人体免疫系统正常工作，这已经得到医学界和营养学界的公认。最好选择新鲜的原味酸奶。

酸奶可直接补充人体肠道正常生理细菌，可在人体肠道中生长、繁殖，调整肠道菌群平衡。

酸奶菌能产生一些类似抗生素的物质，可以抑制并清除肠道中对人体具有潜在危害的细菌。众多有益菌构成一道生理屏障，防止有害菌和有害物质入侵。

酸奶可以产生醋酸、乳酸来刺激肠道蠕动，把造成人体衰老原因之一的氨、胺、吲哚、硫化氢等有害物质通过排气或排便赶出体外。

酸奶可以刺激肠道免疫系统和淋巴细胞产生免疫球蛋白，提高体液免疫作用，也可加强细胞免疫功能，从而延缓衰老，因为免疫功能的老化是衰老的重要原因之一。

酸奶产生的乳酸有利于铁、钾与维生素D的吸收。

酸奶也可激活体内抗肿瘤免疫系统，提高体内干扰素（抗癌物质）的活性，使肿瘤细胞凋亡。所以说，益生菌是老年人健康长寿的护驾者、守护神。

酸奶还具有减轻辐射损伤、抑制辐射后人的淋巴细胞数下降的作用，并能减少黑色素形成，从而保持肌肤白皙。

豆类、谷类、海藻类、蜂蜜、洋葱等食物，可帮助益生菌在肠道中繁殖。

每天吃一个洋葱，相当于摄入5~10克低聚糖。低聚糖可使双歧杆菌繁殖增速数十至百倍，豆类、蜂蜜也含有较丰富的低聚糖。

（三）酸奶是不可多得的养生佳品

酸奶是在原料奶的基础上注入益生菌后发酵、繁殖，加工制作而成，在保存原有各种营养成分的同时使之分解转化，成为预消化状态的奶，提高了消化吸收和利用率，同时又产生了新的营养物质。分述如下：

乳糖，被乳酸菌转化为乳酸，乳酸菌中又含有乳糖酶，使乳糖更加有利于消化吸收，饮用的人不会有乳糖不耐受现象。

蛋白质，其中的酪蛋白在发酵过程中分解为多肽和多种氨基酸，多肽有降血脂、降血压的功效。

脂肪，在发酵过程中分解为多种必需脂肪酸，含量较原来增加两倍以上。

维生素、矿物质在发酵过程中，益生菌使酸奶中的维生素A和B族维生素增加，包括烟酸和叶酸等，故有抗衰老、修复组织的作用。钙转化为可溶性的乳酸钙，更有利于吸收利用，并可合成维生素K和溶解纤维素。

（四）酸奶饮用的注意事项

1. 避免空腹饮用，会刺激胃肠蠕动而排空加快，不利于吸收，体质较差的人还容易导致腹泻。同时空腹状态下的胃酸浓度高，会将益生菌杀死。

2. 饮用酸奶后要漱口。因酸奶有腐蚀作用，破坏牙釉质，导致龋病。

3. 益生菌对青霉素、氨苄青霉素、氯霉素、洁霉素、先锋霉素等敏感，如同时使用应错开用药时间，或静脉、肌肉注射给药，避免益生菌被抗生素破坏。同时抗生素与酸奶中的钙离子在肠道形成络合物，大大减少药物的吸收，降低疗效。虽然与酸奶同时服用会影响药效，但服抗生素后两小时再喝酸奶，却可以调节服药后引起的食欲缺乏、恶心呕吐、头晕等症状。

4. 含铁药物：硫酸亚铁、富马酸亚铁等含铁制剂。酸奶中的钙离子可与铁剂在十二指肠发生竞争，使铁剂吸收减少，降低疗效。

5. 强心药：心衰病人使用洋地黄、地高辛等强心药治疗时，如果同时又喝大量酸奶，可能出现黄视等中毒症状，甚至发生意外，因为酸奶中所含的钙能增加这些强心苷的毒性。

6. 降压药：严重的高血压患者在使用优降宁等降压药时，如果同时喝酸奶或者吃其他奶制品，都可能引起血压骤然升高，严重者会使血压持续升高，甚至发生高血压危象。

7. 益生菌怕热、怕微波和辐射，应冷藏在冰箱中。

十五、21:00——看电视、喝水

老年人连续看电视最好不要超过2小时，否则会造成视觉疲劳。应每半小时起来活动1次，在客厅中走走，看看窗外远景和天空。长时间看电视会增加用眼负荷，进而出现视物模糊，眼酸胀痛，近视、青光眼急性发作，白内障加重等眼疾。

据英国《卫报》报道，《英国医学杂志》刊登一项关于"久坐行为"的研究发现，长时间窝在沙发上看电视会增加早亡危险。每天看电视2小时会导致折寿1.4年。

荷兰研究发现，年轻人看电视的时间越多，动脉硬化就会来的越早越重。

专家提醒

长时间坐着看电视，活动较少，骨骼长时间不受力，心肺功能、肌肉得不到锻炼，容易出现腰酸腿痛、颈椎不适等症状，可能导致肥胖、骨质疏松和肌肉退化。

十六、21:40——洗漱、擦澡

养成良好的卫生习惯，可以避免细菌、病毒感染，避免疾病的发生，同时也是一种运动方式。

十七、22:00——热水泡脚、喝水

睡前用热水泡脚（水温宜在50℃），有助于睡眠，保证睡眠质量。每次泡脚15~30分钟，同时在盆中心的浮石上揉搓脚心的涌泉穴，并用手搓擦按摩足底、足趾及足后根。足浴具有补肝肾、强筋骨、活血通络、平肝息风的保健功效。在滚轮上按摩脚掌等机械刺激，有理气和血、温阳散寒，还可消除疲劳、降血压。中医认为："人老脚先衰。"因此主张沐足："春天洗脚，开阳固脱；夏天洗脚，署理可祛；秋天洗脚，肺润肠濡；冬天洗脚，丹田湿灼。"现代医学证实足部有3.6万个末梢神经。足底被誉为人体"第二心脏"，足底热水浴和按摩，通过刺激人体双足的反射区，产生神经反射作用，以此来调节体内环境的平衡及各组织器官的生理功能。

专家提醒

饭前半小时及餐后一小时内不宜热水泡脚和按摩足。如若饭前按摩，可能抑制胃液分泌，对消化不利；饭后则会造成胃肠的血容量减少，影响食物的消化吸收。

十八、22:30——上床睡眠

WHO提出：上床60~90分钟才能进入深度睡眠，此时睡眠时间是24:00~03:00。如果这3个小时睡好了，第二天起床后就会精神焕发。因此，上床就寝应在22:00~23:00。

我的睡眠处方

春夏季：晚睡早起；秋天：早睡早起；冬季：早睡晚起。

充足睡眠理想时间：6~8小时。

最佳就寝时间22：30～23：00。夏季昼长夜短，睡眠时间相对缩短，推迟半小时左右睡觉，符合顺应自然的养生原则，晚上就寝不宜超过11时。睡眠是人维持生命所必需的一种生理现象，也是恢复精神和体力的最佳手段。如若长期失眠会加速神经细胞的衰老和死亡。

最佳起床时间：05：00～07：00。

专家提示

睡眠的最佳方式

"子午觉"

睡子午觉就是说夜晚在子时（23：00~次日凌晨01：00）以前上床，在子时进入最佳睡眠状态。然后在中午，在午时（11：00~13：00）小憩片刻。子午觉的原则就是子时大睡，午时小憩。睡好子午觉，对人体健康来说至关重要。

成年人健康的睡眠时间，上不超过8小时，下不少于6小时；老年人保证5～6小时，如果不够，还可以补上一个小时的午睡。其实关键在于睡觉醒来后的精神状态如何。如果第二天醒来后精神很好，不感到疲倦；头脑清醒，不感到头晕；食欲佳，这就说明睡眠充足，且睡眠质量好。睡眠时的基础代谢率下降，能有效恢复体力，消除疲劳；睡眠可增强机体产生抗体的能力，从而增强免疫力；保护大脑，恢复精力；延缓衰老，促进心理健康。

睡眠质量评价：就寝半小时内能入睡同时睡眠时间达到6～8小时；睡眠过程要能保持一定的深度，梦少或自感无梦；晨醒后没有困倦疲惫感，感觉睡眠能有效恢复体力和精力。睡前躺下后用手摩腹，可健脾助运、理气导滞，对防治腹泻、便秘皆有益。

专家点评

1. 高血脂的危害是导致动脉硬化性疾病，如冠心病、脑卒中、高血压。另有严重乳糜微粒血症可导致急性胰腺炎，因此高血脂患者在睡前需注意如下事项：

（1）睡眠时枕头不宜过高：过高会造成血液流向头部的速度减慢，流量也会减少，易发生缺血性脑卒中。

（2）睡前不宜过饱：饱食时血液流向胃部，流向头部及心脏的血液减少，易诱发心脑缺血性疾病。

（3）睡前不宜服安眠药及降压药：因为这些药物均有减慢血流速度，高脂血症者原本血液黏稠度就高，血压夜间较白天低，从而易诱发缺血性心脑血管疾病。

2. 在高质量睡眠状态下，人体内会出现一系列生理变化，起到强身健体、祛病防病、延缓衰老的作用。

首先，健康的睡眠能协调大脑皮层，有利于记忆力的增强，思维敏捷，应急反应灵活。

其次，睡眠时进入肝脏的血流量是站立时的7倍，有利于增强肝细胞的功能，提高解毒能力，并加快蛋白质、氨基酸、糖、脂肪、维生素等物质的代谢，从而维持机体内环境的稳定。

再次，在夜晚熟睡时分泌的生长激素是白天的5~7倍，对儿童和青少年可促进生长发育；对中老年人可激活体内各种活性酶，加速新陈代谢，从而延缓衰老。

最后，高质量的睡眠可使体内各种免疫活性物质的分泌增加，白细胞、巨噬细胞的吞噬能力增强，从而提高机体的免疫功能，增强抗病能力。

专家评说

晚上睡眠不足4小时和超过8小时都不好。睡得过多会使机体功能呆滞，可能导致反应迟钝；体内能量过分堆积，有引发糖尿病的风险。如果老年人不自觉睡得多，要警惕缺血性脑血管病和老年性情绪障碍，如脑供血不足，老年抑郁症等。睡眠太少，则会因精力耗竭，机体功能不能恢复而致痼疾。肝脏活动旺盛以排除代谢废物、毒素和皮肤的新陈代谢从23时开始，在凌晨01：00~03：00间达到高峰，因此这时的深度睡眠会给你的皮肤最完善的保养。

专家指点

1. 老年人每天最少需要6个小时的深度睡眠，其中午夜12时至凌晨3时尤为重要，这样才能使身体得到充分休整。调查发现，百岁老人都把睡觉当成头等大事。

2. 每天都在同一时间睡觉和起床，这种好习惯让人体始终处于平衡状态。人体进入老年后，生理功能变得脆弱，如果缺乏睡眠就很难让机体功能恢复，从而削弱免疫功能。

3. 凡是有更改生物钟的行为，都会经机体留下莫名其妙的疾病，多年之后再后悔为时已晚。

4. 睡眠时右侧卧位可使人肢体自然弯曲，为弓形睡姿，放松全身肌肉，消除疲劳；体内脏器保持自然位置，心脏处于高位，不受压迫；肝脏处于低位，供血较好；胃内食物借重力作用，往十二指肠推进，可促进消化吸收。同时双手避免放胸部心脏附近，可避免因为噩梦而惊醒。

5. 人体南北方向睡眠质量佳。人体的神经元工作时会形成天然生物电流，进而产生人体磁场。地球之地磁场会影响人体磁场，从而影响人脑神经系统和睡眠。人体血液中存在无数个水分子，它们在地磁场的作用下会不停摆动。当水分子两极朝向与地磁线方向（南北向）一致时，水分子会停止摆动趋于稳定；反之，水分子就不稳定。因此，如果人是南北睡眠方向，水分子两极朝向、人体睡眠方向以及地球磁力线方向都是一致的，这时血液流通最畅顺，人最容易入睡，睡眠质量也最好。

6. 只要能不依赖闹钟，在意识到“该起床”时自发醒来，则清醒度就会提高。

专家提醒

1. 人的年龄越大，越需要充足的睡眠。中老年人每晚应睡6~8个小时，睡眠质量不佳的老人，需要营造温馨的卧室氛围，可放一个苹果在枕边，都有利于促进睡眠。

2. 中老年人睡眠有三怕十忌。

一怕一沾枕头就睡着，这其中有部分人常在睡眠中出现呼吸暂停现象，进而引起血压升高，增加患心脏病的风险，还会引发心脑血管疾病，甚至猝死。

二怕睡眠过久，睡眠超过9小时的中老年人，会导致血液黏稠度增加，容易得脑血栓；还会降低新陈代谢的速度，影响体内堆积的废物排出。

三怕吃饱就睡，容易因脑供血不足而引发血栓。

十忌：

一忌睡眠时使用高度超过15厘米的枕头，避免脑供血不良。忌枕着手睡，久之还会引发反流性食管炎。

二忌太软的床垫，以防止腰痛。也忌卧室过大，应小于20平方米。

三忌睡前饮茶、饮咖啡、大量饮水、饱食、饥饿，以及饮食习惯不一致和口腔里有薄荷、柠檬味道。

四忌睡前思虑、恼怒、说话多、生气，以及睡前服用某些药物如类固醇和维生素B_6、维生素B_{12}。

五忌看使人兴奋的书、报、电视节目，睡前吸烟和用凉水洗脸也有刺激兴奋的作用。

六忌睡时掩面、趴着睡。

七忌睡时张口、仰着睡。也不宜左侧卧睡。

八忌睡时吹风、挡风、对火炉、对灯、对镜子、对卫生间门睡。

九忌微醉入睡，易出现窒息，久之会引发心脑血管疾病、高血压等。

十忌相对而睡，导致新鲜氧气供应不足。

十一忌睡时佩戴项链、手镯、戒指、手表、义齿、手机等。

3. 关于裸睡，脱衣而眠可以全身放松，能比较好地消除躯体疲劳，能使身体各器官都得到舒展的休息，提高睡眠质量。但也有专家认为，裸睡并不适合老年人。

老年人阳气已虚，更应注意保暖、穿衣服睡觉。周末不要睡懒觉。突然改变睡眠习惯会对大脑中负责激素平衡的下丘脑形成激烈冲击，进而导致激素失衡，引发头痛。睡懒觉还会错过早餐时间，造成饮食习惯紊乱，对健康不利。

4. 依赖安眠药则会让你失去自己入睡的能力。

5. 侧身屈膝而睡，有助于预防腿抽筋。

6. 晚上临睡前或早晨起床时，保持抱膝而卧的姿势2~3分钟，有助于缓解慢性腰背痛等症状。以上睡姿保证了周身的放松、气血的顺畅、脏腑的通达。右侧卧时，双肺空气吸入量最多，不易挤压心脏，减轻了心脏的负担。

7. 一项研究称，女性失眠症患者似乎天生能够应对睡眠缺失，不会影响其预期寿命。

8. 研究证实，起床较早的人更易患高血压、中风等心脑血管疾病。早起的人群中以老年人居多，而他们本身患心脑血管疾病的风险就较大。

研究报告

1. 美国癌症研究会指出：每晚睡眠时间少于7小时的女性，患乳腺癌的几率高47%。因为在睡眠中会产生一种褪黑激素，它能减缓女性体内雌激素的产生，从而起到抑制乳腺癌的目的。

2. 上海市中医失眠症医疗协作中心副主任施明建议，最好晚上10点半就开始洗漱，做好睡前准备工作，保证11点前入睡，早上6~7点起床。

3. 美国癌症协会的一项调查表明，平均每晚睡7~8小时的人，寿命最长；每晚平均睡10小时以上的人，比每晚睡8小时者的死亡数高2倍。

4. 上海市中医睡眠疾病研究所调查显示，睡眠障碍人群中有一半以上的人有不同程度的焦虑症状。所长徐建指出，各种人群对睡眠的要求不同，老年人需5.5小时左右，儿童则需要9~10小时，成人应该保证6.5小时的睡眠时间。

5. 芬兰研究表明：睡眠失调将增加死亡风险。睡眠差的人短寿风险比睡眠好的人高1.5倍。该研究首次将失眠与死亡风险联系在一起。

6. 睡眠失调常常被认为是精神分裂症的症状，英国一项最新研究认为，睡眠不好也可能是精神分裂症的诱因。本研究结果显示了人们在面临精神压力时仍需努力保持良好的睡眠。

7. 睡眠呼吸暂停会严重影响睡眠质量，使人白天更加疲劳，身体抵抗力下降。瑞士伯尔尼大学附属医院研究发现，侧卧可减少睡眠呼吸暂停现象，从而保证睡眠质量。

8. 丹麦研究发现：晶状体变黄阻碍了蓝光对视网膜的刺激，从而损害了人体的昼夜生理节奏，造成睡眠障碍。这项研究解释了为何老年人睡觉少，醒得早，而且每天都需要午睡。研究建议要想获得"甜美的睡眠"，可以在白天太阳蓝光强的时候多散步。

9. 美国埃默里大学研究指出：倒头就睡的人，最好检查有否呼吸暂停综合征或其他致脑缺氧的原因。如电解质紊乱、高黏血症、心脏病等患病人群和孕妇等。

10. 美国加州大学研究指出：每天睡眠5～7小时的人，比每天睡眠超过8个小时或者不足4个小时的人更长寿。太多的睡眠可能是抑郁症或其他健康问题的诱因。

11. 旭川大学和北海道大学研究指出：日均睡眠时间不足5小时者患糖尿病的风险比超过7小时者高出5倍。美国《糖尿病护理》持相同观点。欧美一些研究者也指出：睡眠时间过短或过长均会加大患糖尿病的风险。

12. 嗜睡不利于健康，美国癌症协会研究报告指出："越是早死的人越能睡。"对90万个没有心脏病的男女调查，一天平均睡10个小时的人突发心脏病的概率，是每天睡7个小时的人的两倍，死亡率要高3.5倍。分析原因是：①睡眠中血液循环减弱，血管和大脑容易出现血液循环障碍。②身体长时间保持水平状态，会给心脏和肺部带来极为不利的影响。该协会建议："女性一天睡7个小时，男性可多睡10分钟，再多睡了就对身体不利。"

13. 睡眠时间少于5小时的人群发生2型糖尿病的风险增加46%，而睡眠时间为5～6小时者增加11%。睡眠时间少于6小时的日本男性收缩压和舒张压均显著高于睡眠时间为7小时者。高血压是2型糖尿病重要的风险因素之一。

14. 东京国家神经学及精神疾病中心研究指出：让慢性失眠患者服用维生素B_{12}数天后，多数人的睡眠状况都获得改善。美国《睡眠》期刊也有报告指出，维生素B_{12}能显著改善睡眠情况。老年人容易患有维生素B_{12}缺乏症，因为老年人多吃基本上不含维生素B_{12}的植物性食物，同时老年人胃酸过少，影响了维生素B_{12}的吸收。维生素B_{12}缺乏会引发神经功能的损伤、精神抑郁、睡眠质量低下、记忆力减退等。下列食物含有维生素B_{12}较多，包括鱼类、鸡蛋、动物内脏、臭豆腐、豆豉、酱油、黄酱等。

15. 美国研究发现，睡眠质量差与大脑灰质萎缩之间存在关联，60岁以上的老年人更为明显。

16. 美国宾夕法尼亚大学发现，通过睡眠可增强免疫系统发生反应。故生病时，要尽可能多睡觉。

专家点评

长期睡眠不足易导致以下情况发生：

1. 注意力下降；

2. 情绪低落；

3. 思维混乱和焦虑；

4. 易怒或充满敌意；

5. 工作效率降低，信息判断和处理失误；

6. 与人交流障碍；

7. 机体免疫力和抗病能力下降，容易感冒或生病；

8. 大大增加意外事故的发生几率；

9. 加速人的衰老速度。

10. 是抑郁症的高危因素。

专家指点

治失眠选中医

1. 先睡心后睡眼；

2. 老人连续几天睡不着，也可吃半片安眠药；

3. 一般不提倡白天补觉，白天补觉之后会影响到夜晚的睡眠；

4. 每晚睡前服用红枣汤：红枣30~60克，加白糖少许煎汤；

5. 龙眼肉15克加糯米50克。煮一碗龙眼肉粥于晨起或睡前空腹食用，既能安神又能补脾。

专家提示

老年人应根据失眠类型选安眠药

1. 单纯的入睡困难，可服短效安眠药（如思诺思），口服一片（10毫克）后15~30分钟即可入睡。

2. 睡眠质量差，可服中效安眠药（如劳拉西泮），这说明患者可能存在焦虑情绪。

3. 常醒得太早或醒后无法入睡，可服长效安眠药（如硝西泮）或氯硝西泮等，可获得深度睡眠。

短期失眠患者用两周后就应停药，长期失眠患者可长期服用。一周失眠3次以上的患者需天天服药，3次以下的患者则应按需服药。同时，老年人对安眠药极易产生耐药性，应采用交替使用几种安眠药的方法来延缓耐药性的产生。

WHO规定：服用任何一种安眠药，最好不要超过4周。只要合理使用安眠药，定期（2~4周）更换安眠药，就可以避免成瘾性。

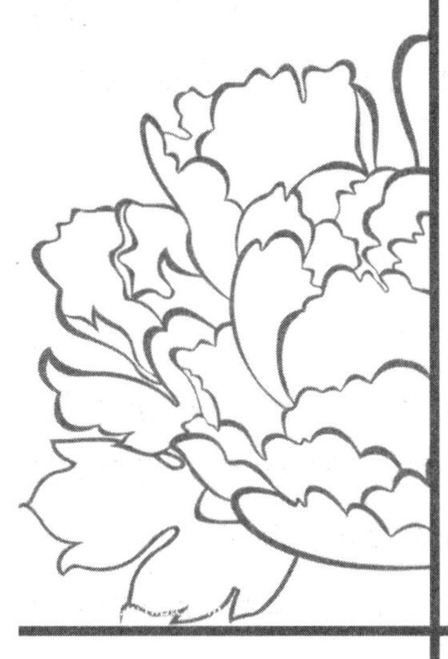

第六篇 适量运动与强身健体

健康长寿语林

器官得不到锻炼，同器官过度紧张一样，都是极其有害的。

——康德

散步能促进我的思想。我的身体必须不断运动，脑力才会开动起来。

——卢梭

健康的最好药品是运动。

——宫鸿珠

有健全的身体，才能完成你的事业。

——陶行知

古希腊名言：如果你想强壮，跑步吧！

如果你想健美，跑步吧！

如果你想聪明，跑步吧！

一个人到晚年才开始运动，即使是每周只运动1次，也对健康具有明显益处。

心　善

心理学家认为，一个人心中充满善意多行善事，急人所难，帮人所需，心中必然会涌起欣慰之感；一个坚信自己活在世上于他人有益，就会成为一种精神力量，不仅是自我完善的催化剂，更是养生的营养素。一个乐善好施的人，必然心理平衡、稳定，神经和内分泌调节功能处于最佳状态，从而体健寿高。

心　纯

大凡健康长寿的人都有一颗永不泯灭的童心，可让你对这个世界多一分好奇，多一分关爱，思想上永远年轻，思维上永远不老。“常藏童心，常存童趣”，还可以忘忡忡忧虑，消不尽烦恼，让老年生活更温馨，让健康的生命奏出华彩乐章。

摘自《益寿宝典》

《知福歌》

人生尽受福，何苦不知足。思量愚昧苦，聪明就是福；思量饥寒苦，饱暖就是福；思量负累苦，逍遥就是福；思量离别苦，团员就是福；思量刀兵苦，太平就是福；思量牢狱苦，自在就是福；思量出外苦，在家就是福；思量无后苦，有子就是福；思量疾病苦，健康就是福；思量死去苦，活着就是福。苦境一思量，就有许多福。可惜世间人，几个会享福？有福要能知，能知才享福。我劝世间人，不要不知福！

——清代养生学家石成金

背景链接：《中国老年人健康指南》适量体育运动

1. 根据自身情况和喜好选择安全的运动，如步行、慢跑、游泳、打太极拳、打八段锦、做五禽戏、做经络拍打操、打门球、跳舞等。

2. 每周运动3～5次，每次不少于30分钟，每周不少于90分钟。运动时轻微出汗、无上气不接下气的感觉，运动中最大脉搏次数以不超过170减去年龄（次/分）较适宜。

第一章　我的运动处方——行走

适量运动是人体健康四大基石之一。世界卫生组织认为最适合老年人的运动方式就是行走。行走是人类活动中最简单、最基础的运动，也是人类健康最有效、最时尚、最适宜老年人的体育运动，持之以恒才能走出健康。资料显示：根据人体生物钟17：00~19：00是一天中运动的最佳时间段。每日（好天气）行走至少一万步（含家务活动）。

上午：10：30~11：30（冬季）散步、上街购物。

下午：17：00~18：00 一次行走45分钟，走路3公里，也可分两次走完。一周至少步行5次，以自己习惯姿势步行最安全。行走中自然摆动双臂有助于保持平衡，感觉用力在走，但是不吃力，全身会感觉发热、心跳呼吸加快，但是没有气短和力不从心的感觉。

晚间：21：00~21：30散步，也可睡前1~2小时散步，可安神定志，防治失眠症。

专家建议

现在流行的运动处方是“三五七”，即一天步行30分钟，一次走路3公里，一周至少步行5次；运动强度是运动后心率+年龄=170，适合低于70岁的人群。每个老年人应根据自身情况参考上述运动处方，再通过实践感觉来制定适合自己的运动处方，其要求是，运动中：不出现呼吸急促、气短现象；运动后：感到轻松、舒适，睡眠好、不疲倦乏力，这就是适合自己的运动量。

第二章　散步、步行是公认的健康长寿之道

1. 有助于保持健康的体重。

2. 缓解抑郁情绪和精神压力。

3. 愉悦心情，改善老年人的生活质量。

4. 帮助糖尿病和高血压患者控制血糖、血压。

5. 坚持步行锻炼可以降低下列多种慢性病的发生风险：冠心病、脑卒中、糖尿病、肿瘤、高血压、高脂血症等。

6. 坚持步行能够强健骨骼，强化骨密度，防治骨质疏松，降低骨折风险。

7. 强健双腿，增加关节的灵活性和柔软度，减少受伤的机会。牢记人老先老腿脚，腿脚不如意会大大降低生活质量。

8. 有助于提高肌肉质量，避免跌倒；避免参加带有竞赛性的活动，以免情绪激动；避免做负重性活动，以免引起屏气，而致血压升高。

9. 对促进心血管系统的活力，提高呼吸肌功能，降低血脂中胆固醇含量都有良好的作用。

10. 散步可以增加脑血流量，改善神经细胞营养，有利于大脑思维活动。

11. 散步可以使心肌收缩加强，心输出量增加，全身血流加快，有利于增强心肌功能。

12. 散步时，下肢肌肉交替舒缩，使肌肉发挥"唧筒"作用，促使下肢血液向上回流心脏，有利于全身血液循环。

专家指出

通过散步锻炼，肾上腺素产生代谢变化，焦虑和思绪混乱就会消除。散步疗法对意志消沉和失去希望的人特别有帮助。

专家提示

散步不同于溜达，后者是不讲求姿势和速度的。散步讲求良好的姿势和保持

适当的速度。散步正确的姿势是：抬头挺胸，两眼平视，收腹缩臂，步幅均匀，摆臂适度，呼吸和平。

研究显示

国内外的大量资料表明，讲求正确的姿势和用适当的速度散步，对健康有诸多裨益，而且适应任何人，包括各种慢性病人，尤其适应于老年人。

第三章　研究报告

1. 近期美国医学家和运动专家研究提示：除了为追求运动成绩和以减肥、健美为目的运动外，对以增强人体机能代谢有益于健康的中老年人来说，小量、随意的运动效果更好。

2. 2010年《欧洲工作组将老年肌肉衰减综合征》定义为“老年人骨骼肌质量和骨骼肌力量及功能下降的一种病征”。人体的骨骼肌随年龄的增加而不断地衰减，而肌肉减少30%就会影响肌肉的正常功能，例如：走路不稳、行动不便、跌跤、骨折等。我们可以采取积极的预防措施，以减缓推迟肌肉衰减综合征的出现，如避免久坐、少动的生活方式和加强营养，尤其增加蛋白质的摄入及加强身体活动。

3. 每天散步30分钟，或每周散步4小时，能使患胰腺癌的风险减少50%。哈佛大学公共卫生学院针对7万人的长期研究发现，每天步行1小时，就可以降低50%患结肠癌的几率。天津医科大学肿瘤研究所副所长孙保存解释，这是因为胰腺癌和身体热量过高有关，走路可以消耗热量，可直接预防胰腺癌。同时运动后出汗可使体内的铅、锶等致癌物质随汗水排出体外，从而起到防癌作用。

4. 资料显示：从走路就可判断人的健康状况。以70～79岁的老人为例，如果一次可步行400米，说明其健康状况至少能多活6年。老人每次走的距离越长，速度越快，走得越轻松，寿命也就越长。

5. 医学研究表明，人闲暇时用吸尘器清理地板1小时或者擦1小时玻璃，可消耗多余能量，死亡风险相应降低30%。

6. 悉尼大学研究指出，长时间坐在书桌或电视机前的澳大利亚人，在3年内因任何原因死亡的概率，要比每天只坐几个小时的人高得多。坐得越久寿命越短。

7. 丹麦研究表明，合理运动的人比不锻炼的人能多活一年半。坚持跑步的人能增加4年的寿命。

8. 每天晒15分钟太阳可以将患前列腺癌的几率降低50%。

9.《美国预防医学杂志》：每天上下班长时间乘车或开车会导致腰围变粗、血压升高和身体质量指数上升等多种疾病和健康问题，缩短寿命。

10.《科学公共图书馆医学卷》：每天散步15分钟就能多活两年。正常体重的人，每周5天、每天散步30分钟就能使寿命延长7年以上。改善衰老状态并不需要大量的体育锻炼，适度的活动就能分解自由基，增强免疫系统甚至促进生成新的脑细胞。慢走，它是在老年人体育中普及率最高的一种。对很多老年人来说，在慢走的同时，顺便就能去菜市场、逛超市，既达到了健身的目的，又同步办好了家务事，可谓是一举多得的锻炼方式。

11. 纽约勒诺克斯山医院研究证明：每天进行有氧锻炼半小时，坚持30天，能显著提高人体内高密度脂蛋白水平。这种脂蛋白颗粒小、密度高、能自由出入动脉壁，从而清除沉积在血管壁上的“垃圾”。每周坚持2~3次慢跑、游泳、球类等运动，不仅能起到减肥消脂的作用，还能提高血管年轻化程度，防止老化。长时间看电视不活动的人预期寿命会降低9岁。不运动还会导致压力倍增和入睡困难等问题。

12. 在冬季，老年人早上、晚饭后不宜散步。低于零下9℃不宜在户外运动。美国运动专家表示，气温过低不仅会使运动质量降低，还容易受伤。此时最好选择在室内运动。

13. 丹麦研究显示，每日慢跑增寿5~6年，能提高氧气摄入率，增加胰岛素敏感度，增加高密度脂蛋白含量，降低甘油三酯和血压，促进纤维蛋白溶解，改善心血管和免疫系统功能，达到减肥和改善心理状况的目的。

14. 有氧运动不仅让人思考问题更敏捷，甚至还可以增加脑组织容量。每周3次，每次50分钟的快走就有这种效果。

15. 美国人体营养研究中心指出：每天进行一定时间的有氧运动，尤其是快步走，可以防治食物在肠道里逗留过长的时间。可以把结肠、直肠癌的风险降低28%。

16. 芬兰研究者证实：一天内步行30~60分钟，如果每周能坚持5天，可以将脑卒中的风险减少50%。

17. 健在百岁道长的养生经：“少吃荤，多吃素，月光底下勤散步。”是因为月亮属阴的缘故，所以在月光下散步可以采阴，而阴虚的人“晒”月光则可以起到调阴的作用。

18. 英国医学研究委员会指出：步行速度最慢人群死亡率是步行速度最快人群的2.87倍，单腿站立即平衡能力强的人死亡率较低。

19.《美国心脏病学会》指出：每天只要花5~10分钟跑步，就能降低患心脏病和早逝的风险。

20. 美国阿华州立大学研究：跑步运动者的死亡风险降低（与不跑步者相比）30%，心脑血管病也减少了45%。平均而言，跑步者可多活3年。

第四章　专家建议

1. 步行是最简单的运动，既能使四肢骨关节、肌肉和身体各部协调配合，又能改善心肺功能。应每天坚持步行6000步，争取达到1万步。每天6000步的活动量不一定全部是步行，可包括日常生活、工作、出行和体育锻炼等。

2. 老年人做些家务也是很好的运动。如打扫卫生、洗衣、做饭，养花、养鱼、养鸟等，这些家务活，或站或动，可使手脚、上下肢及腰部肌肉、筋骨都得到全方位的活动，同样健身防衰。

3. 锻炼身体，贵在持之以恒。但要量力而行，不可勉强而为之，若锻炼过度，就会产生疲劳，对身体极为不利，使锻炼的效果适得其反。而疲劳是可以通过休息消除。老年人运动的目，在于延缓衰老的进程，必须注意维持原有的体力，使体育活动为老而不衰产生积极的作用和良好的效果。

4. 动静平衡：人需要运动，也需要静养。运动要有度，要持之以恒，选择适合自己身体的运动对健康有好处，过度运动或静坐不动都会伤害身体。要积极参加力所能及的体力和脑力劳动。

5. 常伸懒腰会引起全身大部分肌肉的较强收缩，在持续几秒的伸懒腰运动中，很多淤积的血液被赶回了心脏，从而大大增加血流量，改善血液循环，还可带走肌肉内的一些代谢产物，从而消除人体疲劳。

6. 学会每天在各种活动过程中能每隔2~3小时平躺5~10分钟，就可以明显减轻全身各个部位，尤其是内脏器官及腰膝等关节的承重与负荷力，使全身得到放松。这有利于健康，也有利于疲劳的消除。尤其适合中老年人和身体有所欠缺或患有下列疾病的人：胃下垂、肾下垂、下肢静脉曲张、高血压、心功能不全、腰椎间盘突出、下肢膝及踝关节疾患、子宫脱垂、阴道脱垂、痔疮，以及腹肌松弛、“无力型”体质的人。

7. 唱歌可使呼吸系统的肌肉得到积极锻炼，其作用不亚于游泳、划船。唱歌还可减轻忧郁情绪。

8. 常做高抬腿：双腿抬起高于心脏之后，脚及下肢的血液产生回流，长时间绷紧的下肢得到放松，有利于防治下肢静脉曲张，同时下肢的血液回流到肺部直至心脏，大大有利于心肺保健。

第五章　专家提示

1. 老人走路莫背手：老年人背着手走路不但易形成驼背，还会增加不安全因素。稍有不慎就容易摔倒，导致肱骨骨折或肘部受伤，若俯冲向前，磕破嘴唇或磕掉牙齿都有可能。

2. 美国拉什大学医疗中心指出：做家务有助于降低老年人（包括80岁以上人群）患阿尔茨海默症的几率。

3. 长期跷二郎腿容易引起弯腰驼背，造成腰椎与胸椎压力分布不均，长此以往，就会压迫脊椎神经。同时跷二郎腿还会妨碍腿部血液循环，造成腿部静脉曲张。

4. 节约使用膝关节。人的关节是有“使用寿命”的。人们在进行爬坡、跑步时，身体对膝关节施加的压力至少会增加4倍，容易使膝关节软骨受到损害，促使其更快地老化。人老先老腿由此而来。因此，中老年人不要以爬山、爬楼梯为锻炼方式。平时上下楼梯时要轻、缓、慢。跑步锻炼时最好选择地面平坦、柔软且有弹性的场地。

5. 老年人少弯腰捡东西。弯腰捡东西时，脊椎所承受的压力是平时的4~5倍，很容易导致背部损伤。所以最好下蹲捡东西。

6. 长时间赤脚或穿着人字拖鞋走动时，脚底的结缔组织会过度疲劳，引起脚后跟损伤。

7. 晒太阳要讲究科学：上午6~9时，阳光以温暖柔和的红外线为主，是一天晒太阳的一个黄金时段；上午9~10时，下午4~7时，阳光中紫外线A光束增多，是储备维生素D的好时段；而上午10时~下午4时，对皮肤有害的紫外线B光束和C光束含量最高，应尽可能避免接触。

8. 运动前要做准备活动，运动强度要适当，运动时最好不要用口呼吸而用鼻子。

第六章　语录连缀

东汉医家华佗说："人体欲得劳动，但不当使极尔。动摇则谷气消，血脉流通病不得生，譬犹户枢不朽也。"唐代中医养生大家孙思邈就曾针对老年人的特点，提出过"养生之道，常欲小劳，但莫大疲及强所不能堪耳"。均强调了运动要适量。18世纪法国哲学家伏尔泰说："生命在于运动。"这句名言充分强调了运动对愉悦心情保持人体健康、祛病延年所起的积极作用。而今又加两字："生命在于科学运动。"北宋著名诗人欧阳修认为，"劳其形者长年，安其乐者短寿"。他曾将两位古人夏禹和颜回做了鲜明的对比。他说："夏禹走天下，乘四载，治百川，可谓劳其形矣，而寿百年；颜子肃然，卧于陋巷，美食瓢饮，外不诱于物，内不动于心，可至乐矣，而年不过三十。"对于从事脑力劳动的中老年知识分子，适当参加体力劳动或体育活动，显得更为重要。也验证了马约翰所说："运动是健康的源泉，也是长寿的秘诀。"我们每天抽出半小时，沐浴阳光，动动筋骨，增强体质，提高免疫力，延缓衰老何乐而不为！否则正应了罗素的话："腾不出时间运动的人，早晚会被迫腾出时间生病。"

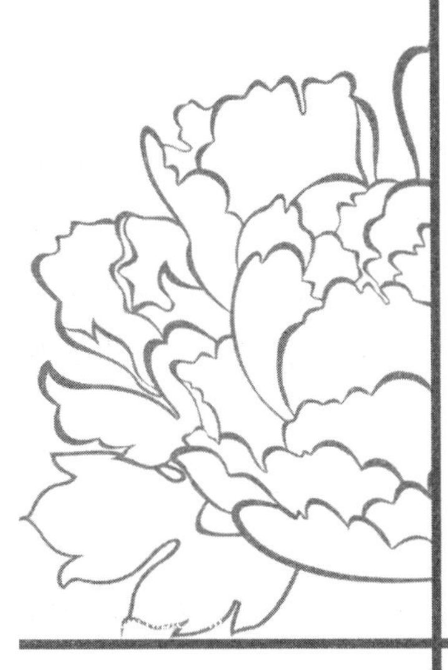

第七篇 宽解心脑与无病无扰

健康长寿语林

“向好思维”的思维方式，是指遇到任何事情，身处任何环境，都能向好的一面看，并做到知足常乐。

冲绳谚语：你在70岁的时候，只是一个孩子；
你在80岁的时候，也仅仅是一个青年；
你在90岁的时候，如果祖先邀请你进入天堂，
请让他们再耐心等待一段时间；
只有等到100岁的时候，
你才会考虑是否接受他们邀请。

心　悦

人生之路，并不都是布满鲜花的大道，而是顺

逆相随，鲜花与荆棘相伴。只有拥有那种处逆境仍微笑的乐观精神，使之永居心灵首位，才能获得战胜困难的勇气，坦然面对命运的挑战，愉悦地度过冷、暖、苦、乐的一生。俗话说“笑一笑，十年少”，人们在生活中应该少一些烦恼，多一些快乐，笑对人生，方可青春永驻。

心　静

在人生的道路上，不免会遇上这样那样的不如意，乃至经受“世态炎凉”。对此既要从容面对，又要自我克制，自我调适，保持内心坦然。大千世界，色彩缤纷，光怪陆离，充满了金钱、地位、名利、美色等诱惑。面对种种诱惑，要心静如水，不为权利所争，不为金钱所累，不为“灯红酒绿”所吸引。这样，才会拥有一片宁静清新的心灵天地，就能保持机体的稳定，灾病不生，福寿永存。

摘自《益寿宝典》

背景链接:《中国老年人健康指南》

1. 不开心时主动向家人和朋友倾诉，说说心里话。伤心难过时，不要过于压抑情绪，想哭就哭。生气时，先静下心来想想原因，然后听听大家的意见，做些自身调整。

2. 根据自身的特点和喜好，广交朋友。即要尽力保持与老同事、老朋友的联系，又要努力结交一些新朋友。

3. 以相互尊重和体谅的心态处理好夫妻关系，以相互理解和支持的心态处理好与儿女间的关系，以相互宽容和信任的心态处理好与儿媳、女婿间的关系，以关爱和教导的心态养育孙辈，不过度溺爱和干预。家庭发生矛盾时，要积极稳妥地处理和化解。

4. 积极融入社区，主动关心、帮助他人和邻居。特别是帮助那些生活困难和行动不便者。

5. 克服贪图便宜的心理，谨防上当受骗。

第一章　心理健康的标准及其重要性

世界各国长寿地区的人种、气候、食物、习俗各不相同，有的甚至与健康之道相反，如有的老人嗜烟酒，喜肥肉，但有一点却是相同的，即长寿者都乐观开朗、心地善良、为人随和。

老年人心理健康的七大标准：保持良好的认知功能（智力正常），保持平和的心态，拥有愉快的心情，人际关系融洽，良好的适应能力，心理特征的和谐统一（健全的人格），心理行为符合年龄。

心理健康的十大标准：①充分的安全感；②充分了解自己，对自己的能力做出准确判断；③生活目标切合实际；④与外界环境保持接触；⑤保持个性的完整和和谐；⑥具有一定的学习能力；⑦保持良好的人际关系；⑧能适度地表达和控制自己的情绪；⑨能发挥自己的才能和兴趣；⑩个人的基本需要应得到一定程度的满足。

《黄帝内经》：“怒伤肝，喜伤心，悲伤肺，忧思伤脾，惊恐伤肾，百病皆生于气。”做人不可能不生气，但一定要会生气；不要当情绪的俘虏，一定要做情绪的主人；一定要去驾驭情绪，不要让情绪左右自己。

古人云：“善养生者养心。”心是指思想、意念、心理、情感的总称。最重要的是调整好心态，天天有个好心情，即心理平衡。

WHO指出：“健康的一半是心理健康”。只有心理健康的人才能以平衡、正常心态去适应社会环境。才能从精神上保持良好状态，从而保障身体功能正常运转，达到防病健身、延年益寿。积极乐观的生活态度会激活人体的适应能力，遏制疾病的发展。喜事不会天天有，快乐却可日日寻。积极参加适宜的活动，如书法、绘画、摄影、集邮、跳舞等，就能时时处处找到乐趣。多谈欢乐的喜事，免谈不愉快的事，多接触幽默的人，多看相声、喜剧小品，多听欢快愉悦的音乐，多读幽默的文章，获得快乐，使心情舒畅，从而对机体产生良性刺激，使脉搏、血压、呼吸、消化液的分泌及新陈代谢均处于平衡、协调的状态，从而提高人体免疫力和抗病能力，延缓衰老，健康长寿。

知晓养心，是一种积极向上的生活态度与人生智慧。是一个现代人释放压力、从容度日的心灵处方。健康有四大基石，而心理健康就是健康的一半。当你每天早晨醒来，心情愉悦，期盼着一整天的生活时，你就离长寿不远了。身心愉悦的基本的法则有五然，即处人蔼然，自处超然，得意淡然，失意泰然和无事悠然。

第二章　研究报告

1. 美国某医院对45名医大毕业生观察30年发现，凡喜怒无常、沉湎在个人情感之中的人，有77.3%患癌症、高血压、心脏病和情感失调等症。

2. 美国耶鲁大学医学院的某教授在加州随机对7060名成人做了9年的跟踪研究，结果发现社交广泛者寿命较长，因为广泛的社交，会对一个人一生中的不幸遭遇能起到有益的缓冲作用。中老年人长期在高楼中独自生活，就会变得性情孤僻、精神萎靡，食欲减退，进而对生活失去信心，由此导致健康状况每况愈下而缩短寿命。

3. 资料显示：幽默是指人的气质、性格和情绪等精神境界的范畴，幽默就是浪漫的滑稽，可使人更健康，多笑可使你的寿命增加8年。从现在起就多看喜剧电视、多听相声、多讲笑话为自己增寿吧！

4. 日本脑科学图像诊断分析家证实："焦虑的原因很多，但共同点就是过度使用大脑的同一个部位，导致脑部血液循环不良，容易疲劳甚至变得易怒。"焦虑时不妨做几次深呼吸来放松身体。

5. 芬兰赫尔辛基大学心理学家的最新研究表明，积极的思维方式和乐观的生活态度可使人的寿命延长5～10年，悲观者也可以通过训练建立健康的思维方式。

6. 家庭不和睦，人就会生病。人的疾病70%来自家庭，家庭和睦是一门学问，必须解决四个问题：第一要尊敬老人，第二要教育好子女，第三要处理好婆媳关系，第四夫妻要恩爱。

7. 资料显示：悠闲不好强、温和平静、从容不迫、深思熟虑、不慕虚名的老人，长寿人群占83%；性格急躁易怒、缺乏耐心、节奏快、有过分的竞争心理的老人，长寿人群只占14%。

8. 最新研究发现，拥有积极思维的人寿命延长5～10年，乐观者较少患抑郁症，并具有较强的抗压能力。相对于悲观者，乐观者被诊断为癌症后的存活时间更长。学会换位思考,心存感恩,沉浸于美好的事物之中,摆脱失意的阴影,分享他人的快乐,并与他人分享自己的快乐。

9. 哈佛大学研究资料表明:笑可以带来类似于散步或游泳等所产生的运动效果。可以吸入更多的氧气,呼出更多的二氧化碳,心脏运动增加,器官组织会得到更多的氧分。

10. 哈佛大学的一项研究表明:多参加社会活动,例如兴趣社团、体育团体以及慈善活动,能延长人的寿命。

11. 生命科学家很早以前就意识到智商高的人长寿的可能性也大,英国爱丁堡大学的心理学家将这种生物现象称为"系统的完整性",即认知功能完善的人,能够妥善应对压力的人,他们活的更长,即多动脑、勤思考、寿命长。

12. 压力来时闭目三分钟。以色列一项研究表明:长期的小压力会悄无声息地加重我们的心理负荷,进而引起心脑血管、消化系统和免疫系统等一系列疾病的发生。我们要学会觉察:自己问自己,为什么近来睡不着?什么事让我心烦?为什么我担心这件事做不好?我们要学会追究造成压力的原因,并且要尽快地予以应对。两眼轻轻地闭上,将注意力完全集中在呼吸上,用吐气比吸气长的腹式呼吸,坚持做3分钟。此外,适量的运动、充足的睡眠、合理的膳食、冷热水交替沐浴等方法也能为我们减缓压力。如果你觉得采取如上措施压力仍持续,1个月后依旧如影随形,尽快求助心理咨询师。

13. 澳大利亚一项新研究发现,老年人用电脑其实可以使老年痴呆风险降低40%。这项研究结果表明,应该鼓励老年人接受电脑技术,保持活跃健康的生活方式,但不能沉迷电脑。

14. 一项研究显示:焦虑与提前衰老之间有关联,焦虑所引起的细胞损伤可能会使人缩短寿命6年。

15. 研究发现:与对生活乐观的人相比,中年时爱发脾气的人死亡的可能性会高出3倍。专家警告:人们的心情快乐程度会显著影响未来时期一些疾病的发作,如冠心病等。

16. 哈佛大学公共卫生学院研究表明:乐观者甘油三酯水平较低,而甘油三酯是造成动脉硬化的一个因素。性情开朗的人低密度脂蛋白胆固醇也较低。乐观者高密度脂蛋白胆固醇也较高。这意味着罹患心脏病风险降低3%。该研究报告第一作者指出:"这是我们的心理健康与身体健康息息相关的又一证据,乐观处世可能对我们的健康有一些实实在在的好处。"

17. 挪威的一项研究发现:较低程度的疼痛会使人产生如释重负的轻松感,从而让人感到快乐，这也是有些人喜欢吃辣椒的原因。

18. 美国老龄化研究所分子生物学主任证实：微笑是最简单的健身法。笑具有扩张肺叶、调整呼吸频率、缓解神经压力、放松肌肉、增进食欲、促进胃肠道的消化吸收功能等作用，是一剂神奇的健身妙药。

19. 研究显示：幽默可以使人更健康、更长寿、更快乐。笑可以使人产生更多的保护性荷尔蒙，调节血压，减小压力，增强免疫功能。经常笑口常开，可使你延寿10岁。

20. 如果你认为自己的居住环境不太适宜、生活也不太理想，那就换个满意的地方住吧！就可使你延寿6.4岁。

21. 纽约洛克菲勒大学研究：离婚会使你的生活更加孤寂，加速白细胞的老化。长寿是要靠两个人来维系的。长期的恩爱关系可以使你年轻6.5岁。

22. 美国《公共科学图书馆·综合》杂志刊登一项新研究发现，听悲伤音乐有益改善情绪。

23. 一项心理与长寿关系的研究发现6种长寿心理：做喜欢的事，喜爱社交，保持成就感，态度认真，不过度乐观（过度乐观的人更可能有一些高危险行为，如吸毒、酗酒），适当忧虑有益健康（因为心中担忧某事，便会做到有备无患）。

第三章 专家指点

1. 保持一颗感恩的心，对别人赞美会让你活得更加健康，如清晨对妻子说：“你真美。”经常对熟人说“谢谢”等。

2. 养花、养鱼是应当提倡的一种养生方法，花草、鱼儿既可美化环境，又可让人心情愉悦。每天修剪一下花草，浇浇水、喂喂鱼，既活动了身体，又消除了孤独感，有溶入大自然之感。

3. 生气不能解决任何问题，但生气的确能破坏情绪、损害健康、妨碍你做出理智的反应。

4. 经常与自己的至亲好友进行社会交往能有效预防抑郁症。

5. 勤奋严谨的性格特征是长寿的显著因素，这是因为他们更愿意听从医嘱，还会定期进行例行体检。

6. 严守作息规律。

7. 善养生者不把烦恼事藏在心里，也不会反复思索困境。如果你不具备这种天生的性格，其他方式也能帮你应对压力，如做瑜伽、游泳、冥想、打太极、钓鱼，甚至几次深呼吸也能收到效果。

8. 生活要随遇而安，多关注得到的而不是失去的。

9. 许多老年人为儿女操心、为小事着急，甚至每天都紧绷着脸、眉头紧锁，这很不好。为了自己的健康，学会每天至少大笑5次。

10. 退休的老人别太闲，可以凭借自己的工作经验和丰富的阅历从事一些力所能及的公益事业。

11. 遇事不顺时，先是深吸一口气，然后想出5个可能的应对或补救的办法。不要去琢磨谁对谁错或是感慨自己的不顺，告诉自己：“办法总会有的，一切都会好起来。”

12. 换位思考是人与人之间交往的基础，即互相宽容、理解，这样能取得双方在感情上更多的沟通，这也是一种关爱。峨眉山有一副对联说的好："开口便笑，笑古笑今，凡事付之一笑；大肚能容，容天容地，于己何所不容。"

13. 当坏消息来临时，吃点含糖的食物。据英国《每日邮报》报道，含糖食物能有效增加人们抑制冲动的能力，降低人们的攻击性和争辩的欲望。糖具有减压作用，让人更容易原谅已经发生的错误。

14. 当烦恼的消息来临时沉着应对，冷静处理，中医要求做到"精神内守，不可七情太过"。切忌紧张、焦虑、恐惧。古人云："心诚意正思虑除，顺理修身去烦恼。"孔子说："乐而忘忧，不知老之将至。"

15. 快乐度晚年。快乐其实是一种心境，是一种感觉和体会，快乐的秘诀就是自己寻找生活中的美!

16. 如今老了，不能和人攀比，不能倚老卖老，要自悟、自觉、自慎，不说不靠谱的话，不做没影的事。保持晚节才能心境如水。

17. 自言自语：自言自语对自己有镇静作用，并增加安全感，可以调整紊乱的思绪，尤其是在紧张、劳累时，想说什么就说什么，这样会感到轻松愉快。

18. 做饭有助于心理健康，即使最严重的抑郁症病人，也会对自己做的饭菜感到高兴。因此，做饭有利于增强自信心和自我意识。经常上街买菜，也能提供与社会互动的机会。做饭还能锻炼大脑，可提高记忆力，使精神集中，学会管理时间。

19. 中国古代文人的平均寿命，大概是古代人平均寿命的两倍，他们身上存在着三点共性是其长寿的原因：一是善修养、重情操。二是坚忍的毅力和不屈不挠的性格。三是勤于用脑从而赋予古代文人顽强的生命力。如"药王"孙思邈活了141岁，大书法家柳公权88岁，明代善音律的冷谦享年150岁，"吴中四才子"之一的文征明活到90岁。

20. 生活要有目标。无论是远大目标，还是旅游或读书等近期目标，只要生活拥有目标，血压相对会较低，免疫系统更健康，生存优势就更大。

21. 人缘好的人，心情一般都很好，这样会促使体内大量分泌有益激素、酶类和乙酰胆碱等，这些物质能把身体调节到最佳状态。

22. "好压力"有益健康：如果你热爱自己的事业，因力争在事业上有所成就而产生的压力，就是有益健康长寿的"好压力"。关键一点是，工作必须是你的最爱，而且能让你产生成就感；如果你讨厌所从事的工作，那么工作压力就是有害健康的"坏压力"。

23. 英国伦敦大学UCL研究：好心情可在5年内使死亡率下降35%。

24. 一个人心理状态和社会功能就是一个人的精神状态，精神状态与身体状态是互相影响的。

25. 为别人着想的人健康长寿。因为回馈社会能给人带来一种目的感和自尊感，身体会自动分泌内啡肽，这种脑垂体分泌的激素能给人快感，让人缓解压力，促进健康。

26. 美国的精神分析医生苏坦博士认为：人总会按照自己的实际年龄把自己推向衰老，把自己搞得老气横秋。那些永葆青春的人，还是暂且忘记自己的年龄吧。

27. 适当的忙碌能够弥补老人的空虚感，但是如果过分劳心，常会产生紧张焦虑情绪，影响老人对躯体症状的判断，导致感觉异常，总是感觉莫名其妙的头痛、牙痛，甚至全身肌肉都痛，其实这是受了心理的欺骗。紧张性疼痛一般会随着情绪的好转而缓解。

28.《心理科学》杂志报道：人们笑得越开怀，活得就越长久。笑得最为灿烂爽朗的人比平时面部毫无表情的人，平均寿命要多7岁。

29. 一项研究发现，如果老年人认为自己比其他同龄人身手敏捷、有活力，而不是老朽、不中用，那么他们更容易从疾病中恢复。不服老的精神使他们更长寿健康。

30. 心态平和乐观是长寿的必备条件，气滞则百病丛生。

31. 心理健康和生理健康之间有着紧密的联系，有爱心的人更加轻松快乐，懂得享受生活。

32. 要有兴趣爱好。有一份自己热爱并终身追求的工作，可以成为老年人的精神寄托和载体。

33. 美国癌症专家罗伯特·古德说："每个人每周都可能得某种癌症，而每周身体都要克服这种疾病，直到克服不了为止。之所以克服不了，是因为我们的免疫系统受到了精神负担的影响。"

34. 六种不良性格会增加患病风险和缩短寿命：意志薄弱型、怀疑防范型、烦躁紧张型、忧郁羞怯型、没有目标型、压力过大型。

35. 情绪是一种心理变化，有些恶劣情绪甚至危害健康。以下是五种不良情绪的诱发因素和防治措施：

一是愤怒。不吃早餐，维生素B_1缺乏会使人脾气暴躁、健忘。维生素B_6的不足导致思维能力下降。过量食用肉类，会导致体内的肾上腺素水平升高，更容易使人发怒。人体缺钙，钙是天然的神经系统稳定剂，具有安定情绪的作用，脾气暴躁者应借助奶制品等含钙食物平和心态。

防治措施：纠正引发因素，按时吃早餐，饮山楂水，适量饮啤酒，吃莲子、藕、白萝卜，可以帮助你控制情绪。发怒之前不妨先强制自己从1慢慢数到9，再将舌头在口腔中轻轻地旋转9圈，或者用食指和拇指提拉耳垂9次，同时想象这事到底值不值得大动肝火。怒气便会自行消除大半。

二是焦虑、悲观。长期郁积会降低免疫力，可使体内炎症蛋白含量升高，引发冠心病。研究发现缺乏硒、维生素B_3与焦虑有关，必须晓得成全别人才能成就自己。当你焦虑并且孤独的时候，就和别人聊天吧。

苏黎世大学研究表明：流水声能缓解焦虑，有助于预防压力堆积，听听溪流的声音吧。

写下喜欢的事，这种做法有助于抒发内心的“正能量”，暂时远离负面情绪，进而缓解心理压力。

心理压力较大的患者吃开心果后以降低压力性血管收缩，改善心脏的神经控制状况，进而缓解压力。

三是悲伤。是由于体内氨基酸的长期不平衡和缺乏镁元素而导致。

防治措施：骨头汤、补充维生素。每日摄取的食物种类不少于20种，其中果蔬不低于5种。

看喜剧片引发开怀大笑。

四是多疑。多疑会使心理安全指数降低，让人寝食难安。饮食结构中长期缺锌可能导致情绪不稳和多疑。

防治措施：适当吃肉类和海产品以及坚果等。

做按摩：做推拿按摩能放松身体，缓解肌肉紧张，并有助人体激素分泌的平衡。

五是郁郁寡欢。除了情感生活中的不幸，饮食中缺硒的女性，可从金枪鱼、鸡蛋中获取。

防治措施：补充碳水化合物，最好是谷类食物。左右脑均衡使用，“左右开弓”。在食用蘑菇、木耳之类的干菜时，务必浸泡不少于2小时，并用流动水冲洗。

美国《心理健康》报道：情绪抑郁时会分泌一种肾上腺素，被称为“痛苦激素”，它会让人心情没精打采，减少寿命。幸运的是，“痛苦激素”可通过汗水和泪水或尿液排出。因此当郁郁寡欢时，可多做运动，让身体出汗或大哭一场，就能赶走痛苦。郁郁寡欢时选择音乐疗法、气功和瑜伽。

缺乏叶酸会导致脑中的血清素减少，从而可能引起郁郁寡欢。菠菜等深绿色蔬菜含有丰富的叶酸，具有神经营养作用，可以解郁。樱桃中有一种叫作花青素的物质，能够制造快乐。美国密歇根大学的科学家认为，人们心情不好时吃点樱桃比吃任何解郁药都有效。

相互拥抱。“拥抱激素”或“爱情激素”，研究发现它能缓解不安和心理压力。

36.负面“口头禅”会使你变老。日本医学博士佐腾富雄在其著作《口头禅令人老化》中指出，老年人若经常说一些负面的“口头禅”，其体内的免疫系统就会对这些话“信以为真”，并分泌出可促进衰老的激素，使机体更快地变老。如“老啦，脑子不好使了”“老了以后不能动怎么办”“累死我了”“年轻人做的事，我就不凑热闹了”“老骨头，不中用了”“我还不想死啊”“我年纪大了”等。佐腾富雄博士指出，人们若总是把“年纪大了”挂在嘴上，其心态就会变老，其机体就可能真的不再年轻。我们也有类似的“口头禅”，“这么大年纪，做什么都晚了；死了算了，活着真麻烦；又死了一位老朋友，快轮到我了；这不就是等死吗”等。

心情不好时去跑步。因为跑步时体内会分泌一种5-羟色胺的物质。而人体产生焦虑或抑郁，就是5-羟色胺这种物质太少了。

不开心时坐下来想清楚为什么不开心，不开心会减少一半。

第四章　名言集锦

1. 善养生者养心，不善养生者养形。

2. 无贪心，无私心，心存清白真快乐；不寻事，不怕事，事留余地自逍遥。

3. 健康长寿多与开朗乐观为伴，忧郁烦恼总同病夫相随。

4. 永远看到积极的一面，“塞翁失马，焉知非福”。

5. 道歉能缓解对方的攻击性。

6. 人生需要妥协，百病皆生于气。

7. 人到老年莫守财，尽情享受晚年生活的乐趣，对得起自己一生的辛劳，这才是一种智慧的夕阳境界。

8. “书卷多情似故人，晨昏忧乐每相亲。眼前直下三千字，胸次全无一点尘”。明朝于谦诗是说读书就像和朋友亲切地交谈，全身心地投入其中，忘记了一切烦恼。

9. “乐善好施”是养生的灵魂。

10. 明代医家张景岳说：“欲寿，唯其乐；欲乐，莫过于善。”

11. 长寿者多是忠厚、善良之人。

12. 善良是心理养生不可缺少的营养素。

13. 邻里不睦、夫妻不和、同事不谐、子女不亲，会使人陷入感情的沼泽。

14. 笑口常开，笑是一剂幸福健康的良药，笑是一种宽容、是一个人的修养。

15. 衰老是生命过程中的必然现象，但衰老也有快慢之分，下列五类人衰老得比正常人快：不爱动脑者、滥用药物者、性格内向者、抽烟酗酒者、贪吃不动者。

16. 大智若愚：在一些生活细节上不必斤斤计较，糊涂一些，这样可以避免自己的烦恼。也不要忘记开诚布公。

17. 仁者长寿，乐观者长寿，常动者长寿，进取者长寿，淡泊者长寿，爱俏者长寿，有趣者长寿，顺其自然者长寿。

18. 长寿老人乐受儿孙们的照料，家族聚居的生活能增进人生幸福感，延长寿命。

19. 宣泄怒气有益平稳血压，有时发牢骚也有益身心。

20. 丰富的精神生活能使老年人免疫蛋白水平更高、死亡率更低。

21. 生活目标较为明确的人其脑卒中和冠心病等的疾病死亡率更低。

22. 善于解压：如做瑜伽、打坐、冥想可预防冠心病。

23. 宽容大度可减少焦虑、降低血压、使呼吸顺畅。长期生气会降低肺功能，增加冠心病、脑卒中的风险。

24. 最佳的养生之道就是不忙不闲，既能有充实的生活内容，又不会有过度的劳累。

25. 偶尔劳累之后要好好休息，特别要有充足的睡眠。

26. 老年人要接受老之已至的变化，决不要逞能争强。

27. 自我排除不良心理因素对养生保健至关重要：忘掉年龄、忘掉疾病、忘掉仇恨、忘掉悲痛、忘掉气愤、忘掉忧愁、忘掉悔恨、忘掉名利、忘掉死亡。

28. 口中言少，心头事少，肚里食少，有此三者，神仙可到。酒宜少饮，忿宜少作，欲宜自制，依此三宜，疾病自稀。

29. 一日清闲自在仙。

30. 服老是一种智慧。

31. 郑成功对联："养生莫善寡欲，至乐无如读书。"

32. 脑强必多寿。

33. 不良情绪最伤身。

34. 养老更要养"心"。

35. 养宠物的人并不比其他人群更长寿。相反宠物取代人际交往的人寿命更短。

36. 孔子的"五不"助养生:不逆诈，不忆不信，不念旧恶，不怨天，不尤人。此"五不"中，包含着人生的正知正见，包含着对他人的宽恕和对自我的放下，包含着对天命的认同和领受。

37. 老年人，活的就是一种心态。

38. 吃亏是福。并非所有的便宜都值得庆幸，并非所有的幸运都值得高兴，不懂吃亏，就不能完美地领悟人生。

39. 糊涂有时是难能可贵的。其实就是一种胸怀，是一种化解矛盾的智慧，才能在大事面前透悟。

40. 不要在气头上说话或行动，怒气有时会自己溜走，稍稍耐心地等一下，不必急着发作，否则会惹出更多的怒气，付出更大的代价。

41. 老年人生活质量，贵在心态。

42. 人生于世，贵在一个“忙”字。

43. 一个人只要忙起来，就没有闲情去纠结那些所谓的伤心事、烦恼的事。

44. 世界上没有一个懒人可以长寿。

45. 人懒百病生。

46. 我们应坚持在忙碌中打发时光，千万不要无所事事，满足于一天“三饱一倒”。

47. 性格“阳光”人才长寿。

48. 顺应季节，起居有常；按时作息，坚持午睡；心态平和，清心寡欲；适当运动，形神合一；饮食多样，定时适量；远离疾病，重在预防。

49. 学会宽恕，力求心静。原谅他人就是原谅自己。

50. 帮助别人能忘掉自己的痛苦。

51. 古人云：“能忍寿亦永。”在人际交往中，忍让是一种常用的处理问题的方式。忍让不是懦弱，不是失去人格的表现，而是一种修养，也是一种养生之道。

52. 能谅寿更长。

第五章　关注压力调节

无处不在的压力一直被认为是现代人慢病缠身的祸首之一。压力本身不会影响寿命，对待压力的态度才是决定生命长短的关键。

美国哈里斯调查中心发布的信息显示，人一生60%~90%的疾病都可能与压力处理不当有关。

例如，神经系统会受到悲观情绪影响，向肾上腺发出信号，释放肾上腺素、皮质醇等激素，并由此导致心率加快、血压升高、血糖升高等。

解压措施

1. 冥想。

2. 写下喜欢的事：这种做法有利于抒发心理的“正能量”，暂时远离负面情绪，进而缓解心理压力。

3. 做推拿按摩能放松身体，缓解肌肉紧张，并有助于人体激素分泌的平衡。

4. 相互拥抱：研究发现它能缓解不安和心理压力。

第六章　冥想有助于心理健康延缓脑衰老

《辞海》和《词典》对冥想的解释：深沉的思索和想象。支遁《咏怀》诗："道会贵冥想，罔象掇玄珠。"例如：听草原歌声能把我们带到对内蒙古大草原的美丽的冥想中去。休息、散步、乘车、烦恼时，许多回忆就无端地被勾起来了，如不被打扰，冥想就会让你进入忘我境界。忽转神情感到轻松了许多，又觉得虚无好笑。这是心灵的净化，也是一次心理的疗养。中老年朋友们需要时不妨尝试一番。我想我们都有过如此经历，只不过没有把它当作一回事儿罢了。

第一节　研究报告

1. 美国加州大学洛杉矶分校，针对40名年龄介于55~85岁的人群进行研究，在实验前后搜集参与者的血液样本，结果发现：冥想能降低老人的孤独感。血液检测显示，与癌症相关的基因，也大幅降低。这可能与冥想有助于让人心情平静、情绪稳定有关。

2. 冥想：随着人体衰老的加速，大脑开始萎缩。然而，《神经生理学报告》杂志刊登一项研究发现：冥想者的前额叶脑皮层的厚度比普通人更厚，而这些区域的作用是控制人的注意力和感知能力。加州大学神经心理学家汉森博士表示，冥想是极好的"脑操"，可使大脑更健康。

3. 冥想不仅能够改善大脑结构，还能令人感觉舒畅，心情平和。

4. 经常冥想的中老年人可预防心理疾病。

5. 哈佛大学资料：经常祈祷冥想，可以降低血压、减少癌症患者的痛苦。

6. 美国一项研究发现：每天冥想打坐两次可降低心脏病发作和脑卒中风险。

7. 练习冥想打坐堪称“人体自身药房”，有助于缓解身心压力，降低心脏病风险，还可以降低血压，减轻压力，减少愤怒。

8. 办公桌前也可以缓解压力，可定时做深呼吸，或者想象自己置身于大自然。

9. 慢性压力导致有害应激激素持续损伤身体组织，应该学会瑜伽、冥想等放松解压技巧。

10. 长寿地区调查资料显示，每天进行30分钟的冥想，让你告别外界的工作和生活的纷扰，降低压力，恢复元气。

第二节　专家评说

1. 国外已将冥想作为一种治病方法。冥想对老年性高血压、脑卒中、冠心病、神经衰弱症有较好的防治功效。

2. 健康人经常沉思冥想也可以消除疲劳，有益于左右脑平衡使用，能让大脑的左侧从语言活动中解脱并处于休息状态，让右脑充分发挥其直观的想象思维能力，从而消除左脑疲劳，使左右脑得到平衡，有利于大脑功能的完善。人类思考时80%人群倾向于使用左脑，而右脑脱岗则能力日渐丧失。如果左脑负担过重，会引发手脚冰冷、抑郁、偏头痛、胃溃疡等疾病。因此，要保证左右脑均衡使用，最好经常“左右开弓”，如散步变换路线，用反手写字等。学新歌有助于扩展记忆，学乐器更是对右脑开发的超级挑战。做简单计算时，最好用心算，记忆数字是保持脑力的好方法。

3. 冥想对免疫系统可得到良性的促进作用，从而可以提高人体的抗病能力。

第三节　冥想的方法和要求

1. 背靠椅上，头部或靠或斜，顺其自然，闭目静思。

2. 冥想内容最好是以往愉快的事情，也可以是大自然美好的风光，或者是常去过的旅游胜地。

3. 任凭丰富的想象，使你幻游于海阔天空之间，达到精神洒脱。

4. 一般选空腹做，如选早餐前或睡前做效果更佳。

5. 也可半卧或平卧位，用3~5分钟闭目养神。期间双眼微闭，两臂自然下垂，然后将舌抵住上颚，将意念集中于丹田（肚脐下3寸），深吸气再缓缓将气体呼出，同时在脑海中想象一件美好的事。如此反复数次，会令人神清气爽。

主要参考书目

1. 汪耀主编. 实用老年病学. 人民卫生出版社，2013年。
2. 聂新亮编著. 身体生活与生命. 内蒙古出版集团远方出版社，2010年。
3. 乔志恒编著. 科学抗衰老健康到百岁. 华夏出版社，2012年。
4.《日知生活》编委会. 长寿保健专家指南. 上海科学普及出版社，2008年。
5. 周锐主编. 病历书写与相关知识实用手册. 远方出版社，2010年。
6. 黄如训主编. 临床神经病学. 人民卫生出版社，1996年。
7. 吴在德主编. 外科学第7版. 人民卫生出版社，2012年。
8. 陈灏珠主编. 内科学第8版. 人民卫生出版社，2013年。
9. 姜安丽主编. 新编护理学基础. 人民卫生出版社，2007年。
10. 中国糖尿病防治指南。
11. 中国糖尿病医学营养治疗指南。
12.《健康报》《益寿文摘》《参考消息》。
13. 卫生部主编《健康指南》。

后　记

在成书过程中，承蒙池海谊、张志杰、张蕾、孟伟、娜日苏、李雨甜、李俊霞给予审校、打印等帮助，付出了辛苦劳动，在此表示衷心的感谢！

编　者

2016年

附录：

中国公民健康素养——基本知识与技能（2015年版）

（一）基本知识和理念

1. 健康不仅仅是没有疾病或虚弱，而是身体、心理和社会适应的完好状态。

2. 每个人都有维护自身和他人健康的责任，健康的生活方式能够维护和促进自身健康。

3. 环境与健康息息相关，保护环境，促进健康。

4. 无偿献血，助人利己。

5. 每个人都应当关爱、帮助、不歧视病残人员。

6. 定期进行健康体检。

7. 成年人的正常血压为收缩压≥12kPa（90mmHg）且<18.6kPa（140mmHg），舒张压≥8kPa（60mmHg）且<12kPa（90mmHg）；腋下体温36℃~37℃；平静呼吸16~20次/分；心率60~100次/分。

8. 接种疫苗是预防一些传染病最有效、最经济的措施，儿童出生后应当按照免疫程序接种疫苗。

9. 在流感流行季节前接种流感疫苗可减少患流感的机会或减轻患流感后的症状。

10. 艾滋病、乙肝和丙肝通过血液、性接触和母婴三种途径传播，日常生活和工作接触不会传播。

11. 肺结核主要通过病人咳嗽、打喷嚏、大声说话等产生的飞沫传播；出现咳嗽、咳痰2周以上或痰中带血，应当及时检查是否得了肺结核。

12. 坚持规范治疗，大部分肺结核病人能够治愈，并能有效预防耐药结核的产生。

13. 在血吸虫病流行区，应当尽量避免接触疫水；接触疫水后，应当及时进行检查或接受预防性治疗。

14. 家养犬、猫应当接种兽用狂犬病疫苗；人被犬、猫抓伤、咬伤后，应当立即冲洗伤口，并尽快注射抗狂犬病免疫球蛋白（或血清）和人用狂犬病疫苗。

15. 蚊子、苍蝇、老鼠、蟑螂等会传播疾病。

16. 发现病死禽畜要报告，不加工、不食用病死禽畜、不食用野生动物。

17. 关注血压变化，控制高血压危险因素，高血压患者要学会自我健康管理。

18. 关注血糖变化，控制糖尿病危险因素，糖尿病患者应当加强自我健康管理。

19. 积极参加癌症筛查，及早发现癌症和癌前病变。

20. 每个人都可能出现抑郁和焦虑情绪，正确认识抑郁症和焦虑症。

21. 关爱老年人，预防老年人跌倒，识别老年期痴呆。

22. 选择安全、高效的避孕措施，减少人工流产，关爱妇女生殖健康。

23. 保健食品不是药品，正确选用保健食品。

24. 劳动者要了解工作岗位和工作环境中存在的危害因素，遵守操作规程，注意个人防护，避免职业伤害。

25. 从事有毒有害工种的劳动者享有职业保护的权利。

（二）健康生活方式与行为

26. 健康生活方式主要包括合理膳食、适量运动、戒烟限酒、心理平衡四个方面。

27. 保持正常体重，避免超重与肥胖。

28. 膳食应当以谷类为主，多吃蔬菜、水果和薯类，注意荤素、粗细搭配。

29. 提倡每天食用奶类、豆类及其制品。

30. 膳食要清淡，要少油、少盐、少糖，食用合格碘盐。

31. 讲究饮水卫生，每天适量饮水。

32. 生、熟食品要分开存放和加工，生吃蔬菜和水果要洗净，不吃变质、超过保质期的食品。

33. 成年人每日应当走6000~10000步，动则有益，贵在坚持。

34. 吸烟和吸二手烟会导致癌症、心血管疾病、呼吸系统疾病等多种疾病。

35. “低焦油卷烟”“中草药卷烟”不能降低吸烟带来的危害。

36. 任何年龄戒烟均可获益，戒烟越早越好，戒烟门诊可提供专业戒烟服务。

37. 少饮酒，不酗酒。

38. 遵医嘱使用镇静催眠药和镇痛药等成瘾性药物，预防药物依赖。

39. 拒绝毒品。

40. 劳逸结合，每天保证7~8小时睡眠。

41. 重视和维护心理健康，遇到心理问题时应当主动寻求帮助。

42. 勤洗手、常洗澡、早晚刷牙、饭后漱口，不共用毛巾和洗漱用品。

43. 根据天气变化和空气质量，适时开窗通风，保持室内空气流通。

44. 不在公共场所吸烟、吐痰，咳嗽、打喷嚏时遮掩口鼻。

45. 农村使用卫生厕所，管理好人畜粪便。

46. 科学就医，及时就诊，遵医嘱治疗，理性对待诊疗结果。

47. 合理用药，能口服不肌注，能肌注不输液，在医生指导下使用抗生素。

48. 戴头盔、系安全带，不超速、不酒驾，不疲劳驾驶，减少道路交通伤害。

49. 对儿童加强看护和教育，避免儿童接近危险水域，预防溺水。

50. 冬季取暖注意通风，谨防煤气中毒。

51. 主动接受婚前和孕前保健，孕期应当至少接受5次产前检查并住院分娩。

52. 孩子出生后应当尽早开始母乳喂养，满6个月时合理添加辅食。

53. 通过亲子交流、玩耍促进儿童早期发育，发现心理、行为、发育问题要尽早干预。

54. 青少年处于身心发展的关键时期，要培养健康的生活方式，预防近视、超重与肥胖，避免网络成瘾和过早性行为。

（三）基本技能

55. 关注健康信息，能够获取、理解、甄别、应用健康信息。

56. 能看懂食品、药品、保健品的标签和说明书。

57. 会识别常见的危险标识，如高压、易燃、易爆、剧毒、放射性、生物安全等，远离危险物。

58. 会测量脉搏和腋下体温。

59. 会正确使用安全套，减少感染艾滋病、性病的危险，防止意外怀孕。

60. 妥善存放和正确使用农药等有毒物品，谨防儿童接触。

61. 寻求紧急医疗救助时拨打120，寻求健康咨询服务时拨打12320。

62. 发生创伤出血量较多时，应当立即止血、包扎；对怀疑骨折的伤员不要轻易搬动。

63. 遇到呼吸、心搏骤停的伤病员，会进行心肺复苏。

64. 抢救触电者时，要首先切断电源，不要直接接触触电者。

65. 发生火灾时，用湿毛巾捂住口鼻、低姿逃生；拨打火警电话119。

66. 发生地震时，选择正确避震方式，震后立即开展自救互救。